Marion Appel

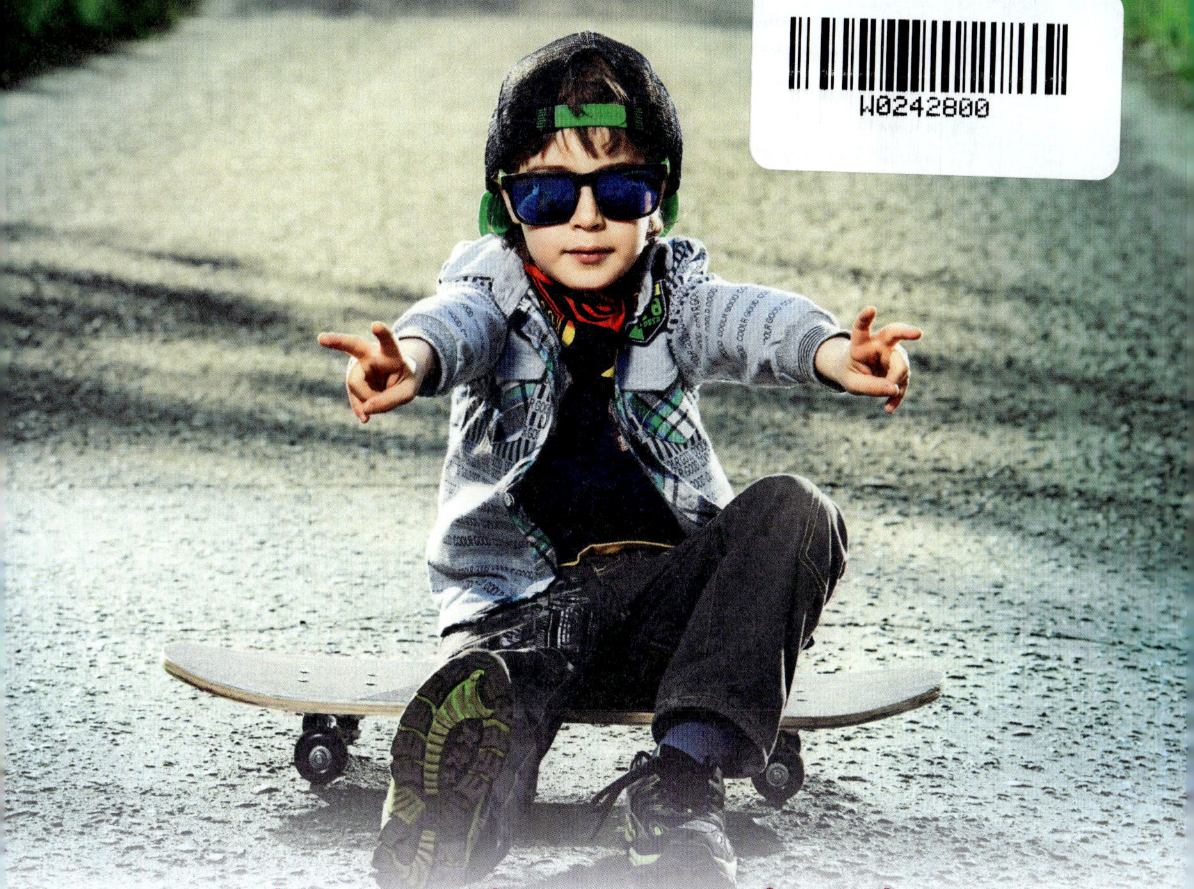

Ich sag dann mal JA!

delila
ESSENZ DES LEBENS

Impressum:

Bibliografische Information der Deutschen Nationalbibliothek:
Die Deutsche Nationalbibliothek verzeichnet diese Publikation in der Deutschen Nationalbibliografie; detaillierte bibliografische Daten sind im Internet über http://dnb.dnb.de abrufbar.

Layout: Marion Appel, Horst Juan
Fotomaterial und Bearbeitung: fotolia.de, Marion Appel, Horst Juan
Lektorat: Irmgard Gottschling

Herstellung und Verlag: BoD – Books on Demand, Norderstedt
ISBN 978-3-7347-9537-4

Marion Appel

Ich sag dann mal JA!

Delila
Essenz des Lebens

Inhaltsverzeichnis

Einleitung

Hallo liebe Leserin, lieber Leser,

kennst du den Film „Der Ja-Sager“ mit Jim Carey, indem er als notorischer Ja-Sager selbst den unmöglichsten Vorschlägen zustimmt? Der Plot des Films ist schnell erzählt. Der Bankangestellte Carl Allen sitzt seit seiner Scheidung lieber vor dem Fernseher, als Einladungen seiner Freunde anzunehmen, auch die Darlehensanträge seiner Kunden lehnt er zynisch ab. Er begegnet jeder Abweichung seines täglichen Trotts mit einer Verweigerungshaltung, bis ein alter Bekannter ihn zur Teilnahme an einem Motivations-Seminar über die Macht des Ja-Sagens nötigt. Carl probiert diese Methode aus und sagt von nun an zu allem und jedem grundsätzlich „Ja“, was zunächst dazu führt, dass er ohne Benzin, ohne Telefon und ohne Geld in einem abgelegenen Park festsitzt. Es scheint, als würde er die Kontrolle über sein Leben verlieren. Aber das Blatt wendet sich, er lernt Gitarre spielen, Koreanisch, nimmt Flugstunden und verliebt sich. Er bewilligt plötzlich lauter Kleinkredite, erfüllt so viele Herzenswünsche, kurbelt zugleich die Wirtschaft an und wird befördert. Auch er selbst befreit sich aus seinem zu eng gewordenen Korsett und betrachtet das Leben aus einer völlig neuen Perspektive. Doch die wichtigste Lektion muss er noch lernen: **die Freiheit zu nutzen, eigene Entscheidungen zu treffen.**

Der Film basiert auf dem autobiografischen Buch des britischen Journalisten Danny Wallace, der sich zum Ziel setze, ein halbes Jahr der „YES MAN“ zu sein und konsequent zu allem JA zu sagen.

Und genau darum geht es in diesem Buch. Öfters mal JA zum Leben zu sagen, mutig für dich einzustehen und deine eigenen Grenzen zu durchbrechen. Delila unterstützt dich dabei auf jegliche Art und Weise und webt das JA in dein energetisches Kleid. Du lernst, zu unterscheiden, was du magst oder nicht, steigerst dein Selbstbewusstsein, findest den Mut, deine Bequemlichkeitszone zu verlassen und Neues zu wagen. Indem du dem Leben mit offenen Armen begegnest, erkennst du, wie schön deine Welt sein kann.

Ich wünsche dir liebevolle Aha-Erlebnisse und ein feines Lesevergnügen!

lichst, deine Marion

Vorwort

Liebe Marion,

jetzt darf ich auch einmal ein Buch vorstellen und ankündigen, das mehr mit mir zu tun hat, als auf den ersten Blick ersichtlich ... aber dazu gleich mehr!

Ich freue mich sehr, hier das „Entrée" machen zu dürfen für die vielen folgenden Seiten, an denen Du doch eine schöne Weile und mit viel Herzblut gearbeitet hast. Wir kennen uns ja jetzt bereits einige Jahre, und Du warst von Beginn an schon stark und innig mit DELILA, meinem „vierten Kind", verbunden und bist tief in seine Welt eingetaucht – so tief, dass du wirklich mitten darin und damit lebst. Ich war immer ganz berührt, wenn ich zu einem Seminar nach Wien gekommen bin und in Deiner Wohnung die vielen Essenzen-Fläschchen, Symbole, Fensterbilder und Aurasprays stehen und in Aktion gesehen habe – daran habe ich bemerkt, dass du das Ganze wirklich LIEBST und LEBST. Und wer, wenn nicht jemand, der so verbandelt ist mit diesen „Wegbegleitern", ist besser geeignet, ein Buch darüber zu schreiben?

Als Lehrerin der Akademie und Delila „Mastress", wie du es in einem eigenen „Denglisch" so stimmig eingedeutscht hast, gibst du vielen Interessierten alles sehr kompetent weiter, was es zum Arbeiten mit den feinen Helferlein zu sagen gibt. Dadurch und durch deine langjährige Austestungspraxis kennst Du die Sorgen, Nöte und Probleme der Menschen, die mit all ihren Themen im Leben zu tun und oftmals wirklich zu kämpfen haben. Und da Du ein sehr einfühlsamer und intuitiver Mensch bist, bietet dir dieses Buch eine noch bessere Möglichkeit, viel mehr Menschen zu erreichen, als nur über Seminare, Schulungen, Beratungen und Workshops. Das wird dir mit diesem großartigem Werk ganz bestimmt gelingen.

Ich finde es auch sehr schön, dass es dieses Buch als Weiterführung, Ergänzung und als Deine Sicht auf das ganze Lebens-System von Delila gibt. Jeder Mensch hat einen anderen Einblick und Zugang dazu, und nachdem Du von einer anderen Ecke kommst als ich und eine andere Vorgeschichte, Ausbildungen und Familiensituation hast, erlebst Du Delila auch auf Deine eigene Art und Weise. Und das ist es auch, was Du mit diesem Buch vermittelst: Jede/r wird sich von einem anderen Teil darin angesprochen fühlen und findet sicher SEINEN Liebling und SEINE intensivsten Themen – und das gleich mit der Möglichkeit, sie besser kennen zu lernen und die Lösung dazu zu bekommen.

Tun darf die nötigen Schritte dann jede/r selbst, aber mit der umfangreichen Unterstützung im Inneren zwischen diesen beiden Buchdeckeln sollte das wirklich jede/r schaffen.

Aber das kannst Du ja selbst bestens vermitteln, da Du aus eigener Erfahrung sehr gut weißt, wie weit man sich mit der Hilfe von Delila entwickeln kann und wie wunderbar es im Alltag begleitet und unterstützt. Auch bei Deinen beiden „Buben" (den Katerchen Danny und Finn) hast Du immer wunderbare Erfolge erzielt, und deshalb war es Dir persönlich wichtig, dass Du auch Tiere und ihre Themen bzw. die Lösung dafür mit hinein genommen hast – finde ich sehr gut und stimmig!

Was soll ich noch zu Dir als Person sagen, um Dich den Lesern ein bisschen näher zu bringen und fühlbarer zu machen, wer da zu ihnen spricht?

Ich empfinde Dich als warmherzigen, großzügigen, humorvollen, eloquenten und feinsinnigen Menschen, der ein starkes Gespür für Schönheit und Harmonie hat. Als „Stadtmensch" bist Du der Begegnung mit der Natur absolut nie abgeneigt und genießt z.B. mit allen Sinnen einen Besuch unseres Kraftplatzes „Tor zur Sonne" in Kärnten, was auch ein Kriterium dafür ist, dass Du alle Naturwesen und -kräfte in den Delila Lebensessenzen spürst und magst. Und was Du auch immer tust dafür, dass sich dieses Geschenk für uns alle aus der heilkräftigen Natur weiter verbreitet und in jedem Menschen wirken darf – Du machst es mit riesigem Engagement und immer währender Freude daran, das schätze ich sehr am Menschen Marion!

Ich danke Dir jedenfalls dafür, dass dieses Buch durch Dich entstehen durfte, wünsche Dir – und Delila – ganz viel Erfolg damit, und seine Verbreitung und begeisterte Nutzung durch jeden Menschen, der für die Natur und ihre Heilkräfte und für die Entwicklung seiner eigenen Potenziale offen ist!

Mit Freude und Dankbarkeit,

herzlichst Irmgard

Was ist Delila?

Die Natur schenkt uns alles zum Leben, was wir brauchen. Von der Natur können wir lernen, dass es eine Zeit zu wachsen und eine Zeit zu ruhen gibt.

Dieser Satz, der im Zusammenhang mit alternativen, gesunden Lebensweisen, großen Denkern und Philosophen, Esoterikern und Naturforschern immer wieder zu hören ist, mag zunächst ein wenig trivial erscheinen. Denn wir Menschen sind so sehr mit einer modernen, technologisierten Lebensweise verwoben, dass wir in vielen Fällen die Natur als selbstverständlich und gegeben hinnehmen, nach dem Motto, „Was sollte denn die Natur schon für uns tun?"

Es gibt viel Geheimnisvolles zwischen Himmel und Erde, das mit der heute gültigen Naturwissenschaft nie rational erklärbar sein wird - und dennoch existiert es.

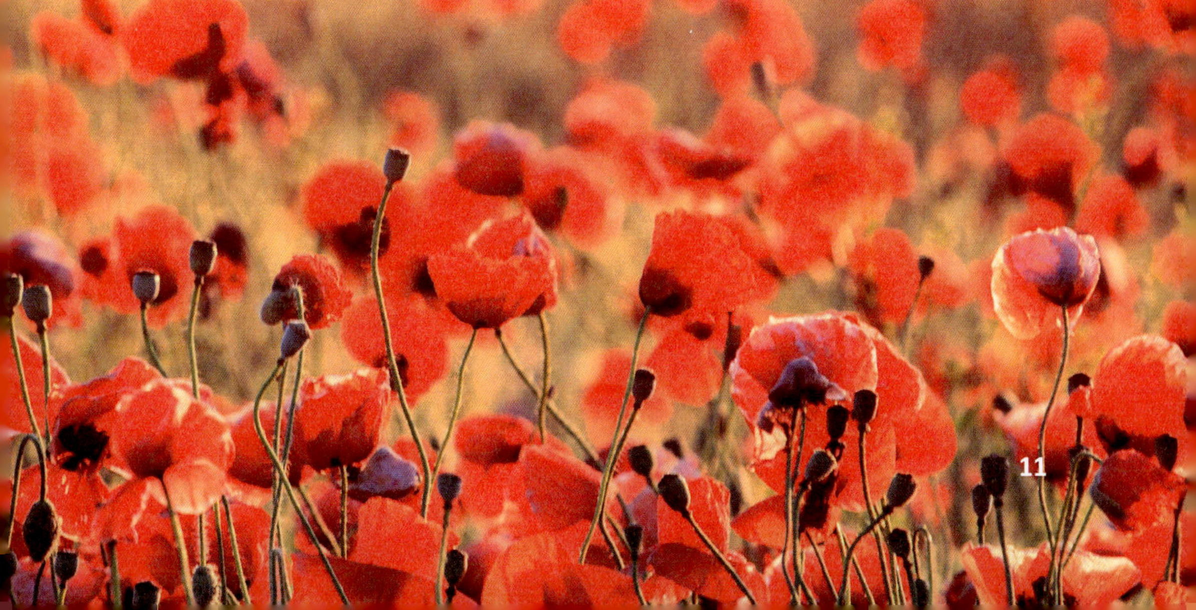

Vielleicht magst du dich mit der Idee vertraut machen, dass die Natur nicht knausert, sondern alles für Körper, Geist und Seele im Übermaß zur Verfügung stellt, immer während. Wenn wir darauf achten, erkennen wir sogar, was im Massenkollektiv gebraucht wird, welches Thema sich für viele Menschen einspielt. Um damit besser umzugehen, schenkt uns Mutter Erde genau die richtigen Pflanzen.

Die Naturheiltherapieform namens Delila gibt es seit dem Jahr 2002. Sie bietet außergewöhnlich wirkungsvolle Essenzen, Düfte, Öle sowie Symbole, die das gesamte Spektrum unserer Lebensthemen abdecken. Sehr viele Menschen fühlen sich durch diese Lebensessenzen und Lebenssymbole in ihrem unschuldigen, heilen, kindlichen Anteil angesprochen. Meist wählen sie auch sofort die richtige Essenz, die sie in ihrer momentanen Lebenssituation bestmöglich unterstützt.

Warum Delila so gut funktioniert und wir mit Hilfe dieser Wegbegleiter dem großen Ziel der Selbsterkenntnis, der inneren Zufriedenheit und der bedingungslosen Liebe ein großes Stück näher kommen, lässt sich nicht in ein paar Sätzen beschreiben. Aber durch die Lektüre dieses Buches wirst du dieses Geheimnis bald für dich entschlüsseln können.

Das Nicht-Wissen um den Platz und Sinn im Leben, das Nicht-Leben unserer Potentiale und weitere Disharmonien im Bewusstsein bescheren uns immer wieder Herausforderungen, innere Widerstände, Blockaden, Spannungen und körperliche Symptome.

Die Essenzen und Symbole geben Auskunft über deinen Lebenssinn und dein Lebensthema. Über die wesentlichen Herausforderungen und Probleme, was du bisher gelernt hast und was du noch verändern darfst. Welche Potentiale frei für dich verfügbar sind und welche Talente, Begabungen oder Fähigkeiten nur darauf warten, von dir neu entdeckt und gelebt zu werden.

Dass die Substanzen auch noch auf der körperlichen Ebene heilend wirken, manchmal sanft und subtil, manchmal auch sehr tiefgreifend und kraftvoll, ist sozusagen nur eine Nebenwirkung.

Was genau ist nun Delila?

Delila ist eine praktische Lebenshilfe für die kleinen bis größeren Sorgen und Nöte im Alltag und gilt als die neue Homöopathie für Herzensbildung und Persönlichkeitsentwicklung. Dieses außergewöhnliche System mit Essenzen, Symbolen und heimeligem „Wohlfühl"-Faktor erobert gerade die Herzen der Menschen. Sie spüren eine tiefe, innere Verbindung und fühlen sich magisch davon angezogen.

Der Begriff „Delila" steht für DEmut, LIebe und LAchen.

Mit der Kraft dieser drei Qualitäten fällt es uns leichter, den Weg in die Eigenverantwortung und zur Bewusstwerdung zu beschreiten.

Ich möchte hier noch ein wenig auf den Begriff Demut eingehen. Oftmals verbindet man mit Demut etwas religiös angehauchtes, die demütige Haltung gegenüber der Allmacht Gottes.

In Wahrheit ist Demut einfach der Mut, sich dem Leben hinzugeben und mit dem zu tanzen, was vor seiner Tür steht – in dem Urvertrauen, dass alles gut ist, so wie es ist. Dass alles, was einem begegnet, wichtig für die persönliche Entwicklung ist, dass es etwas Größeres gibt, als sich der kleine Menschenverstand das ausdenken könnte. Bitte vergiss nicht, dass wir geistige Wesen sind, die eine menschliche Erfahrung machen und keine menschlichen Wesen, die eine geistige Entwicklung zelebrieren.

Für mich bedeutet Demut, dass ich mir als freies, göttliches, schöpferisches Wesen erlaube, dass sich das Leben durch mich ausdrücken und einfach fließen darf.

Dafür bedarf es eine ziemliche Portion Mut, denn die Vorstellungen unseres Egos oder unseres Mensch-seins stehen einem da oftmals im Weg – also gilt es, sich von alten Denkmustern, Gewohnheiten, Konditionierungen oder überholten Glaubenssätzen zu lösen, sich dem Leben hinzugeben und im Hier und Jetzt zu sein.

Über die Liebe brauche ich nicht viel zu schreiben – gemeint ist natürlich die bedingungslose, allumfassende Liebe. Die eine Kraft, die alles zu ändern vermag, indem man die Vollkommenheit in jedem Moment seines Lebens erkennt. Liebe ist der einzig wahre, tragende, verbindende und nährende Stoff, der alles zusammenhält. Liebe als die Essenz all dessen was ist. In diesem Zusammenhang spricht man natürlich auch von der Selbstliebe. Hand aufs Herz, wer von euch liebt sich wirklich selbst und akzeptiert sich genauso, wie er ist?

Selbstliebe wieder zu erlangen ist ein Prozess, auf den man sich einlässt. Selbstliebe ist eng verbunden mit dem Akzeptieren unserer Schattenseiten. Wenn wir lernen, uns so anzunehmen, wie wir sind, und JA sagen zu all unseren vermeintlichen Schwächen, dann sind wir einen großen Schritt weiter. Wenn ich als Wesen das Gefühl in mir trage, geliebt zu werden für all das, was ich bin, kann ich auch viel eher einen anderen Menschen lieben.

Und mit Humor geht natürlich alles viel leichter. Die Begabung eines Menschen, der Unzulänglichkeit der Welt und der Menschen, den alltäglichen Schwierigkeiten und Missgeschicken mit heiterer Gelassenheit zu begegnen, ist ein wunderbares Geschenk. Lachen ist die beste Medizin! Dies ist eine alte, seit Jahrhunderten bekannte Volksweisheit. Und sie trifft zu, wie die Wissenschaft inzwischen festgestellt hat: Bis zu 300 verschiedene Muskeln werden bei einem einzigen Lachvorgang aktiviert. Lachen ist gesund – ein echter Gesundbrunnen – wie innerliches Jogging des Organismus und gleichzeitig Balsam für die Seele.

Hast du gewusst, dass Lachen die Lungenfunktion verbessert, das Gehirn mit einer Sauerstoffdusche versorgt und die inneren Organe massiert? Die Immun-Abwehr steigt, Stresshormone bauen sich ab und Glückshormone werden freigesetzt. Wer regelmäßig ausgiebig lacht, tut also eine Menge für seine körperliche und seelische Gesundheit.

Aber nicht nur das. Durch das Lachen durchfluten Kreativität, Intuition und Lebensfreude unser Wesen und eröffnen uns dabei eine völlig neue Welt.

Die Kombination aller drei Begriffe Demut, Liebe und Lachen „Delila“ trägt ebenfalls eine bestimmte Schwingungsfrequenz, eine Information, die in uns wirkt. Genau wie ein Name oder ein Geburtsdatum etwas über sein Wesen aussagen soll und aussagt. Davon später mehr.

Dieser Name wurde der Kärntner Pädagogin Irmgard Elisabeth Gottschling, der Begründerin von Delila, für ihr System medial übermittelt.

Die Geschichte von Delila

Irmgard Gottschling wuchs als älteste Tochter einer Kärntner Familie auf. Ihr Vater war Polizeimajor, ihre Mutter führte eine Drogerie mit vielen natürlichen Heilmitteln, biologischen Reformprodukten und vollwertigen Nahrungsmitteln.

Als kleines Kind verbrachte sie viel Zeit bei ihrer Oma in der Steiermark. Laut eigenen Aussagen fühlte sich Irmgard Gottschling in der Natur immer viel wohler als unter Menschen. Speziell bei ihrer Oma in der Steiermark genoss sie die Tage im Wald und liebte die Anwesenheit der Elfen, Zwerge und anderer Wesen. Schon damals lernte sie auf spielerische Weise die Signaturenlehre kennen.

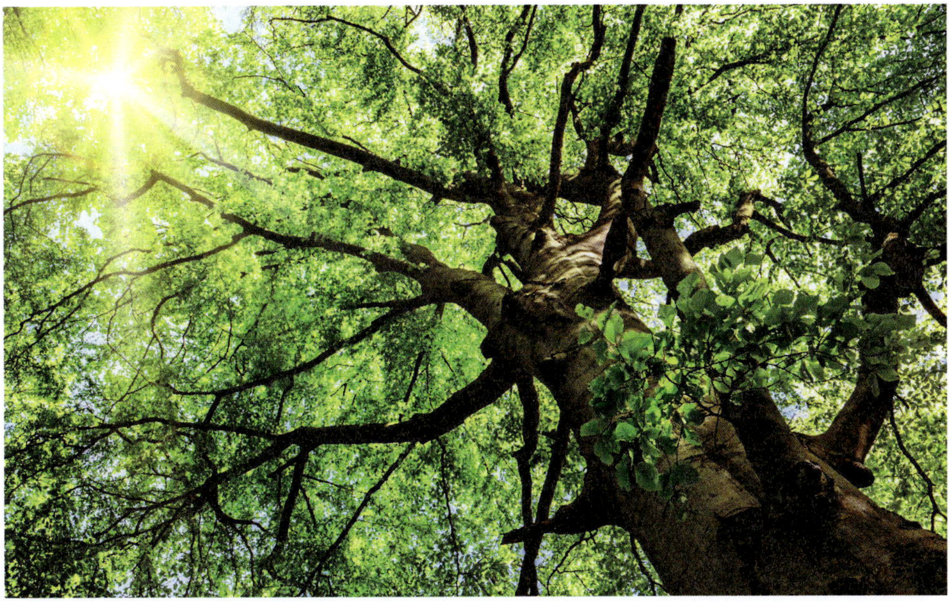

In der Pubertät traten diese Verbindungen wieder in den Hintergrund. Sie wurde Pädagogin, schenkte drei Söhnen ihr Leben, war verheiratet und führte das Leben einer fürsorglich liebevollen Mutter und Hausfrau. Nach einer schmerzvollen Trennungserfahrung und dem Scheitern ihrer Ehe begab sie sich auf die Suche nach sich selbst und fand diese innere Verbundenheit zur Natur und ihren Wesen wieder.

Irmgard Gottschling war aufgrund ihrer Sensitivität, ihrer Ausbildungen und Erfahrungen offensichtlich genau der richtige Mensch, um Delila ins Leben zu rufen und zu entwickeln.

Nach umfangreichen Ausbildungen als Heilpraktikerin, im naturheilkundlichen Bereich, in Philosophie und Spiritualität begann sie die Wirkungsweise von Blütenessenzen zu studieren und stellte fest, dass die reinen Blütenessenzen wie z.B. die Bachblüten nur zu einem bestimmten Punkt in der Wirkung reichten. Blüten hatten ihre besondere Wirkung auf der emotionalen Ebene, auf unsere Gefühle. Den Körper und die Organe bzw. die mentale Ebene erreichten sie nicht so gut.

Bald fand sie die optimale Ergänzung dazu. Das waren Steine (Edelsteine, Kristalle oder Heilsteine) und teilweise Metalle. Diese deckten genau das fehlende Spektrum ab! Und so begann sie, zuerst Blütenessenzen und danach Edelstein- und Metallessenzen selbst herzustellen. Später kamen noch die Lichtwässer dazu und 2001 war die Geburtsstunde der Delila Lebensessenzen. Die Lebenssymbole wurden Irmgard Gottschling ein wenig später durch mediale Durchgaben vermittelt und repräsentieren eine höhere Ordnung.

2004 erschien Irmgard Gottschlings erstes Anwender-Buch „Der Weg von der Angst zur Liebe", das 2010 neu verlegt wurde.

Ihre ursprüngliche Intention war es, eine Reihe von Blütenessenzen zu den wichtigsten Themen, die uns Menschen bewegen, zu kreieren. Die Themen der Essenzen und ihre Handhabung sollten einfach, klar und für jeden anwendbar sein. Diese Vision spiegelt sich heute in 15 Lebensthemen wieder und was daraus entstand, ist viel größer, als sie sich das in ihren kühnsten Träumen hätte ausmalen können.

Ich traf Irmgard Gottschling das erste Mail bei meiner Delila Ausbildung und war begeistert von ihrer feinfühligen, fürsorglichen Energie, mit der sie uns immer tiefer in die Delila Philosophie einführte. Wir sind gut befreundet, arbeiten eng zusammen und ich darf als diplomierte Delila Mastress auch einige Kurse der Akademie unterrichten.

Den Vertrieb und die Herstellung der Delila Produkte hat seit Ende September 2011 die Firma USP Innovation in Klagenfurt unter der Leitung von Erhard Lengfeldner über, für die ich meine Talente seit Februar 2012 in der strategischen Führung und Aufbau des Unternehmens einsetze. Ich war bei der Geburt vieler heute zur Verfügung stehenden Produkte mit dabei und bringe meine Kenntnisse verschiedener Therapieformen, alternativer Heilweisen, der Spiritualität sowie Bewusstwerdung und meine scheinbar nie enden wollende Kreativität ein.

Die Essenzen werden immer noch von Irmgard Gottschling hergestellt. Sie lebt als Buchautorin, Dozentin der Delila Philosophie und Geschäftsführerin der „Delila Akademie für ein ganzheitlich gesundes Leben" in Villach – Kärnten.

Delila bietet eine völlig neue Form der Hilfestellung
in dieser transformativen Zeit für Körper, Geist und Seele:

tiefgreifend, liebevoll, sanft und zugleich höchst effektiv.

Menschen erzielen mit Delila schnelle und langfristige Erfolge. Es fällt ihnen leichter, JA zum Leben zu sagen, überholte Verhaltensmuster aufzugeben und neue Wege zu gehen. Personen, die zu Skepsis neigen, was ja bei dem derzeitigen Supermarkt an naturheilkundlichen, esoterischen und alternativen Methoden durchaus angebracht ist, empfehle ich einfach, es auszuprobieren.

Delila vereint das Beste aus der Natur – die drei Reiche der Pflanzen, Mineralien und des Menschen – mit einem Sinn für das Angenehme, für Wohlbefinden und Schönheit. Wir arbeiten mit den sichtbaren und unsichtbaren Energien von Symbolen, Farben und Lichtwässern, mit den Energien von Pflanzen durch ätherische Öle und Kräuterauszüge und den Energien von Kristallen, Edelsteinen und Metallen. Viele intuitive Menschen, Heilpraktiker, aufgeschlossene Ärzte, Apotheker, Therapeuten anderer Heilweisen, Masseure und viele mehr haben seit der Geburt von Delila ihre Ideen, Erfahrungen und Erfolge eingebracht, mit der wir weiter an der Entschlüsselung aller Geheimnisse arbeiten, was die therapeutisch-spirituelle Seite des ganzen Systems betrifft.

Delila bringt uns dem Verständnis für uns selbst näher und unterstützt auf spielerische Art, unsere Potentiale zu leben, unsere Qualitäten zu entfalten und unsere Träume zu verwirklichen. Die Produkte können lindern und besänftigen, harmonisieren, unser Wohlbefinden steigern oder sie machen bewusst und geben Mut. Aber das Wichtigste ist wohl, dass sie uns mit unserer innersten Essenz in Berührung bringen.

Schwingungsmedizin – die Medizin von heute

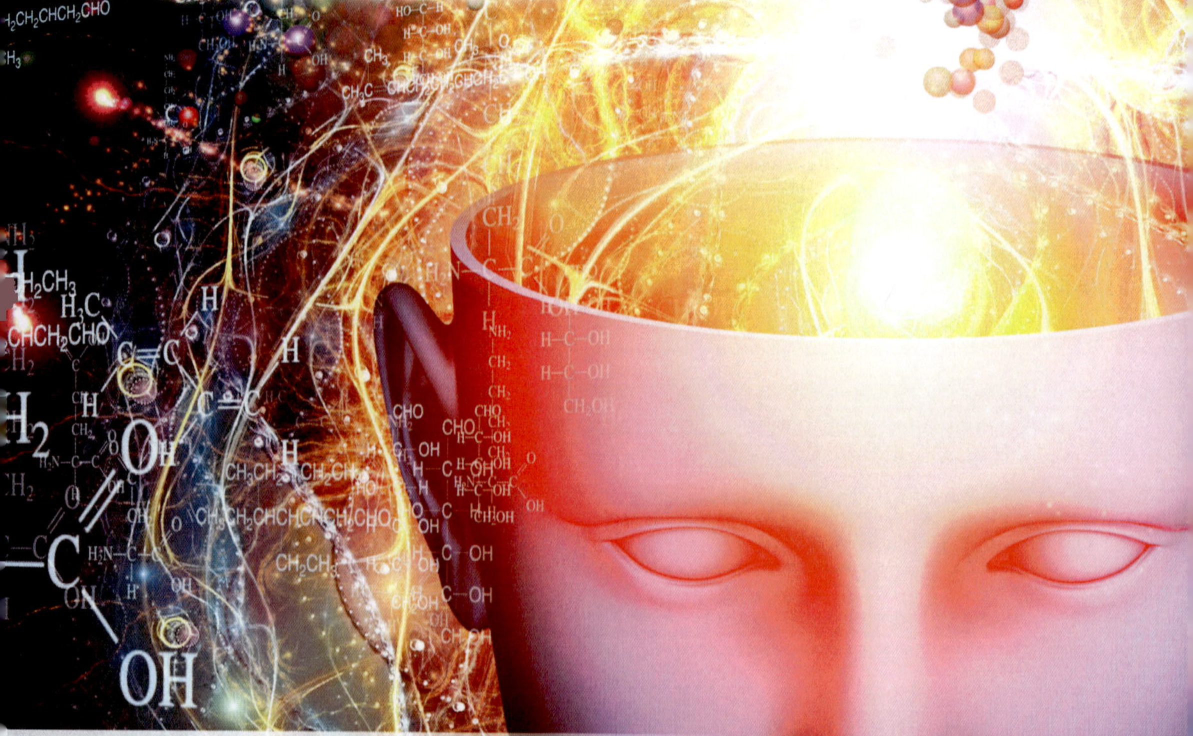

Alles schwingt, alles lebt! Alles ist Energie! Energie ist Handlung und Bewegung. Jedes Gefühl, jeder Gedanke, alles Leben ist Energie und wird von ihr durchdrungen. Energie ist schwingende Information. Das ganze Leben, das gesamte Universum besteht aus Information und Schwingung. Alles, was wir wahrnehmen, ist Schwingung, ist in Bewegung.

Max Planck formulierte dies sehr witzig in einem seiner naturwissenschaftlichen Vorträge:

„Meine Herren, als Physiker, der sein ganzes Leben der nüchternen Wissenschaft, der Erforschung der Materie widmete, bin ich sicher von dem Verdacht frei, für einen Schwarmgeist gehalten zu werden. Und so sage ich nach meinen Erforschungen des Atoms dieses: Es gibt keine Materie an sich! Alle Materie entsteht und besteht nur durch eine Kraft, welche die Atomteilchen in Schwingung bringt und sie zum winzigsten Sonnensystem des Alls zusammenhält. Da es im ganzen Weltall aber weder eine intelligente Kraft noch eine ewige Kraft gibt, müssen wir hinter dieser Kraft einen bewussten, intelligenten Geist annehmen.

Dieser Geist ist der Urgrund aller Materie. Nicht die sichtbare, vergängliche Materie ist das Reale, Wahre, Wirklich, sondern der unsichtbare, unsterbliche Geist ist das Wahre! Da es aber Geist an sich ebenfalls nicht geben kann, sondern jeder Geist einem Wesen zugehört, müssen wir zwingend Geistwesen annehmen. Da aber auch Geistwesen nicht aus sich selber sein können, sondern geschaffen werden müssen, so scheue ich mich nicht, diesen geheimnisvollen Schöpfer ebenso zu benennen, wie ihn alle Kulturvölker der Erde früherer Jahrtausende genannt haben: Gott! Damit kommt der Physiker, der sich mit der Materie zu befassen hat, vom Reiche des Stoffes in das Reich des Geistes. Und damit ist unsere Aufgabe zu Ende und wir müssen unser Forschen weitergeben in die Hände der Philosophie."

So unglaublich das manchem erscheinen mag: Es ist Licht in unseren Zellen.

In Wirklichkeit besteht alles aus kleinsten, sich permanent bewegenden Teilchen, aus Lichtquanten. Alles, was uns umgibt, hat mit Licht und Farbe zu tun. Licht ist die Quelle des Lebens und Farben seine Sprache. Farben sind Licht unterschiedlicher Schwingungen.

Als (sichtbares) Licht bezeichnet man nur den sehr schmalen Wellenlängenbereich, den unser Auge erfasst von Rot (750 nm) bis Violett (400 nm). Wir Menschen nehmen nur einen Teilbereich des elektromagnetischen Spektrums wahr als Licht und Licht einer bestimmten Wellenlänge als Spektralfarbe.

Alles um uns, in uns, selbst unsere Organe, Gedanken usw., wir selbst, die Erde, das Universum schwingt in bestimmten Frequenzen – mehr oder weniger dicht, schneller oder langsamer, ständig in Bewegung und im Fließen.

Und alles, was schwingt, übermittelt Information oder wirkt auf sie ein.

Jede einzelne Zelle schwingt in ihrer ureigenen Frequenz, auch der Mensch vibriert in seiner eigenen Schwingung. Unsere Zellen kommunizieren über Licht miteinander.

Gleichzeitig haben die Zellen auch ultrafeine Sensoren, mit der sie andere Schwingungen aufnehmen können. Es findet ein ständiges Senden und Empfangen in unseren

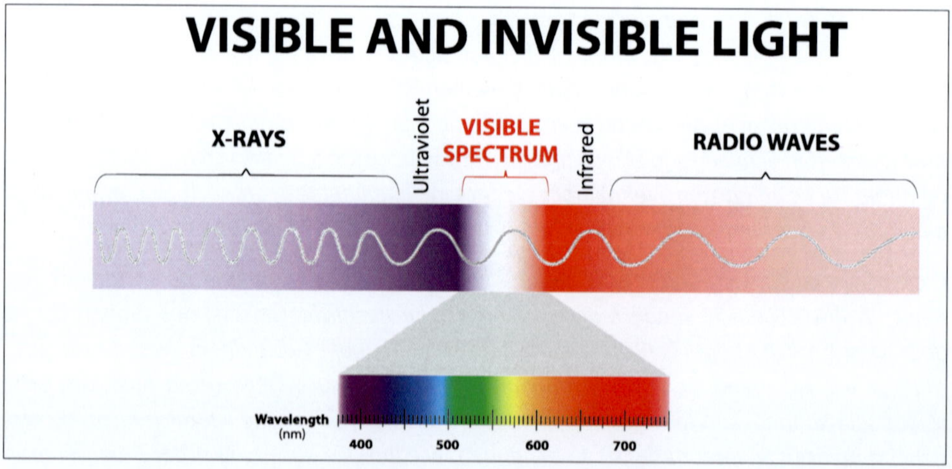

Zellen statt. Selbstverständlich beeinflussen auch externe Schwingungen oder Energien unsere Zellen.

Der russischen Wissenschaftler Alexander Gurwitsch entwickelte die Hypothese, dass jede lebendige Zelle Licht ausstrahlt. 1975 wurde diese These von deutschen Biophysikern unter Leitung von Prof. Fritz A. Popp wieder entdeckt. Popp spricht von Biophotonen. Photonen sind Lichtquanten, die physikalisch kleinsten Elemente des Lichts. „Bio" - weil sie von lebenden Zellen abgegeben werden. Popp meinte auch, dass der Mensch in seiner Essenz ein Lichtwesen sei.Einige Physiker der neuen Wissenschaft sind überzeugt, dass das Licht in unseren Zellen Teil eines Energiefeldes ist, das den gesamten Körper umgibt, dass die Zellen aller Lebewesen Licht speichern, und dass die Gesamtheit dieses Lichts die Lebensvorgänge im Körper steuert. Das Licht steuert nicht nur die Vorgänge im Körper. Es tritt auch aus dem Organismus aller Lebewesen aus. Es erreicht andere Lebewesen und bildet mit ihnen gemeinsame „Felder des Informationsaustausches".

Was ist eigentlich Energie?

Das Wort „Energie" kommt aus dem Griechischen und heißt „wirkende Kraft". Wir alle haben Energie, sonst könnten wir nicht leben. Diese Energie ist eine feinstoffliche Substanz, die alles umfasst, wie z.B. Atem, Geruch, Luft, Gedanken, Gefühle, physische und psychische Erinnerungen, Lebenskraft. Energie kann sich als körperliche Kraft zeigen, als

Gesundheit oder als Ausstrahlung. Wir können mit unserer Energie andere regelrecht „mitreißen". Sie erfüllt die ganze Schöpfung und ist die Voraussetzung für das Leben. Im Menschen gestaltet sie das Gleichgewicht, sowohl im Körper als auch in der Psyche. Sie prägt und lenkt ganz wesentlich das Wohlergehen und die Gesundheit.

Denken z.B. ist das Bewegen geistiger Energie. Beharrlich bewegte Energie wird sichtbar. Jeder Gedanke hat eine biochemische und eine bioelektrische Wirkung. Wir denken ca. 45 000 Gedanken am Tag. Das ist eine ganze Menge, die meisten sind unwichtig, viele davon sogar negativ. Du kannst dir die sofortige Wirkung eines Gedankens vor Augen führen, wenn du dir einmal bildhaft vorstellst, du würdest in eine Zitrone beißen. Stell dir eine wunderbare, saftige, gelbe Zitronenfrucht vor, schneide sie in 2 Hälften und jetzt beiße herzhaft hinein. Sofort produziert das Unterbewusstsein mehr Speichel, damit die vermeintliche Zitronensäure im Mund verdünnt wird.

Du siehst, wie dein Körper sofort auf jeden Gedanken mit einer Vielzahl körperlicher und gefühlsmäßiger Aktionen reagiert.

Unsere Zellen kommunizieren über Licht und Schwingung miteinander, unser feinstofflicher Körper unterliegt überhaupt nicht dem Gesetz der Materie, reagiert aber auf Licht. Licht ist daher genauso vital wie ein Vitamin oder ein Mineral.

Schwingungs- oder Energiemedizin ist der bewusste Einsatz einer Frequenz, um eine andere Frequenz positiv zu beeinflussen oder einen Organismus wieder ins Gleichgewicht zu bringen. Nur die Kräfte, die Leben entstehen lassen, können es auch gesund erhalten.

Heute wissen wir, dass Blüten mit ihren bezaubernden Düften, Formen und Farben nicht nur die schönste Ausdrucksform der Pflanzen sind, sondern auch Schwingungen und Energien aussenden, die heilende Wirkungen entfalten. Mit Farbe und Form reflektieren die Blüten bestimmte Schwingungsfrequenzen des Lichts. Alle Dinge in der Natur haben eine Energie, die mit einer spezifischen Frequenz schwingt. Die Schwingungsmedizin benutzt die Frequenzen der Natur, wie z.B. Töne, Blüten, Magnete, Steine, Symbole, um unseren Körper, Geist und Seele zu beeinflussen und in eine gesunde Schwingung zu versetzen.

Je nachdem, welche Gedanken wir denken, welche inneren Bilder und Vorstellungen wir haben, welche Worte wir sprechen, all dies hat einen direkten Zusammenhang mit unserem Wohlbefinden sowie unserer seelischen und körperlichen Gesundheit.

Die Frequenz aller unserer Zellen erzeugt ein Energiefeld, unsere Aura. Wenn alle Zellen in unserem Körper harmonisch schwingen, sind wir gesund. Jeder Gedanke, jedes Gefühl hat ebenfalls seine eigene Energiefrequenz. Wenn wir z.B. unter Stress stehen, Schmerzen haben oder verunsichert sind, entstehen Energieblockaden. Die Energie kann nicht mehr richtig fließen, die Zellen schwingen disharmonisch und wir werden krank.

Im 18. Jahrhundert erlebte die Schwingungsmedizin durch die Entwicklung der Homöopathie durch Samuel Hahnemann einen gewaltigen Aufschwung, der sich mit der Entdeckung Dr. Edward Bachs, dass nämlich Blütenessenzen die wichtigsten, energetischen Störungen bei Mensch und Tier ausgleichen können, fortsetzte.

Der Pionier auf dem Gebiet der Blütentherapie begründete mit dem von ihm gefundenen „Blüten höherer Ordnung", wie er sie liebevoll nannte, die Bach-Blütentherapie. Dr. Bach glaubte, dass Gesundheit das Ergebnis emotionaler, geistiger und spiritueller Harmonie sei. Für Bach ist die wahre Ursache von Krankheit ein Konflikt zwischen Seele und Geist. Blütenessenzen schaffen einen geistigen und emotionalen Energieausgleich in unserem Körper. Sie erzeugen ein elektromagnetisches Feld und aktivieren, stärken und balancieren die Meridiane und Chakren.

Es gab viele, die seinem Beispiel und Verständnis folgten, wie z.B. Ian White, der Finder der Australischen Buschblüten und Naturheilkundler in fünfter Generation oder die Forscher Patricia Kaminsky und Richard Katz, die der Menschheit die Kalifornischen Blütenessenzen zugängig machten, um nur einige zu nennen.

Worin unterscheidet sich nun Delila von den anderen Blütenessenzen?

Nun, zum einen stammen alle Blüten aus Österreich bzw. dem Alpenraum, d.h. wir haben eine „Alpen-Signaturenlehre", die mehr unserer eigenen Schwingung entspricht als beispielsweise die australischen Busch-Blüten.

Die Blüten werden noch per Hand gepflückt. Auf über 1000 m Höhe in sauberer, unberührter Natur wächst ein Großteil der Blüten, die Irmgard Gottschling zum richtigen Zeitpunkt selbst pflückt. Da sind z.B. Ackerkamille, Roter Mohn, Beifuß, Löwenzahn, Wegwarte, Kapuzinerkresse oder Weidenröschen dabei.

Die Mutteressenzen werden von Irmgard Gottschling höchst selbst hergestellt. Weiterverarbeitet und per Hand abgefüllt werden die Delila Lebensessenzen dann in der Zentrale in Klagenfurt.

Die **Zusammensetzung der Essenzen ist eine ganz andere** als z.B. bei den Bachblüten. Delila Essenzen beinhalten eine ausgewogene, absolut neue und einzigartige Kombination aus Blüten, Edelsteinen, Metallen, Lichtwässer sowie Materie in Form gemmotherapeutischer Wirkstoffe. Diese ausgewogene Mischung zum Einnehmen erlaubt eine breite Anwendung und einen tiefen, ganzheitlichen, sanften Wirkungsgrad auf Körper, Geist und Seele.

Die Weiterführung alter Weisheitssysteme

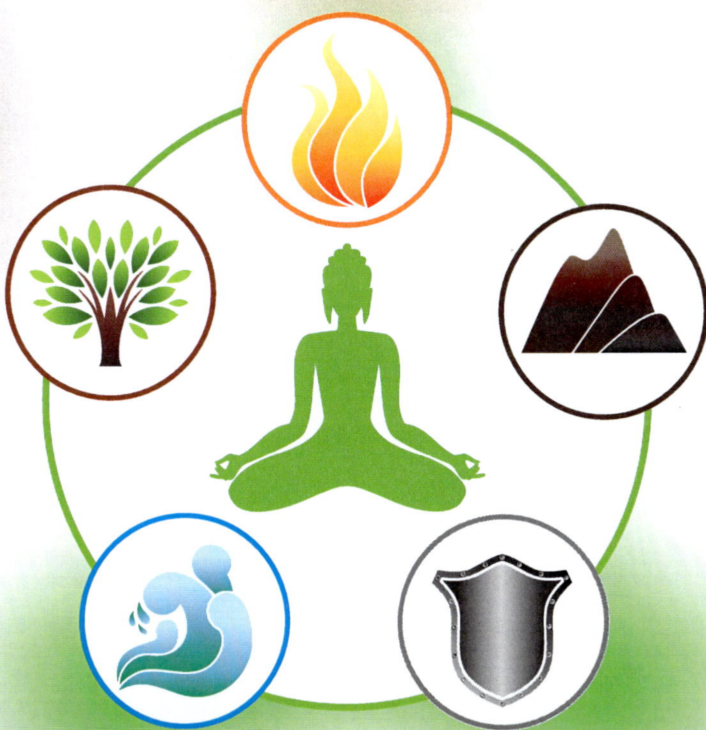

Der Körper ist vergänglich, das Bewusstsein unendlich. Jeder Mensch ist vollkommen, göttlich und unsere Aufgabe ist es, uns selbst zurück zum Ursprung zu bringen!

Wer sich heute für Ganzheitsmedizin und komplementäre Heilweisen interessiert, landet schnell bei der TCM (Traditionell Chinesische Medizin) oder bei Ayurveda (eine traditionell indische Heilkunst).

Die Grundlagen der TCM finden wir vor allem im Taoismus, Buddhismus und zeitweilig auch bei Konfuzius. Die fernöstliche Medizin beschäftigt sich seit jeher mehr mit der Erhaltung der Gesundheit als mit Krankheit. Dabei ist nicht nur das körperliche Wohlergehen gemeint, sondern auch das seelisch-emotionalen Befinden, geistige und spirituelle Aspekte. Körper, Geist und Seele sind eine untrennbare Einheit, die auch die Verflechtung des Menschen mit der Natur und dem Kosmos mit einschließt. Probleme sollten deshalb nie isoliert betrachtet, sondern immer gemeinsam behandelt werden.

So sagt die TCM, die auf Vorbeugung und Eigenverantwortlichkeit setzt. Sie betrachtet den Körper des Menschen, seine Gedanken und seine Gefühle immer in Zusammenhang mit seinem sozialen Umfeld und der Natur, angefangen von der Ernährung bis hin zu generellen Lebenseinstellungen.

Ayurveda ist ein Diagnose- und Behandlungssystem, das der altindischen Weltanschauung entstammt und u. a. Behandlungsmethoden wie Diäten, ausleitende Verfahren oder Meditation umfasst. Die Grundlage dieser Lehre bildet das Konzept der drei Doshas Vata, Pitta und Kapha, die sich aus den fünf kosmischen Naturelementen Erde, Wasser, Feuer, Luft und Raum ableiten und miteinander sämtliche Funktionen und Abläufe des menschlichen Organismus und der Psyche bestimmen. Die drei Doshas – man könnte auch „Temperamente“ dazu sagen – sind für die Grundeigenschaften und die „Konstitution“ des einzelnen Menschen verantwortlich. Ihr Zusammenspiel bestimmt über seine Stärken und Schwächen, seine Krankheitsanfälligkeit, die Wechselwirkung zwischen Organismus und Psyche sowie seine Reaktionen auf Ernährung, Arzneien, klimatische Einflüsse oder Sinneseindrücke. Die Doshas sind wechselseitig voneinander abhängig und müssen, um Erkrankungen zu verhindern, miteinander so weit wie möglich in Einklang gebracht werden.

Nur wenigen ist bekannt, dass auch in Europa bis zur Aufklärung eine Ganzheitsmedizin bekannt war, die es verdient, wahrgenommen und gewürdigt zu werden.

Die Traditionell Europäische Medizin – kurz TEM – reicht vom Wirken der keltischen Priesterinnen und Druiden, vom mündlich überlieferten Wissen der heilkundigen Frauen, Hebammen und Kräuterhexen, von Hippokrates bis Avicenna, über Paracelsus, die Alchemie, Klostermedizin, Hildegard von Binden, weiter zur Anthroposophie, Homöopathie bis hin zu Blütenessenzen und Heilsteinkunde.

Die TEM erfährt in den letzten Jahren eine große Renaissance, neu belebt für den Menschen von heute. Die Prinzipien der Alchemie, die Heilkunst von Paracelsus oder Hildegard von Bingen, die wir auch heute noch zum Wohl für unseren Leib und unsere Seele nutzen können, werden hipp in der modernen Gesellschaft.

Die Lehre von den vier Säften, Elementen und Archetypen bildet das Herzstück der abendländischen Medizin, wie sie in mittelalterlichen Klöstern und Universitäten entwickelt wurde. Die TEM betrachtet die ganze Welt als beseelt. Der Mensch wird nicht als isoliertes Wesen, sondern im Wechselspiel mit seiner gesamten Umwelt betrachtet. Dazu gehören die Lebensführung, das Wohn- und Arbeitsumfeld, Beziehungen, das soziale Umfeld und die Psychohygiene.

Die TEM gibt Impulse, Behandlungen und mentale Hilfestellung, dass der Organismus wieder in seine Mitte und Kraft kommt, gut reagieren und regulieren kann, wenn zum Beispiel Krankheitserreger oder Stress am Gleichgewicht rütteln. Heilpflanzen haben in der TEM immer eine große Rolle gespielt. Lange Zeit wurde das Heilpflanzenwissen von Frau zu Frau mündlich weitergegeben. Erst im 12. Jahrhundert begann die Mystikerin und Benediktinerin Hildegard von Bingen die schriftliche Dokumentation. Sie war die Erste, die die Volksheilkunde mit der Medizin der Gelehrten zusammenführte.

Die TEM verwendet die Kraft der Pflanze gemäß der Signaturenlehre als Ganzes im Gegensatz zur Schulmedizin, die einzelne Wirkstoffe isoliert. Ein starker Wurzelstock etwa jener des Baldrians hilft einen Menschen, sich wieder zu verwurzeln, sprich ihn zu erden. Die Pflanze wirkt auf verschiedene Systeme im Organismus und regt Selbstheilungsimpulse an.

Auch die Ernährung hat zentrale Bedeutung für Wohlbefinden, Genesung und Gesunderhaltung. Nach der TEM soll die Essensauswahl immer auf der Basis der individuellen Konstitution und aktuellen Lebenssituation getroffen werden.

„Tu deinem Leib etwas Gutes, damit die Seele Lust hat, darin zu wohnen".
- Terese von Avila-

Die Grundlage der TEM ist es, den Menschen in seiner Einzigartigkeit von Anlagen, Wesensmerkmalen und körperlicher Konstitution, in seiner Lebenssituation und Gedankenwelt wahr und ernst zu nehmen. Werden Schwachstellen oder Disharmonien im Archetypus festgestellt, erstellen die Ärztinnen und Ärzte einen individuellen Gesundheitsplan, der die Selbstregulation und Selbstheilung im Organismus anregt.

Paracelsus, ein neuzeitlicher Vertreter der TEM sagte so treffend:

„Der Arzt ist Lebens- und Seinsbegleiter. Der Mediziner kann nur die Voraussetzungen für Heilung schaffen, heil wird der Mensch nur durch seine Selbstheilungskräfte, seinem Bewusstsein und seiner Verantwortung der Gesundheit gegenüber."

Die Signaturenlehre

Die Signaturenlehre, die Lehre von der Zeichensprache der Natur, ist ein uralter Erkenntnisweg, vielleicht sogar die Wurzel aller Heilkunst. Auf ihr basieren die Heilsysteme vieler Naturvölker. Signatur heißt „Beschriftung“. Die Signaturenlehre besagt, dass in der Natur alles bezeichnet oder beschriftet ist und dass das Äußere einer Pflanze Rückschlüsse auf ihre Eigenschaften und Wirkungsweisen zulässt.

Grundlage der Signaturenlehre ist ein traditionell abendländisches Weltbild, das von wechselseitigen Entsprechungen auf allen polaren Ebenen des Daseins ausgeht. Damit greift es auf eine uralte Weisheit zurück: „Wie oben, so unten. Wie innen, so außen.“ Wir finden sie auch in der griechischen Mythologie, in der Astrologie und in den esoterischen Lehren der Rosenkreuzer wieder. Kosmologie und Mythologie sind Systeme, die uns helfen, die unerklärbare komplexe Wirklichkeit zu erfassen, uns darin zu bewegen und zu handeln.

Traditionelle Heilmethoden wie der Schamanismus basieren auf ihrer jeweiligen Kosmologie. Mit gewissen Handlungen und Materialien wird auf dem Wege der Entsprechungen geheilt. Bestimmte Prinzipien, kosmische Grundideen finden sich in allen Naturreichen wieder: in den Pflanzen und Tieren, in Metallen, Edelsteinen usw.

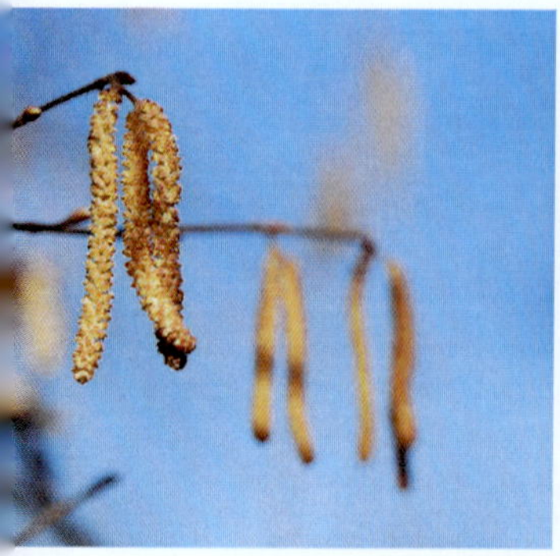

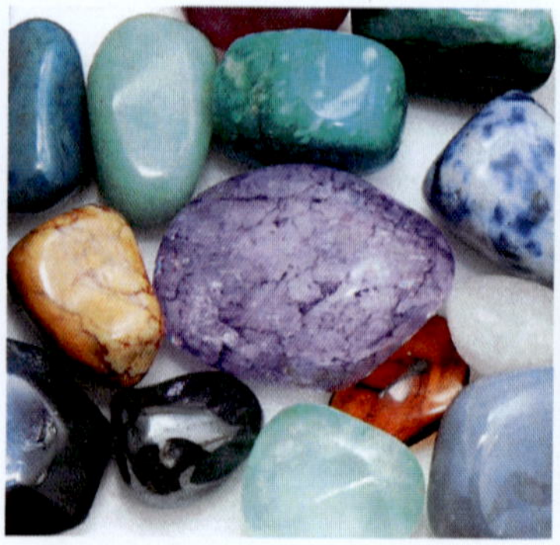

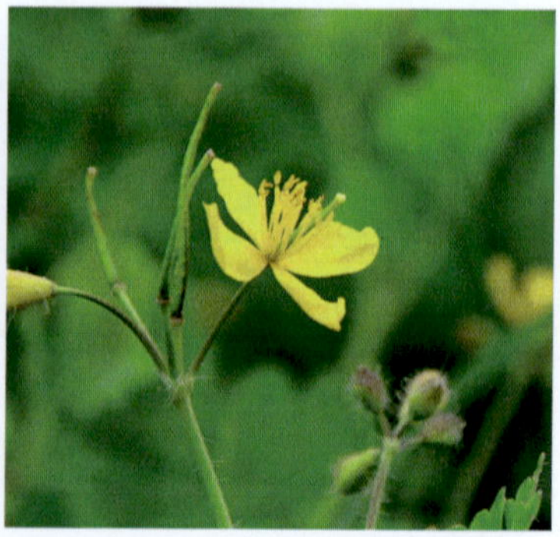

Im Menschen zeigen sie sich in seinen Organen und Körperfunktionen ebenso wie in seiner seelisch-geistigen Verfassung und seinem Charakter. Heute erschließt uns die Signaturenlehre alte und neue Wege zu einer wahrhaft ganzheitlichen Heilkunde, die nicht nur Körper, Geist und Seele des Menschen umfasst, sondern auch seine Umwelt. Sie hilft uns, das Wesen der Pflanze und ihre Heilkräfte zu verstehen und eröffnet uns eine vollkommen neue Sicht auf unser Leben als Teil der Natur. Die Signaturenlehre weist als Merkmale auf Ähnlichkeiten, Verwandtschaften und innere Zusammenhänge hin. Analogien bestehen demnach zwischen Form, Farbe, Charakter, Geruch, Geschmack, Standort, Entstehungszeit, Farben, astrologischen Zuordnungen und vielen weiteren Aspekten.

Am prominentesten ist die Beziehung zwischen visuellen Ähnlichkeiten. Gemäß dieser Logik spricht man beispielsweise der Bohne eine Heilwirkung bei Nierenleiden zu, die Form der Walnuss eignet sich für Behandlungen des Gehirns. Als Paracelsus entdeckte, dass die Samen des Granatapfels wie menschliche Zähne aussehen, zog er den Schluss, dass sie Zahnschmerzen heilen können, was auch zutrifft.

Irmgard Gottschling wandte diese Signaturenlehre in Kombination mit anderem Heilwissen bei der Zusammensetzung der Lebensessenzen an. Entsprechend ihrer eigenen Wahrnehmung und intuitiv im Einklang mit der TEM-Lehre kombinierte sie Pflanzen, Mineralien und Lichtwässer, damit sie an den entsprechenden Stationen des Körpers bzw. der Gefühlswelt ihre segensreichen Energien entfalten können.

Bleiben wir bei dem Beispiel des Granatapfels. Der Querschnitt der roten Schönheit sieht aus wie ein weiblicher Eierstock mit heranreifenden Eizellen. Interessanterweise fand man in den Granatapfelkernen Östron, ein schwach wirksames Östrogen. Die Blüte selbst erinnert an innere und äußere weibliche Geschlechtsorgane. Deshalb finden wir das Wesen und die Information des Granatapfels in der Lebensessenz no. 13 „Innere Frau".

Nicht nur in der europäischen Medizin wird damit gearbeitet, auch in der TCM und im Ayurveda existieren ausgearbeitete Systeme der Zuordnungen nach Signaturen. So werden etwa in der chinesischen Medizin Geschmack, Geruch, Farbe, Tages- und Jahreszeiten, Elemente, Organe, Sinnesorgane und Körperteile unter anderem zu einem diagnostischen Konzept verbunden. Dieses ermöglicht bei eindeutigen Krankheiten die Auswahl passender Heilmittel, die in einem ebenfalls komplexen Zuordnungsschema erfasst sind.

Auch bei Geschmack und Geruch handelt es sich um Signaturen. Das, was wir schmecken oder riechen, sind zweifelsohne Stoffe, z.B. ätherische Öle, Bitterstoffe oder Scharfstoffe. Nicht nur in der TCM, sondern auch in der abendländischen Kräuterheilkunde beurteilt man Pflanzen seit langem mit Gaumen und Nase. Geschmack und Geruch erlauben beispielsweise eine Zuordnung von Pflanzen sowie Inhaltsstoffen zu den vier Elementen:

Feuer (Bitterstoffe), Wasser (Schleimstoffe),
Luft (ätherische Öle) und Erde (Kohlenhydrate).

Die Signaturenlehre kennt als alles durchdringende Prinzipien unseres Kosmos in erster Linie die sieben bereits im Mittelalter bekannten Planeten des Sonnensystems: Mars, Venus, Merkur, Jupiter, Sonne, Mond und Saturn.

Diese Planeten-Archetypen finden sich mit ihren Eigenschaften in unendlicher Vielfalt an Kombinationen in der Natur wieder. Man erkennt sie z. B. an Farben, Formen, Konsistenz, Geruch und Geschmack. Wer mit diesen Charakteren vertraut ist, der vermag auch, sie in den Pflanzen zu sehen und sich dadurch dem Wesen der Pflanze zu nähern. Unter Berücksichtigung der Verbindung der verschiedenen Naturreiche kann die Beobachtung der Natur auch zum Weg der Erkenntnis werden. Die Deutung der Signaturen einer Pflanze erklärt uns viele Anwendungsgebiete auf besondere Weise und erweitert unsere Möglichkeiten, ihre Kräfte für unser körperliches, geistiges und seelisches Wohlbefinden und auch für unsere spirituelle Entwicklung zu nutzen.

„Denn der Saturn ist nicht allein im Himmel, sondern auch am Grunde des Meeres und in den tiefsten Höhlen der Erde. Nicht allein im Garten ist die Melissa, sondern auch in der Luft und im Himmel. Was meint ihr ist Venus sonst allein als Artemisia [Beifuß]? Was Artemisia als allein Venus? Was sind sie beide? [...] und der einzige Unterschied ist durch die Form gegeben und durch nichts weiter." (Paracelsus I:424).

Die Diplom-Biologin und Heilpraktikerin Svenja Zuther beschreibt das in einem kleinen Beispiel anhand der Melisse.

„Die Zitronenmelisse ist auf den ersten Blick eine recht unscheinbare Pflanze. Aber ihr erfrischender Geruch und Geschmack machen sie sehr beliebt. Bei eingehender Betrachtung sieht man ihre edel gesägten Blätter, die zarten weißen Blüten und die eifrig aber gemütlich summenden Bienen, die sie so zahlreich besuchen und sich mit ihrem Nektar wohlig verköstigen. Was für eine schöne Arbeit muss das sein, von einer zauberhaften Blüte zur nächsten zu fliegen, balsamische Nahrung zu sammeln, in himmlischen Düften zu schwelgen... - und die Blüten derweil zu bestäuben, die eine mit der anderen zu vermählen, auf einer Hochzeit nach der anderen zu tanzen.

Das lateinische Wort Melissa heißt Biene. So hat man die Melisse schon ihrem Namen nach von jeher in besonders enger Beziehung mit den Bienen gesehen. Beide verkörpern denn auch das Venus-Prinzip. Venus gilt als Planet der Regeneration. Sanftheit, Erholung und Wohlbefinden sind ihre Attribute. Frisches saftiges Grün, edle Formen, zarte Farben, angenehme Düfte einer Pflanze zeugen von ihrem Einfluss. Die Melisse ist wohlbekannt als nervenstärkendes Mittel bei allen nervösen Beschwerden, wie Magen-Darmstörungen, Herz-Kreislaufbeschwerden, Schlafstörungen oder allgemeine Unruhe. Die Melisse kann uns das Venus-Prinzip vermitteln, kann uns daran erinnern, dass es mitunter Zeit ist, anzuhalten, die Schönheit des Lebens zu schauen, zu genießen, zu kosten."

Die Signaturenlehre sieht auch eine Verbindung zwischen der Venus und den Nieren, die nach traditioneller Auffassung nicht nur die Aufgabe haben, unser Blut zu reinigen, sondern auch das Gehirn bei der Verarbeitung von Sinneseindrücken zu unterstützen. In einer Welt der absoluten Reizüberflutung sind unsere Nieren in dieser Hinsicht zumeist überfordert. Wir sehnen uns nach Beschaulichkeit und Schönheit. Einen Venusgarten, wo wir uns erholen und neue Kräfte sammeln können.

Auf einer höheren Ebene ist die Venus verbunden mit dem Herzen, mit der Liebesfähigkeit und auch der sozialen Kompetenz. Das Herz als Sitz der Seele ist das Zentrum des Ich-Bewusstseins, hier finden wir unsere eigene Wahrheit und den Weg unseres Herzens, im Einklang mit dem Kosmos. Venuspflanzen können uns helfen, einen harmonischen Umgang mit uns selbst und mit anderen Menschen zu pflegen und auch unser Herz zu öffnen für eine Liebe, die mindestens die Weiten des Himmels umfasst.

Die nach den sieben Planeten benannten Grundprinzipien können in Verbindung mit verschiedenen Entwicklungsphasen des Lebendigen gesehen werden. Es kann das ganze Leben umfassen, ein Jahr oder auch ein Projekt, das wir starten.

Das Aufwachen, das Hervortreten aus dem Unterbewusstsein, der frühe Morgen, nebulöse Gedanken, Ideen, die Geburt und ersten Lebensjahre – sie alle entsprechen dem Mondprinzip.

Bewegung, Wachstum, Entwicklung, Neugierde, Forschergeist, das Ausprobieren und die Jugend finden wir im Merkur-Prinzip wieder. In Mars und Venus (das männliche und weibliche Prinzip) sind wir in der Blütezeit, der Fruchtbarkeit, des gesellschaftlichen Miteinanders, beide Prinzipien repräsentieren eine starke Verbindung zur zellulären Ebene unseres Körpers.

Auf dem Höhepunkt unserer Schaffenskraft sind wir energiegeladen, wir erobern und entdecken voller Neugierde das Leben, haben Kraft und Power ohne Ende. In dieser Phase haben wir am meisten Ähnlichkeit mit dem Sonnenprinzip, dem göttlichen Lebensfunken.

Im goldenen Herbst unseres Lebens, der Erntezeit, sind wir im Jupiter angekommen und wenn sich das Leben langsam wieder zurückzieht und sich auf den Winter vorbereitet, dann ist die Herrschaft des Saturn gekommen. Mond und Saturn sind Tore in die jenseitige Welt, sie stehen für Anfang und Ende, dem Auf- und Abbau.

Hier sind weitere Analogien aus der Signaturenlehre. Diese Tabelle ist bei weitem nicht vollständig. Die meisten Pflanzen können auch mehreren Planetenprinzipien zugeordnet werden.

Mond	Merkur	Venus	Sonne	Mars	Jupiter	Saturn
Wasser	Luft	Wasser	Feuer	Feuer	Feuer	Erde
Ursprung Beginn Regeneration Fruchtbarkeit	Wachstum Entwicklung Schwingung Kommunikation	Liebe Harmonie Schönheit Glück	Kraft Macht Vitalität Schöpfung	Energie Schöpfung Schutz Reinigung	Phantasie Reife Fülle Gerechtigkeit Frieden	Ende Grenze Struktur Ewigkeit
Ich fühle	Ich denke	Ich liebe	Ich will	Ich bin	Ich sehe	Ich brauche
Geburt Kreativität Fantasie Reflektion Innenschau	Bewegung Sprache Neugier Schnelligkeit Humor Leichtigkeit	Empfängnis Vertrauen Wohlgefühl Hingabe Miteinander	Orientierung Rhythmus Selbstbewusstsein Erkenntnis Wahrhaftigkeit	Entgiftung Abwehrkraft Wille Aktivität Mut	Ruhe Weisheit Erfahrung Intuition Güte	Transzendenz Schicksal Einsicht Prüfung Begrenzung
Taubnessel, Birke, Gänsefingerkraut, Baldrian, Holunder, Waldmeister	Spitzwegerich, Königskerze, Efeu, Fenchel, Schafgarbe, Löwenzahn	Frauenmantel, Rose, Weißdorn, Kamille, Beifuß, Majoran	Johanniskraut, Ringelblume, Arnika, Zitrusbäume, Bärlauch	Brennnessel, Distel, Engelwurz, Weißdorn, Kapuzinerkresse	Schöllkraut, Mohn, Eiche, Walnuss, Rosskastanie, Mariendistel	Ackerschachtelhalm, Lavendel, Beifuß, Wegwarte, Beinwell, Wermut
Lymphe, Schleimhäute, Geschlechtsorgane, Busen, vegetatives Nervensystem	Atmung, Lunge, Stoffwechsel, Hormone, Nerven, Neurotransmitter	Nieren, Herz, Weibliche Geschlechtsorgane, Sinnesorgane, Drüsen, venöses Kreislaufsystem	Herz, Seele, Augen, Sehkraft, Kreislauf	Galle, Blut, Männliche Geschlechtsorgane, Blut, arterielles Kreislaufsystem	Leber, Bindegewebe, 3. Auge, Muskeln	Milz, Knochen, Depression, Skelett, Zähne, Haare, Haut

Das Natur Resonanzprinzip

Das sogenannte Natur-Resonanzprinzip, so benannt von Irmgard Gottschling, ist in jedem Leben vorhanden und zeigt die innere und äußere Verbindung in allem an. Durch dieses Prinzip können wir in der Natur wie in einem Spiegel erkennen, was für uns im Moment wichtig ist, was sie für uns als Heilmittel bereithält und sogar, was auf uns in nächster Zukunft wartet.

Das klingt alles sehr geheimnisvoll, ist aber ebenso wie die Signaturenlehre auf hermetische Prinzipien zurückzuführen, „wie oben, so unten, wie innen, so außen". Auch Naturvölker, Schamanen und Medizinmänner und -frauen haben damit gearbeitet.

Hier die Geschichte von Irmgard Gottschling, um zu verdeutlichen, wie dieses Prinzip wirkt: Eine Medizinfrau der Pueblo- und Hopi-Indianer, die eine Zeitlang mit Frau Gottschling zusammen arbeitete, zeigte ihr sehr deutlich, dass sich in ihrem Garten immer wieder Beikräuter ansiedelten, die genau mit den dort wohnenden Menschen, also ihrer Familie, zu tun hatten. Sie behandelte die Familie mit den Kräutern, die sich wild in dem kleinen, ca. 300 m^2 großen Garten zeigten – und für jeden waren die richtigen und passenden dabei!

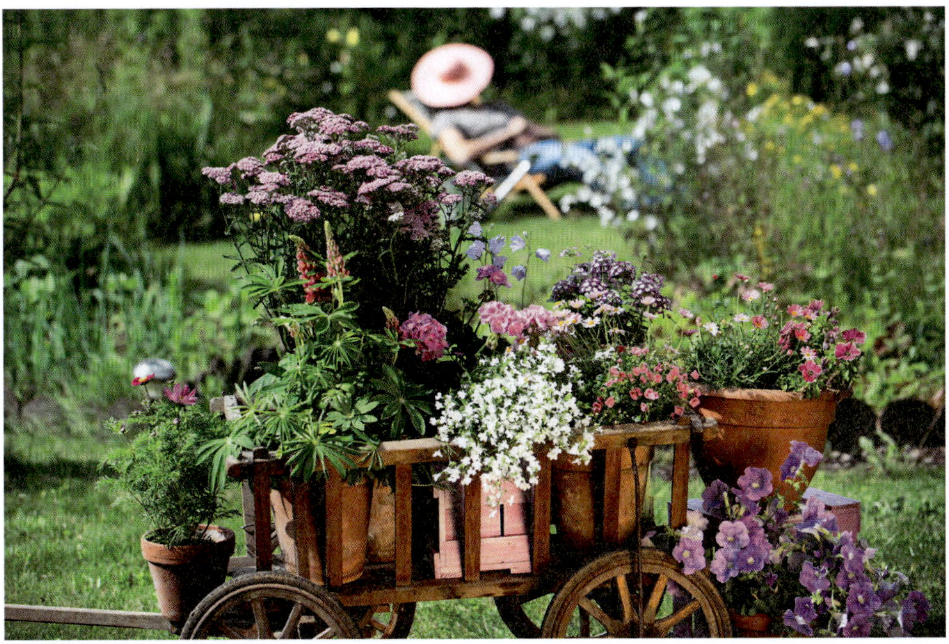

Das Faszinierende dabei ist, dass die Natur, sofern man sie lässt, für Mensch und Tier immer genau die Pflanzen bereitstellt, die diese zu dem jeweiligen Zeitpunkt brauchen. Und noch etwas Wundervolles konnte Irmgard Gottschling in diesem Prinzip erkennen: die Natur „weiß" schon im Vorfeld, für welche Krankheiten, Herausforderungen und Probleme sie entsprechende Pflanzen im Sommer bereitstellen kann, die dann im Winter unterstützen werden. So können sie rechtzeitig geerntet, verarbeitet und dann in der pflanzenarmen Jahreszeit als Heilmittel genützt werden!

Im Kosmos existiert weder Raum noch Zeit, auch die Natur folgt diesem kosmischen Prinzip, dass wir alle mit allem verbunden sind. Schließlich sind die meisten Probleme und Krankheiten zuerst feinstofflich vorhanden, bevor sie zum Ausbruch kommen.

In manchen Jahren gibt es z.B. viele Pflanzen, die mit den Verdauungsorganen korrespondieren, wie Gundelrebe, Beifuß, wilder Wiesenfenchel oder –kümmel usw. Da kann man davon ausgehen, dass die dort lebenden Menschen sowohl energetisch vieles zu verdauen als auch direkte Probleme mit der organischen Verdauungs-Ebene zu bewältigen haben werden. Zu anderen Zeiten können mehr Kräuter auftreten, die z.B. mit der Lunge und ihrer seelischen Entsprechung zu tun haben, wie durchatmen können, Traurigkeit loslassen oder wieder mehr Freude bekommen. Vielleicht wachsen in der Umgebung dann Königskerze, Huflattich, Borretsch und Spitzwegerich.

Wir können dieses Resonanz-Prinzip für uns selbst und die Familie darin beobachten, was an Pflanzen stark vertreten ist. Speziell, wenn wir ein kleines Stück Garten oder Wiese um uns haben, oder aber für ein großes Umfeld wie für einen ganzen Landstrich. Daraus können wir schließen, mit welchen Krankheiten oder Themen die Bevölkerung darauf folgend vermehrt zu tun hat. Deshalb ist es wichtig, naturbelassene Flecken Erde zu bewahren und zu hegen, denn die Natur stellt uns unsere Heilmittel direkt zur Verfügung!

Das Natur-Resonanzprinzip bedeutet, dass um uns herum genau die Pflanzen wachsen, die zu uns passen: in der Schwingung, in den Inhaltstoffen, in der Zusammensetzung und der Wirkung. Wir können guten Gewissens darauf vertrauen, dass die Natur ihr Schatzkästchen für uns geöffnet hält.

Es muss dann auch kein Gingko aus Asien oder Noni-Saft aus Hawaii gekauft werden, sondern wir verwenden die entsprechenden Pflanzen aus dem Alpenraum – z. B die Walnuss oder einheimische Wildfrüchte. Damit haben wir genau die Mittel zur Hand, mit denen wir in Resonanz gehen.

In verschiedenen Studien ist bereits bewiesen worden, dass Europäer beispielsweise Inhaltsstoffe aus exotischen Pflanzen nicht gleich assimilieren können wie die einheimische Bevölkerung – das spricht wieder genau für unser Resonanz-Prinzip.

Die universellen Gesetze der polaren Welt

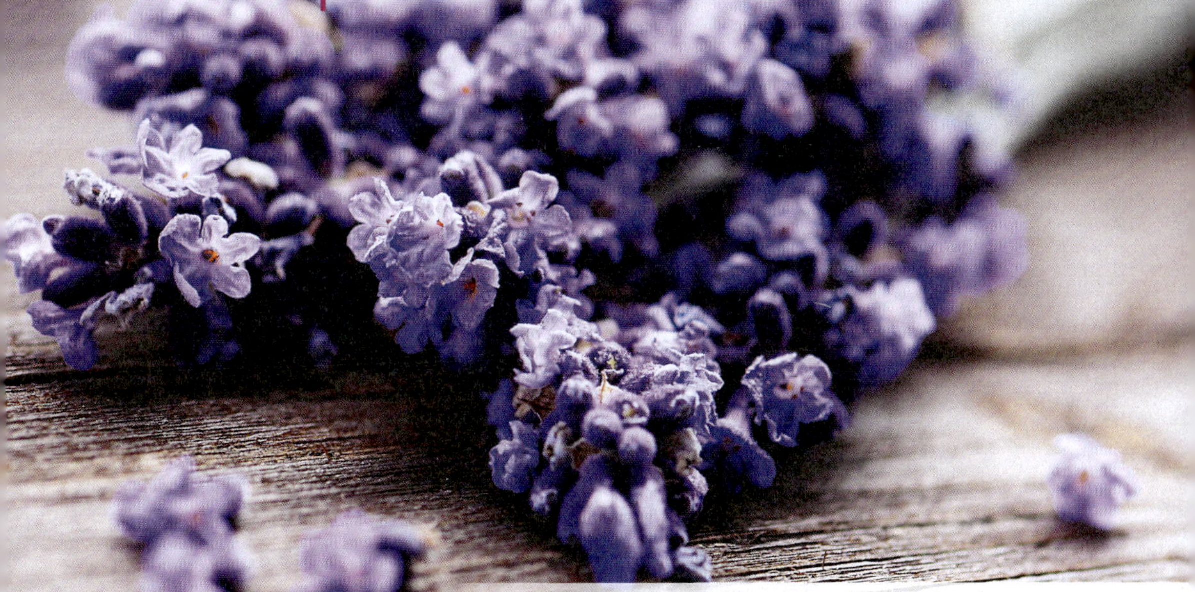

Du weißt wahrscheinlich, dass es im Universum keine Zufälle gibt. Es gibt nur universelle Gesetze, die immer wirken, selbst wenn sie von Menschen nicht verstanden werden oder wenn man sie nicht kennt! Diese geistigen Prinzipien sind wichtige Wegweiser in unserem Leben. Ich möchte sie hier einfach kurz vorstellen.

Das **Gesetz der Harmonie** beispielsweise gleicht die verschiedenartigen Wirkungen aus und sorgt so dafür, dass die Harmonie stets erhalten bleibt oder zumindest schnell wiederhergestellt wird. Aus ihm lassen sich alle anderen geistigen Gesetze direkt ableiten- sie sind in ihm enthalten.

Wo viel Licht, da ist auch viel Schatten. Diesen Ausspruch kennt man aus der Lichtarbeiterszene. Jedes eine bedingt das andere. Das zeigt sich in der Natur, in unserem täglichen Leben, in allem, was uns begegnet und widerfährt: in Beziehungen, im Job, in Krankheit und Leid ebenso wie in Gesundheit und Glück. Wo immer ein Mensch eigenwillig die Harmonie stört, führt das Gesetz unweigerlich wieder den Ausgleich herbei. Alleine dieser Gedanke könnte uns schon zum Chillen veranlassen. Manchmal kommt der Ausgleich in „Menschenzeit" ein wenig später, gefühlte mehrere Leben später. Aber wie schon erwähnt, das Universum hat es nicht eilig, es kennt weder Raum noch Zeit. Ein Menschenleben ist für das Universum wie ein Wimpernschlag in der Ewigkeit. Wir können uns lediglich darauf verlassen, dass es funktioniert.

Ein erster Schritt zur Harmonie wäre, sich so zu verhalten, dass du vor allem Achtung und Respekt vor dir selbst hast, du dich magst, in und mit dir wohl fühlst. Die Kahunas, die Priester Polynesiens, sagen: „Verletzte niemanden. Störe nicht die Harmonie eines anderen, denn der andere bist du selbst".

Das **Gesetz der Evolution** besagt, dass sich alles ständig verändert. „Panta rei", sagen die Griechen: alles fließt! Die ganze Ordnung in der Natur, im Kosmos weist auf eine fortschreitende Entwicklung hin. Es gibt keine Wesen, Dinge oder Erscheinungen im gesamten Universum, die absolut identisch sind. Alles ist einzigartig - auch dieser Moment. Er war noch nie und wird nie wieder sein. Die gesamte Schöpfung ist eine ewige Premiere, jeder Augenblick ist neu und einmalig. Das Gesetz der Evolution beinhaltet auch das Prinzip der Unbeständigkeit, das darauf hinweist, dass nichts so bleiben kann, wie es gerade ist. Wir können nichts festhalten, so verzweifelt wir es manchmal auch versuchen. Alles, was beginnt, endet auch. That´s life!

Das **Gesetz der Schwingung** habe ich im Kapitel Schwingungsmedizin schon ausführlich beschrieben. Alles bewegt sich, nichts steht still, alles befindet sich in Schwingung.

Ein sehr wichtiges Prinzip im „Universumsgesetzhimmel" ist das **Gesetz der Polarität.** Alles, was ist, hat zwei Pole, in Wirklichkeit ist es aber EINS. Alle scheinbaren Gegensätze sind ihrem Wesen nach gleich, nur verschieden im Grad ihres Ausdrucks. Energie ist immer neutral, erst der Betrachter gibt dem Ganzen seinen subjektiv empfundenen Wert.

Yin/Yang, Mann/Frau, elektrisch/magnetisch, gut/böse, Glück/Unglück, Liebe/Hass, Vertrauen/Angst sind in Wahrheit zwei Pole der gleichen Sache. Jede Erscheinung auf dieser Welt hat zwei Seiten. Eine Medaille hat auch zwei Seiten, Kopf oder Zahl! Es hängt nur davon ab, von welcher Seite ich sie betrachte.

Die fünf Elemente der TCM z.B. sind eigentlich fünf Wandlungsphasen. Sie sind dynamische Prozesse des Werdens und Vergehens, die sich in der Natur verkörpern. Aus ihren Eigenschaften wird auf die Beziehungen zwischen Erde, Mensch und Himmel und innerhalb dieser Sphären geschlossen. Sie stehen in lebendiger Beziehung zueinander und beeinflussen sich gegenseitig; das eine ist ohne das andere nicht existent.

Sobald ein Defizit oder ein Übermaß von einer Qualität oder einer Charaktereigenschaft entsteht, bildet sich innerhalb von kurzer Zeit das adäquate gleich starke Gegenteil, um den Ausgleich wieder her zu stellen - wie ein Pendel, das zu stark in die eine Richtung schwingt und sich irgendwann auspendelt. Alles Sein hat seinen individuellen Rhythmus, das sich immer zwischen zwei Polen bewegt.

Die menschliche Grunderfahrung der Polarität ist der Atem. Wenn wir einatmen, folgt ohne weiteres Zutun als Gegenpol das Ausatmen. Es ist ein ständiges Fließen zwischen Ein- und Ausatmen, ein Einströmen und Ausströmen. Der ständige Wechsel beider Pole ergibt den Rhythmus. Das „sowohl als auch", es ist feiner Rhythmus. Das Einatmen durch die Nase ist wie eine verbale Streicheleinheit an unseren Körper, das Einatmen sagt: alles ist gut, alles ist sicher, wir können uns gemeinsam dem Atmen hingeben. Das Ausatmen ist wie ein Loslassen. Ein Loslassen von all dem, was man nicht mehr braucht. Wer sich weigert auszuatmen, kann auch nicht mehr einatmen. Ein Pol lebt von der Existenz des anderen Poles. Leben ist Rhythmus, ein Tanz der Schwingungen und somit Bewegung.

Das **Gesetz der Entsprechung oder Analogie** sagt: „wie oben, so unten und wie unten, so oben". Wie im Kleinsten, so im Größten. Wie innen, so außen. Hinter diesem Gesetz steht die Annahme, dass überall in diesem Universum die gleichen Gesetze herrschen. Dieses Gesetz hat Gültigkeit vom Kleinsten – den Lichtquanten, Atomen, Molekülen, biologischen Zellen, Organen und Organismen bis hin zum Größten, der Erde, den Planeten, Sonnensystemen, Milchstraßensystemen und letztlich dem ganzen Universum. Und das gilt natürlich genauso für die feinstofflichen und geistigen Ebenen.

Wir alle kennen aus der Physik den Begriff der Resonanz, welches vom lateinischen „resonare = zurückklingen" stammt. Ein Radiogerät, welches auf einen bestimmten Kanal eingestellt wird, wird aufgrund seiner Resonanz nur diesen Kanal empfangen. Also wenn du Kronehit als Sender eingestellt hast, darfst du dich nicht wundern, wenn du Radio Wien oder Ö3 nicht empfängst. Gleiches zieht Gleiches an und wird durch Gleiches verstärkt, Ungleiches stößt einander ab. Das Stärkere bestimmt das Schwächere und gleicht sich an.

Im Grunde bist du wie ein Radioapparat, der viele Sender empfangen kann. Was du empfängst, hängt davon ab, worauf du deine Aufmerksamkeit richtest. Jeder Mensch kann nur das anziehen, was seiner derzeitigen Schwingung entspricht. Alles, was ich aussende, kommt zu mir zurück. Eltern und Kinder haben meist die gleiche

Lebensthematik, jeder Mensch, der uns begegnet und jede Schicksalsbegebenheit spiegeln Elemente unseres Inneren.

Das **Gesetz der Resonanz** ist das Gesetz der Übertragung von Energie. Jede Schwingung überträgt die in ihr wirkende Information auf jeden gleichschwingenden Körper. Jeder Mensch kann immer nur jene Bereiche der Wirklichkeit wahrnehmen, für die er Resonanzfähigkeit besitzt. Das gilt nicht nur für den Bereich der sinnlichen Wahrnehmung, sondern für die Wahrnehmung der gesamten Wirklichkeit. Man kann immer nur mit den Ideen, Menschen und Situationen in Berührung kommen, für die man eine Affinität mitbringt.

In diesem Zusammenhang ist auch das **Gesetz der Freiheit** wichtig. Dieses stellt den Menschen in jedem Augenblick vor die Fülle der Schöpfung, vor eine riesige Auswahl an Möglichkeiten und Optionen. Somit gibt es jedem Wesen die Freiheit der Wahl, aber auch den Zwang zur Entscheidung. Dieser Freiheit steht die Konfrontation mit den Folgen seines Tuns gegenüber.

Alles in unserem Leben beruht auf Entscheidungen, das meiste auf unbewussten. Keine Entscheidung ist auch eine Entscheidung. Bewusst oder Unbewusst, sie haben die gleiche Kraft. Ganz gleich, wofür und wie du dich entscheidest, du selbst trägst die Konsequenzen. Das Grandiose dabei ist, du darfst dich in jedem Augenblick neu entscheiden.

Alles Geschehen auf dieser Welt gehorcht dem Prinzip von Ursache und Wirkung. Alle sichtbare Schöpfung kommt von einem Erschaffer, dessen Wille sich auswirkt. Wo eine Schöpfung ist, muss immer auch ein Erschaffer sein, denn das Gesetz lautet: „NICHTS KOMMT VON NICHTS“. Es gibt immer einen Zusammenhang zwischen dem, was war und dem, was folgt. Alles Geschehen gehorcht dem **Gesetz von Ursache und Wirkung.**

Das, was wir Zufall, Glück oder Schicksal nennen, ist nur ein Ausdruck für eine verborgene, unbekannte Ursache. Zufall ist das, was mir auf Grund meines So-seins zu-fällt. Was man in der Gegenwart unfreiwillig erlebt, hat man in der Vergangenheit freiwillig erschaffen. Deshalb ist Schicksal auch keine Laune eines „rachsüchtigen Gottes“, sondern einfach die Summe der Folgen unserer Entscheidungen über viele Existenzen hinweg. Jeder Gedanke, jedes Gefühl, jedes Wort und jede Tat sind Ursachen, deren Wirkungen folgen. Und was immer man bekommt, man hat es selbst verursacht, ganz gleich, durch wen es geschieht. Der andere ist immer nur der Bote des Schicksals. Schicksal fordert vom Menschen die bewusste Übernahme der vollen Verantwortung für sein Leben und sorgt dafür, dass er solange mit den Folgen seines Tuns konfrontiert wird, bis er die selbstgeschaffenen Probleme aufgelöst hat und dadurch frei wird. Das mag für einen Menschen, der ein schweres Leben mit Schicksalsschlägen zu meistern hat, Krankheit und Leid erlebt, ziemlich unverfroren und nicht nachvollziehbar klingen.

Die Kernthemen und Lebensaufgabe eines Menschen haben ihre Wurzeln jedoch unweigerlich in früheren Existenzen.

Und hier kommt das **Gesetz der Gnade** ins Spiel: Wir haben immer die Freiheit der Wahl, uns für den bewussten, königlichen Weg der Erkenntnis zu entscheiden oder für den normalen, meist unbewussten Weg des Lernens durch Herausforderungen, Leid und Krankheit. Beide Wege führen zur Bewusstwerdung, zurück zur Einheit. Das Gesetz der Gnade gibt denen, die reinen Herzens und ehrlicher Absicht sind, die Gewissheit, dass ihnen jede Gelegenheit gewährt wird, alte destruktive Ausdrucks- und Verhaltensmuster, die in ihr Tagesbewusstsein aufsteigen, zu verändern. Diese Konditionierungen können somit wahrgenommen, erkannt und schließlich erlöst werden. Das bedeutet, dass auch Krankheit, Leid, Verlust oder unangenehme Lebensumstände Auswirkungen von Gnade sein können.

Das **Gesetz des Dankens** erhebt uns über alle Schwierigkeiten des Lebens. Wie vieles ist in unserem Leben vollkommen in Ordnung, das wir einfach als selbstverständlich hinnehmen. Aber immer wieder schauen wir auf das Wenige, das für uns nicht okay ist. Vielleicht magst du mit der Idee spielen, dass darin ein tieferer Sinn liegt, möglicherweise ist die Zeit nicht reif oder „deine Mitspieler" noch nicht bereit, vielleicht bewahrt dich ein liebevolles Schicksal vor unangenehmen Folgen, eventuell steht etwas anderes für dich am Plan. Was immer es ist, erfülle dein Herz mit Dankbarkeit für jeden Umstand in deinem Leben, dann beginnt die höchste Kraft des Universums durch dich zu wirken.

Das Leben hat eigene, ganz klare Spielregeln, die einen Tribut an die ewige Natur der Seele darstellen. Sie basieren auf zeitlosen, ethischen Grundlagen, der Achtung vor dem Leben und allen Lebewesen sowie der Verantwortung jedes Einzelnen, aus jedem Leben das Bestmögliche zu machen. Würden die Menschen diese Spielregeln kennen und sie achten, würde es ganz anders um unsere Welt bestellt sein. Die Menschen würden wissen, dass es nicht getan ist mit kurzfristigen und kurzsichtigen Lösung. Sie würden sich bemühen ethische, nachhaltige und langfristige Lösungen zu finden. Es ist sicherlich eine gute Einstellung im Leben zu sagen, ich möchte allen Lebewesen mit Achtung und Respekt begegnen, da macht man sicher nichts falsch damit.

Die Bewusstseinsebenen

Als ausgebildete Reinkarnationstherapeutin wurde ich viele Jahre in der Funktionsweise des menschlichen Bewusstseins geschult.

Viele Mythen ranken sich um das Leben nach dem Tod und die Wiedergeburt. Die Vorstellung eines Lebens nach dem Tod ist in vielen Kulturen und religiösen Lehren verbreitet – sie ist in unseren Erinnerungen verborgen. Viele von uns ahnen oder hoffen, dass es irgendwie weitergeht. Es schimmert eine Wahrheit durch, die nicht wissenschaftlich belegt werden kann und trotzdem ihre Berechtigung einfordert.

In den Ländern, in denen der Reinkarnationsglaube zum Alltag gehört, bemerkt man sehr viel mehr Ausgeglichenheit in der Mentalität der Menschen. Man sieht das Leben viel entspannter, eingebettet in die Ewigkeit, in den Kreislauf der Natur. Viele Ängste, Probleme und Anspannungen, typisch für uns Westler, entstehen daher gar nicht wie Abhängigkeiten von materiellen Gütern, äußeren Sicherheiten, wie Verlustängste, Angst vor dem Tod, Hektik, Stress, mangelnde Flexibilität, Angst vor Veränderungen und vieles mehr.

Wir „Reinkarnationler" glauben, dass der Mensch eine unsterbliche Seele ist, dass unser Erden-da-Sein eine befristete Existenz hat und dass wir eben nicht nur einmal kommen und gehen, sondern uns wie die Natur im Rhythmus der Gezeiten erneuern. Der Mensch kommt immer wieder hierher, um etwas zu lernen, sich weiter zu entwickeln, Qualitäten zu entfalten oder Hindernisse zu überwinden.

In Managementtrainings erklärt man, der Sinn und Zweck von Training ist es, Stärken zu stärken und Schwächen zu schwächen, das könnte man auch kurzerhand über die Lebensaufgabe eines Menschen sagen. Wir sind hier, um das Beste aus uns zu machen, um unsere Potentiale und Fähigkeiten zu stärken, unsere Lernaufgaben zu erfüllen, unsere Schwächen und Fehler abzubauen und das Leben mit allen Sinnen zu genießen und auszukosten.

Es ist immer gut zu reflektieren, was steckt in mir, was habe ich für Möglichkeiten, welche Potentiale und Fähigkeiten besitze ich, wo sind meine Schwächen, was möchte ich lernen, was möchte ich überwinden, was möchte ich stärken?

Die Reinkarnationsidee ist förderlich für unsere persönliche Entwicklung – ob man nun an Wiedergeburt glaubt oder nicht, spielt keine Rolle. Aus den Rückführungen in frühere Leben konnten wir beobachten, dass die Seele am Ende eines jeden Lebens einen Rückblick macht, kritisch jeden Schritt überprüft, ob sie das Beste aus den mitgebrachten Anlagen gemacht hat, ob sie etwas übersehen oder nicht gemacht hat. Je nachdem, wie diese Bilanz ausfällt, nimmt sie sich ein neues Ziel vor und weiter geht's im Spiel des Lebens auf dem Schulungsplaneten Erde. Aber warum bis zum Ende warten?

Die menschliche Gesellschaft hat in vielen Gebieten wie Ernährung, Sexualität, Partnerschaften oder Medizin tolle Fortschritte gemacht und doch gibt es immer noch Essstörungen, sexuelle Probleme, unendliche Konflikte im zwischenmenschlichen Bereich und Krankheiten. Findet man ein Heilmittel für eine Krankheit, erschaffen wir etwas Neues, scheinbar Unlösbares, wie zB AIDS oder ALS.

Nun – wie kommt das? Warum erinnert sich der Mensch nicht an Vergangenes und lernt daraus?

Die Antwort liegt in der Funktion des Unterbewusstseins. Das Unterbewusstsein mit seiner Erinnerung ist so stark, dass die Moderne es nicht schafft, es zu übertünchen. Man muss das Unterbewusstsein verstehen, denn es speichert schmerzhafte Ereignisse ab, bis der Mensch die Reife erlangt hat, diese zu bearbeiten.

Das menschliche Bewusstsein ist mit einem Eisberg vergleichbar, wobei das Tagesbewusstsein nur der sichtbaren Spitze des Eisbergs entspricht, das sind ca. 8-15%.

Unsere elementarsten Geistes- und Seelenfunktionen spielen sich jedoch unterhalb der Bewusstseinsschwelle – sozusagen im Dunklen – ab.

Wir unterscheiden drei Bewusstseinsebenen:

Das Tages-Bewusstsein, das Überbewusstsein und das Unterbewusstsein.

Im Tagesbewusstsein nimmt der Mensch objektiv, analytisch und rationell wahr. Diese Situationen können später erinnert werden und die Inhalte des Erlebens können ihm auf keine Weise schaden. Das Ganze läuft nur einmal ab – alles, was öfters vorkommt, stammt aus dem Unterbewusstsein – ist eher sachlich, neutral und ohne Emotion. Man kann das in der Umwelt sehr leicht erkennen, denn wenn die Energie dahinter sachlich und stimmig ist, wird die Umwelt nicht reagieren.

Das Überbewusstsein hat viele Namen, höheres Selbst, Seele, göttlicher Funke, wie auch immer wir es bezeichnen wollen. Das ist der Teil unseres Wesen, der ewig unverändert bleibt, er steht mit einem Fuß in der geistigen Welt und ist der direkte Draht zu Gott. Die Seele ist überpersönlich und erinnert sich an ihre Ganzheit, an ihre göttliche Herkunft. Wollten wir diesem Selbst Attribute zuschreiben, werden ihm die Begriffe wie bedingungslose Liebe, Glückseligkeit und Weisheit am ehesten gerecht. Hier erfahren wir uns als Teil der Schöpfung und mit allem verbunden.

Lebt man auf dieser Bewusstseins-Ebene braucht man keine Therapieformen mehr, denn dann ist man eins mit allem was ist. Dort finden wir die Antworten auf all unsere Fragen. Das Überbewusstsein kennt unsere gesamte, persönliche Reise, alle Rollen, die wir je über alle Leben hinweg gespielt haben. Es kennt das Ziel dieses Lebens und wird uns auch dorthin führen, wenn wir es erlauben.

85-92% unseres Denkens, Fühlens und Verhaltens erfolgt jedoch im Unterbewusstsein. Stell dir einmal diese Zahl vor, mehr als ¾ unseres Tuns ist uns nicht bewusst.

Das Unterbewusstsein ist die Schaltzentrale unserer unbewussten Körperfunktionen mit Sitz unserer Emotionen und Erinnerungen. Das Unterbewusstsein ist ein abgespaltenes Bewusstsein, das durch unser Verhalten entstanden ist. Nicht das Geschehen ist entscheidend, sondern wie wir damit umgehen. Alles Verdrängte wird im Unterbewusstsein abgespeichert, es ist zeitlos – dh es kann nicht unterscheiden zwischen früher und heute – und kann jederzeit aktiviert werden.

Das Unterbewusstsein ist wie ein Aufnahmegerät, ein zeitloser Mikro-Chip, es bewahrt die Erinnerung an jede gemachte, erdachte und gefühlte Erfahrung auf, die wir je erlebt haben- und zwar nicht nur vom Zeitpunkt der Geburt an, sondern auch alle vorgeburtlichen Erfahrungen mit einschließend. Es ist wie eine Schatztruhe randvoll mit unzähligen, wertvollen, vielschichtigen und abwechslungsreichen Erinnerungen.

Vor allem speichert es bewusstlose Zustände, Traumatas, Schock, Unfälle, Dialoge, gesprochene Worte, Versprechen, Suggestionen, Gedanken und Vorsätze, Emotionen, Schmerzen und alle Sinneswahrnehmungen. Aber auch traumatische Kindheitserlebnisse wie z.B. Bedrohung, allein-gelassen-werden, Gewalt, sich im Stich gelassen fühlen und vieles mehr.

Das Unterbewusstsein reagiert auf Assoziationen, auf Ähnlichkeiten, die irgendetwas in uns auslösen. Das kann etwas Visuelles sein, ein Geruch, eine Berührung, ein Ton, eine Wahrnehmung, eine Wortmeldung. Eine Banalität im Heute kann ganze Bilderreihen von früher auslösen.

Da das Unterbewusstsein Ort und Zeit verwechselt und das Vergangene nicht vom Heutigen unterscheiden kann, spiegelt es eine Angst oder die Reaktion einer längst vergangenen Lebenssituation wider, sobald ähnliche Elemente im Jetzt auftauchen. Wenn ein Mensch beim Anblick einer Maus oder einer Spinne in Panik gerät oder in einem engen Fahrstuhl Beklemmungen empfindet, so spielt das Filmarchiv „Unterbewusstsein" gerade eine Szene eines traumatischen Films aus der Vergangenheit ab, ein „Übergangen-Werden" kann jemanden total wütend und aggressiv machen, eine Enttäuschung, Selbstzweifel und Sinnlosigkeit im Leben hervorrufen.

Somit hat jedes Gefühl und jede Reaktion seinen Sinn und seine Berechtigung. Jede Verstimmung, jedes Problem ist eine Abweichung vom Lebensplan. Wir sind zeitlos, seit Anbeginn der Zeit existent, Wanderer in und zwischen den Welten und Dimensionen. Wir alle haben eine Aufgabe, wir bewegen uns in der Welt der Materie, weil wir wissen wollten, wie es sich anfühlt, von einem reinen Sein ins Tun zu gelangen, wie es ist, als Mensch in einem Körper zu leben, außerordentliche Erfahrungen zu machen und sich dennoch seiner göttlichen Herkunft bewusst zu sein.

Um diese Einzelerfahrungen aber erleben zu können, muss sich die Seele als Ganzes verleugnen. Mit der Individualisierung der Seele und dem Erleben der Polaritäten begann die Ab- und Begrenzung, die Trennung, das Gefühl des Mangels, der Einsamkeit, Angst vor Verlust und die immerwährende Sehnsucht nach Zuhause, nach der Heimat, die die Seele verlassen hat. Und eine Seele kann sich als weniger ERLEBEN, aber sie kann niemals weniger SEIN als das, was in ihrem Urzustand verankert ist.

Delila unterstützt dabei, Unbewusstes wieder bewusst zu machen und somit zu neutralisieren, los zu lassen oder zu integrieren. Wir holen diese abgespaltenen Anteile und Daten hervor, wenn die Zeit reif ist. Das Unterbewusste bekommt sozusagen eine Bühne, auf der die verdrängten Erlebnisse sichtbar werden.

Meist kennen wir unsere Herausforderungen und das wesentlichste Thema bei den Problemstellungen ist die Wiederholung. Alles, was sich im Leben wiederholt, präsentiert eine Lernaufgabe.

Oft begegnet man einem bestimmten Persönlichkeitstyp. Man hat vielleicht eine sehr resolute Mutter gehabt und immer wieder trifft man auf sehr resolute Personen. Oder man hat ständig Vorgesetzte, die einen befehligen, dann kommt noch ein Partner dazu, der uns ständig sagt, was wir tun sollen und irgendwie gibt es immer und überall Menschen, die einen bevormunden möchten. Eventuell zeigen diese Menschen Charaktereigenschaften, die man als Potential angelegt hat, aber nicht lebt oder Verhaltensweisen, die man ablehnt, weil sie blinde Flecken in der eigenen Persönlichkeit darstellen. Es könnte auch sein, dass wir selbstbewusster werden und Grenzen setzen müssen. Was es auch immer ist, wir können einen inneren Schatz bergen, wenn wir hinsehen und bei uns bleiben.

Jeder Mensch hat bestimmte Ängste, Befürchtungen und Blockaden im Leben, manche davon sind einem bewusst, andere nicht.

In der menschlichen Entwicklung sind wir wie kleine Zauberlehrlinge, wir kommen Schritt für Schritt weiter, um zu reifen. Manchmal dauert es einfach etwas länger, bis man einen Aspekt durch hat, und Wiederholungsthemen bieten uns viele wunderbare Gelegenheiten. Wenn ich beispielsweise Geduld zu lernen habe, ist es bestimmt nicht das erste Mal, dass ich genau diese Eigenschaft in mir entwickeln möchte. Ich muss wahrscheinlich ziemlich oft die Geduld verlieren, bis ich lerne, sie in mir zu entfalten oder mein Temperament zu zügeln. Die Lebensessenzen „Wahre Liebe“ oder „Innere Frau“ sind dafür wahre Lehrmeister.

Die feinstofflichen Energiekörper

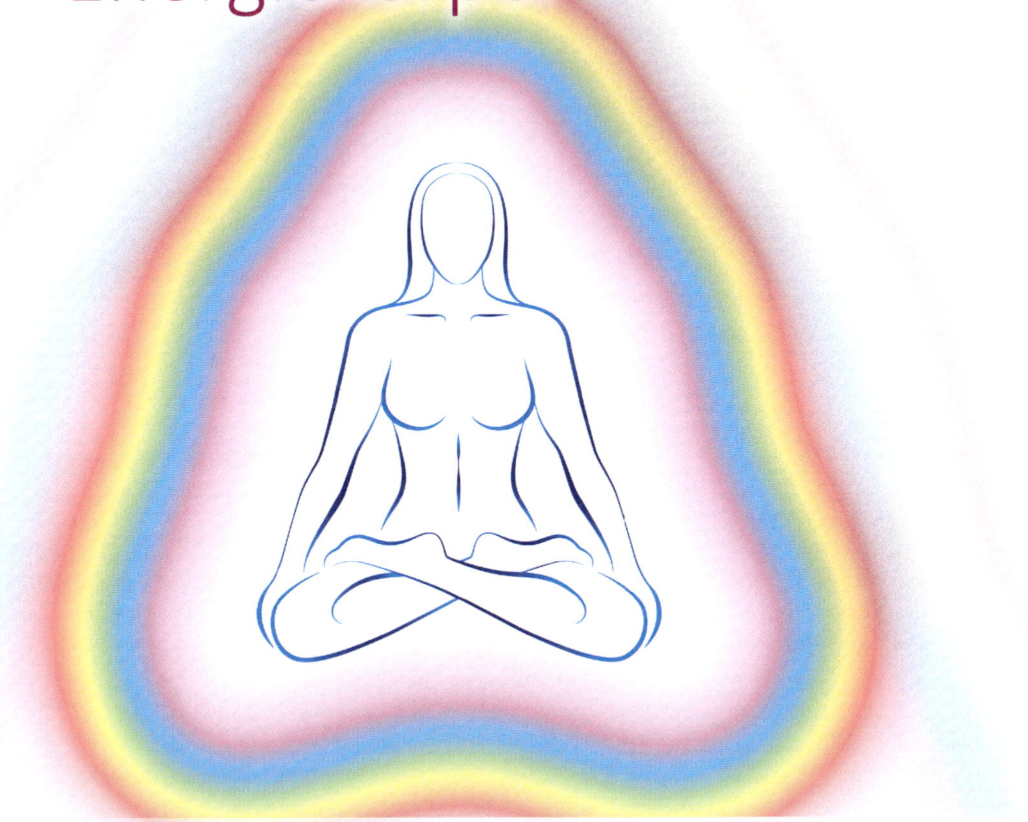

Die Vorstellung, dass der Mensch neben seinem greifbaren und sichtbaren materiellen Körper einen normalerweise unsichtbaren Energiekörper aus Licht besitzt, ist uralt. Der Taoismus spricht vom „Wesenslicht", die tibetische Überlieferung vom „Diamantenleib" des Menschen, in der Bibel ist es das „hochzeitliche Gewand" und chinesische Seher erkannten die zwölf „leuchtenden Ströme" im Menschen. Unser Körper mit seinen unglaublichen Funktionen und Fähigkeiten ist ein absolutes Wunderwerk, wie ein eigenständiges, kleines Laboratorium, ein sich selbständig erneuernder, heilender Organismus. Jedoch muss der Körper gewartet, gesund ernährt und bewegt werden, weil sich Zell- und Organfunktionen manchmal erschöpfen.

Wie du vielleicht weißt, ist auf unserem Planeten Erde seit vielen Jahren ein Energieanstieg zu verzeichnen. Die Erdfrequenz steigt rapide an und verliert an Dichte. Verantwortlich dafür sind Veränderungen im Erdkern und Sonnenstürme, die auch das Magnet- und Energiefeld der Erde beeinflussen.

Materie, wie sie in dieser Dimension bekannt ist, ist eine Verdichtung von Licht. Diese Dichte nimmt nun seit Jahren ab und die Schwingungsfrequenzen des Planeten, all seiner Bewohner und lebendigen Organismen erhöhen sich. Das hat nicht nur Auswirkungen auf das Bewusstsein des Menschen, sondern transformiert auch seinen physischen Körper. Das ist ein ziemlich aufregender, aber auch anstrengender Prozess der Transformation, der Veränderung und Mutation, da diese Frequenzerhöhung im Körper immer wieder adaptiert werden muss. Intensiver Perspektivenwechsel, tiefe Selbstanerkennung, innere Kraft und die volle Übernahme der Verantwortung für sein Leben sind die Folgen dieser Schwingungserhöhung.

Es geht um die Aktivierung unserer DNS, der „schlafenden Gene", das Hochschwingen unserer Körperfrequenzen und die Reinigung der Zellen durch die Beschleunigung der Zellkerndrehung, die Aktivierung der außerkörperlichen Chakren sowie die Verschmelzung in ein vereinigtes Feld. Alles dies ist notwendig, um mit dem Transformationsprozess der Erde Schritt zu halten.

Das ist in etwa so, als ob man als Untrainierte bei einem Marathon teilnehmen möchte. Laufen kann jeder, aber der Marathon ist die Königsdisziplin im Lauflager, die größte Herausforderung, auf die sich manche Läufer monatelang vorbereiten. Leben kann auch jeder, es ist oft nur eine Frage, wie man es bewerkstelligt. Deshalb braucht es manchmal ein wenig Disziplin und auch Geduld, um dem Körper Raum für all seine Veränderungen zu geben, die er benötigt.

Die Kraft, die hinter dem Körper wirkt, besteht aus einem komplexen Energiesystem, das sich aus drei grundlegenden Komponenten zusammen setzt, den feinstofflichen Körpern, den Chakren und dem Meridiansystem.

Neben unserem physischen Körper, den wir sehen und berühren können, gehören zu unserer Existenz noch weitere feinstoffliche Körper: der Ätherkörper, der Emotionalkörper, der Mentalkörper und der Spiritual- oder Kausalkörper, die jegliche Materie durchdringen und jeden Raum transzendieren.

Die feinstofflichen Körper sind exakte Kopien unseres physischen Körpers, die miteinander verwoben sind und das elektromagnetische Feld sowie die Aura um unseren Körper bilden. Manch hellsichtig Begabte können sie sehen, wahrnehmen oder fühlen. Die Auffassungen und Bezeichnungen in der feinstofflichen Anatomie variieren von

Autor zu Autor. Es gibt Hunderte von Energiesystemen auf der Welt und es herrschen unterschiedliche Meinungen über das, was wahrgenommen wird, wie viele Energiefelder es in wie vielen Dimensionen gibt.

Ich beschreibe die Energiefelder aus meiner Erfahrung bzw. was ich in den letzten 20 Jahren darüber gelernt habe. Es besteht dabei weder ein Anspruch auf Vollständigkeit noch irgendwelcher wissenschaftlicher Beweise.

Deshalb bitte ich dich, liebe Leserin, lieber Leser, nimm dir das heraus, was für dich stimmig ist.

Die feinstofflichen Ebenen von der dichtesten zu der am wenigsten dichten sind:

- die physische Ebene
- die ätherische Ebene
- die astrale Ebene mit dem Emotional- und Mentalkörper
- die geistige Ebene mit dem spirituellen oder Kausalkörper

Man kann sich unsere feinstofflichen Körper als vernetzte Speichermedien innerhalb unseres physischen Körpers vorstellen, in denen verschiedene Sinnes- und Gefühlseindrücke seit dem Zeitpunkt unserer ersten physischen Verkörperung gespeichert sind. Im Emotionalkörper alle Gefühle (z.B. Ohnmacht, Wut, Angst, Zweifel usw.), im Mentalkörper alle Sinneseindrücke (durch Sehen, Fühlen, Hören, Riechen, Schmecken) und im Kausalkörper alle transzendenten Erfahrungen (meditative Zustände, Verbundenheit, Erfahrungen mit Lebenssinnsuche usw.).

Alles wird dabei stets im Zusammenhang realer Erlebnisse gespeichert: Eine Melodie, die du z.B. im Radio hörst, holt sofort die Stimmung, Personen, Gefühle und Ereignisse zurück. Der Geruch eines bekannten Parfums lässt nicht nur das Gesicht des damaligen Trägers lebendig werden, sondern auch das, was man gemeinsam erlebt hat. Ein Gefühl ist stets unsere eigene Kreation. Wir haben es selbst geschaffen, da es uns wichtig war, uns damit auseinanderzusetzen oder etwas zu erfahren, zu erlernen.

Die **ätherische Ebene** liegt unmittelbar über der physischen und ist Träger der Gestaltungskräfte unseres physischen Körpers, sozusagen unser energetisch geplanter Körper. Der Ätherleib wird manchmal auch als ätherische Blaupause oder Original Blueprint bezeichnet. Über ihn erhalten wir unsere vitale, schöpferische Lebenskraft und er trägt unsere physischen Empfindungen. Er ist am engsten mit dem physischen Körper verbunden, hält Strukturen, die multidimensional sind, und hat 12 DNS-Stränge. Diese stehen jedem Menschen zur Verfügung, sie müssen „nur" aktiviert werden.

Der Ätherleib integriert den physischen Körper in die Energiekörper der Erde, des Sonnensystems und des Universums. Seine multidimensionale Struktur ist durch das Meridiansystem festgelegt.

In der **astralen Ebene** ist die Mehrzahl unserer karmischen Muster gespeichert. Sie lassen unsere DNS auf einer beschränkten Ebene arbeiten mit einem einzigen Ziel – zu überleben. Dafür limitieren sie die Lichtmenge, die der physische Körper aufnehmen kann. Auf dieser Ebene sind der Emotional- und der Mentalkörper angesiedelt.

Der Emotionalkörper ist ein emotionales, kraftvolles, vitales Feld, das jedes Gefühl, jede Gemütsbewegung und Charaktereigenschaft in Farben und Formen zeigt. Er durchdringt den physischen Körper und den **Ätherkörper.** Kein anderer unserer Körper prägt unsere Ansicht der Welt und der damit für uns verbundenen Wirklichkeit so sehr wie der Emotionalkörper. In ihm wohnen alle unsere unerlösten Emotionen, unsere Ängste, bewusste ebenso wie unbewusste, wie z.B. Aggressionen, Gefühle der Einsamkeit, mangelndes Selbstbewusstsein, die Angst vor Zurückweisung und vieles mehr.

Es war Teil des menschlichen Karmaspiels, dass wir uns nicht so ausdrücken durften, wie wir wollten. Das verursachte unendlich viele kleine oder große Energieblockaden, die unsere energetische Bilanz aus dem Gleichgewicht bringen. All dies strahlen wir unentwegt in unsere Umwelt aus und vermitteln ihr, ob bewusst oder unbewusst, eine Botschaft unseres Selbst, wodurch sich das universelle Gesetz der Resonanz verwirklicht.

Energie folgt immer der Aufmerksamkeit und zieht dann unbewusst das an, was wir eigentlich vermeiden möchten. So führt die Schwingung „Angst" im Emotionalkörper immer wieder in Situationen, in denen diese „Angst" im Außen bestätigt wird. Emotion bedeutet „energy in motion". Gefühle wollen fließen, sie wollen zum Ausdruck gebracht werden. Und das bewerkstelligen wir mit jeder Veränderung, mit jeder Bewusstmachung, mit Annehmen und Akzeptanz. Dabei werden alte Reaktionen, Gewohnheiten, Gefühle und Speicherungen auf der Zellebene entlassen.

Der Mentalkörper ist Träger unserer Gedanken und Ideen, als auch kosmischer Erkenntnisse. Seine Funktion ist es, unsere Realität zu bestimmen. Fixe Glaubensmuster, Überzeugungen, innere Programmierungen oder Einstellungen machen uns das Leben oft schwer. Der Mentalkörper möchte gerne die Kontrolle aufrechterhalten. Alles soll so bleiben, wie es ist. Er bestimmt auch, was real ist oder was nicht. Es gibt nichts, was der Mentalkörper mehr hasst als Veränderung. Nichts! Er „denkt", wenn wir in der Zukunft etwas anders machen als heute, könnte unser Überleben gefährdet sein. Er hält an der Realität fest, von der ER glaubt, dass sie uns am Leben erhält, ob dies stimmt oder nicht. Und es ist ihm auch völlig gleichgültig, ob man dabei glücklich oder zufrieden ist. Der Mentalkörper will um jeden Preis aufrechterhalten. Er hält fest, was er mag, er bekämpft, was er ablehnt und er verleugnet, was er fürchtet. Somit hält er uns im karmischen Spiel gefangen. Ein ziemlich despotischer Genosse, den nur die mächtige Herzenskraft in seine Schranken weisen kann.

Der **spirituelle Körper** besitzt die höchste energetische Schwingung. Falls du schon einmal die Gelegenheit hattest, einen wahrhaft spirituell Erleuchteten zu treffen, spürst du seine Gegenwart und Liebe schon, selbst wenn du noch einige Kilometer von ihm entfernt bist. Du hast das Gefühl, dass sich die Atmosphäre auf wundersame Weise ändert, angenehmer, sanfter, liebevoller und heilsamer wird. Diese Erfahrung löst sich auf, sobald du wieder aus seinem Feld heraus trittst.

Auf dieser Ebene kommunizieren wir mit der „geistigen Welt", unserem eigenen Lichtkörper und unserer Seele. Der spirituelle Körper ist der erste Filter, den unsere innerste Essenz auf ihrer Reise in unser Bewusstsein durchdringt. Je höher die eigene spirituelle Entwicklung ist, desto weniger filtert er aus den Informationen heraus. Mit ihm treten wir in die lebendige Kommunikation mit „Allem-was-ist". Seine Aufgabe besteht darin, die immerwährende Verbindung mit unserem Höheren Selbst, unserer Seele zu halten. Er bringt Impulse, Ideen und Informationen von unserem eigenen Geist ins Feld, die dann durch den Mentalkörper fließen. Diese Erkenntnisse vom Kausalkörper schenken uns „intuitives Denken". Inspirationen und Bilder. Geistesblitze, plötzliche Einsichten steigen hoch und ein neues Verständnis über komplexe Zusammenhänge wächst. Das Loslassen der Kontrolle erlaubt der Göttlichkeit, herein zu kommen, erlaubt das Verschmelzen des Menschlichen mit dem Göttlichen.

Ist der Mentalkörper aber „bockig", lässt er keine Informationen durch, indem er sagt „Das ist nicht real." Wenn sich dann auch noch unser Emotionalkörper verschließt, anstatt sich auszudrücken, wird es schwierig. Es kommen keine Seelenbotschaften durch und wir bleiben gefangen im Spiel der Dualität, Dichte und Unbewusstheit.

Je freier, offener und erwachter der eigene spirituelle Körper ist, desto mehr übernimmt unser höheres Selbst die Führung. Dafür müssen sowohl der Mental- als auch der Emotionalkörper frei von negativen Schwingungen und in der Grundausrichtung des Annehmens und Akzeptierens sein.

Die **Aura** ist letztlich die Kombination aller feinstofflicher Körper, die je nach Bewusstsein und geistiger Orientierung in wunderschönen Farbspielen schimmert. Farbe ist eine universelle Sprache des Bewusstseins. Das Wort „Aura" kommt aus dem Lateinischen und bedeutet „Hauch" oder „Schimmer"- Licht in unterschiedlicher Schwingung. Jede Schwingung ist in Resonanz mit bestimmten Aspekten des physischen, emotionalen, mentalen und spirituellen Körpers.

Im alltäglichen Sprachgebrauch wird das Wort „Aura" ganz selbstverständlich benutzt. So ist die Rede von der „Ausstrahlung" eines Menschen, die besonders stark oder beeindruckend ist. Man hat das Gefühl, mit einem Menschen auf der „gleichen Wellenlänge" zu sein, ein anderer „sprüht" vor Glück und Freude oder ist von einer „magischen, geheimnisvollen" Aura umgeben, die einen in seinen Bann zieht. Manche reden auch von Schwingungen, „Vibes", die sie bei einer Person verspüren, die ein gutes oder unangenehmes Gefühl erzeugen.

Die Chakren

In östlichen Lehren ist überliefert, dass es im menschlichen Körper eine mächtige Säule fließender Energien gibt, die sich durch drei Hauptkanäle zwischen dem Scheitel und der Basis der Wirbelsäule bewegen. Dort, wo sich diese Kanäle überschneiden, bilden sich Energiezentren, die Chakren genannt werden. Sie sind sogenannte Berührungspunkte, welche die Organe, den Kreislauf sowie die Drüsen- und Hormontätigkeit beeinflussen. Dabei transformieren sie kosmische Lebensenergie, von der der Mensch ständig durchdrungen ist.

Die Chakren sind wie Portalöffnungen, damit die Energie der Großen Zentralen Sonne in jedes Organ, jede Drüse und jede Zelle des Körpers kommt. Chakren sind Energiezentren und Energietore von der feststofflichen, körperlichen Welt zur feinstofflichen, energetischen Welt. Vereinfacht ausgedrückt liegen die Chakren zwischen dem materiellen und dem ätherischen Körper.

Die Chakren werden oft in Verbindung gebracht mit einem Aspekt des Bewusstseins oder einem Hauptthema, einer Farbe, einem Element sowie mit bestimmten Wechselwirkungen der physischen und feinstofflichen Aspekte des Mensch-Seins.

In der alten indischen Kultur waren 7 Hauptchakren bekannt, das Energiemodell der Inkas kennt 9 Zentren. In anderen Kulturen wie der ägyptischen ist ein 13-Chakren-System bekannt. Es sind inzwischen mehr als diese 13 Chakren bekannt und je intensiver man im Frequenzanstieg voran schreitet, umso mehr Chakren werden verankert und aktiviert.

Fürs Erste besprechen wir ein 14-Chakren-System, mit dem wir im Delila System arbeiten. Die 14 Chakren basieren auf dem klassisch indischen Chakra-System, schließen aber noch weitere sieben Chakren mit ein, die teilweise außerhalb des physischen Körpers liegen.

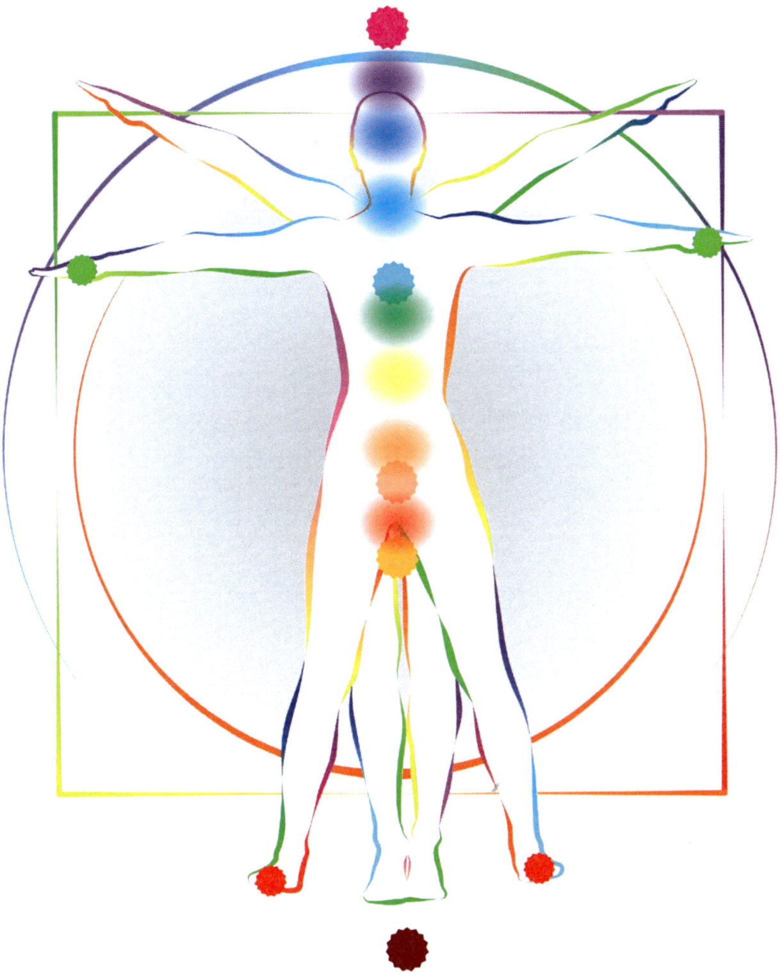

Die Beschreibung der 14 Chakren von unten nach oben

Der **Erdenstern** ist ein außerkörperliches Chakra und liegt etwa 20-30 cm unterhalb der Füße im Ätherischen. Der Erdenstern nährt unsere Verbundenheit mit der Natur und Mutter Erde.

Die ersten Schritte unserer Evolution bestehen darin, uns mit dem Erdenstern zu verbinden, ihn zu aktivieren und uns über das Rubinrot mit Mutter Erde zu verwurzeln. Die Wahrnehmung der Erde als lebendiges Wesen, als Lichtwesen, das unsere Achtung und Anerkennung braucht, ist Teil unserer Beziehung zum Erdenstern. Er sorgt für den immerwährenden Flow und Austausch zwischen uns und Gaia, stärkt die Verbindung in den anderen Energiefeldern und lässt uns erkennen, dass wir immer zur rechten Zeit am rechten Ort sind – sozusagen in der Synchronizität, im ewigen JETZT leben. Der Erdenstern ist eines der wichtigsten Chakren, wird aber leider immer wieder gerne vergessen.

Zusammen mit den beiden **Fußchakren,** die Nebenchakren sind, bilden sie ein miteinander verbundenes Dreieck - einen Anker, der den Menschen stark erdet, was als Gegengewicht zu den oberen Chakren auch dringend nötig ist, um nicht „abzuheben" und die Bodenhaftung zu behalten. Über diese Verbindung fühlen wir die gewaltige Urkraft von Mutter Erde, unsere Seele ist mit ihr verbunden. Unsere Körper sind aus genau dieser Lebenskraft erschaffen. Diese Elementarkraft lebt in uns und steht uns jederzeit zur Verfügung. „Go with the flow" und spüre die pure Lebensenergie, die uns mit allem versorgt, was nötig ist.

Das **Omegachakra** ist ca. 20 cm unterhalb des Steißbeins, also unterhalb des Basischakras, und verbindet uns mit der Erde als Hologramm sowie mit unserem gesamten holographischen Inkarnationsgitter. Anders als die vierdimensionale Matrix ist dies eine nicht-karmische Verbindung. Die außerkörperlichen Chakren können nur gemeinsam aktiviert werden. Ihnen sind keine Drüsen zugeordnet, weil sie außerhalb des physischen Körpers liegen.

Obwohl diese beiden Chakren Alpha & Omega Energiezentren sind, besitzen sie doch eine völlig andere Blaupause und Funktion als die restlichen Chakren. Sie sind sehr fein eingestellte Energieregulatoren für elektrische, magnetische und gravitatorische Wellen und dienen außerdem noch als Anker für die siebtdimensionale ätherische Blaupause.

Das **Basis- oder Wurzelchakra** verankert den Menschen in der materiellen Welt. Ist die Basis stabil, ist der Mensch handlungsfähig, kräftig, leidenschaftlich. Erdung ist unentbehrlich für alle, die ihre Schwingung durch spirituelle Methoden erhöhen. Sein Sitz ist im Beckenbodenbereich zwischen Anus und Damm.

Themen: Erdung, Überleben, Urvertrauen, Lebenswille, Lebenskraft, Durchsetzungsvermögen, Mut, Lust, Wohlstand, Naturverbundenheit, Selbstvertrauen, gutes Körperbewusstsein, Gelassenheit

Schattenthemen: Existenzängste, Kraftlosigkeit, Depressionen, Mangeldenken, Erschöpfung, kein Vertrauen, Antriebslosigkeit, Energiemangel, Unsicherheit, Selbstsucht, Egoismus, Triebhaftigkeit, Trägheit, Gier, Besessenheit

Körperzuordnung: Dickdarm, Enddarm, Knochen, Beine, Muskeln, Wirbelsäule, Blut

Drüsenzuordnung: Nebennieren: Kortison- und Adrenalinproduktion

Hinweis auf Störung: Darmerkrankungen, Impotenz, Verstopfung, Hämorrhoiden, Ischias, Kreuzschmerzen, müder Kreislauf, Blutarmut, Frigidität, kalte Füße, Stau in den Beinen, chronische Müdigkeit, Allergien

Das **Sakralchakra** hat mit der Lust zu leben zu tun, die sich in einer gesunden Sexualität und einer positiven Einstellung zum Leben zeigt. Es fördert den Selbstwert und weckt die Freude an sinnlichen Genüssen und am Leben selbst, wie ein Kind, unschuldig und offen. Es liegt zwischen dem Schamhaaransatz und unserem Nabel. In diesem Chakra befindet sich auch ein Energietor, das uns mit unserer Göttinnenkraft verbindet – ein wichtiger Punkt für die Manifestation des Wissens auf der Erde.

Themen: Sexualität, Lebenslust, Dankbarkeit, Kreativität, Selbstbewusstsein, weibliche Energie, Zeugungskraft, Freude, gesunde Beziehung zur Sexualität, Sinnlichkeit, gutes Körperbewusstsein, Hingabe, Anziehungskraft, Vitalität

Jegliche Inaktivität oder Störung in diesem Feld macht sich in unserer Kreativität, Erdung und Sinnessuche bemerkbar.

Schattenthemen: Zwanghaftigkeit, Abhängigkeiten, Suchtverhalten, Eifersucht, Zerstörungswut, Schuld- und Schamgefühle, Phobien, unerfüllte Sehnsucht, Traurigkeit, Selbstzweifel, Desorientierung, unterdrückte Ängste, Gefühle der Getrenntheit, Einsamkeit, Beziehungsunfähigkeit, depressive Verstimmungen, Kraft- und Lustlosigkeit

Körperzuordnung: Geschlechts- und Unterleibsorgane, unterer Rücken, Kreuzbein, Nieren, Beckenraum, Blase

Drüsenzuordnung: Keimdrüsen: Hoden, Eierstöcke, Produktion der Keimzellen und Geschlechtshormone, Regelung des weiblichen Zyklus, Einfluss auf Stimmungen

Hinweise auf Störung: Menstruationsbeschwerden, Prostataerkrankungen, Impotenz, Frigidität, Erkrankungen von Blut,- und Lymphsystem, Harnwegsinfektionen, Nieren- oder Blasenprobleme, Muskelverspannungen, Haut- und Darmprobleme, Schilddrüsen- oder hormonelles Ungleichgewicht, Ischias

Der **Inkarnationsstern** oder **Nabelchakra** sitzt direkt am Nabel, welches das Zentrum unseres Körpers bildet und eine ganz außerordentliche feinfühlige, empfindsame Zone ist. Da wohnt unsere innerste Essenz, die energetische Prägung, die die erste Zelle umgibt. Er trägt unsere persönliche Akasha-Chronik, die Aufzeichnungen all unserer Verkörperungen und wichtigsten Ereignisse.

Der Nabel ist eines der wichtigsten Zentren im sogenannten Lichtkörperprozess. Geahnt haben es die Menschen immer – in allen Kulturen und Kontinenten: der Sitz der Gefühle liegt im Zentrum des Körpers. Dort, wo Aufregung Schmetterlinge flattern lässt und Freude leise kribbelt.

Alte fernöstliche Kulturen betrachten unseren Bauch seit jeher als unser Zentrum. Die Japaner nennen es Hara, die tragende Mitte des Menschen, in der er selbst und alle Aktivität wurzeln, die unerschöpfliche Quelle für Kraft und Ausdauer. Von daher auch der Ausdruck „Harakiri", was Selbstmord bedeutet: Wer das Hara tötet, zerstört das Zentrum.

Auch in unseren Breitengraden hat man festgestellt, dass der Bauch „klug" ist. Es gibt dort so viele Nervenzellen wie im Gehirn, man spricht sogar vom Bauchhirn. Er produziert Serotonin, ein Glückshormon. Geht es dem Bauch gut, geht es auch dem Menschen gut. Der Zustand des Hara spiegelt unsere momentane Lebenssituation wieder.

Ein Stückchen weiter oberhalb des Nabels, im Magenbereich, befindet sich das **Solarplexuschakra,** welches für den Fluss der ätherischen und materiellen Energieströme verantwortlich ist. Der Solarplexus stellt unser Kraftzentrum dar, repräsentiert die Aspekte Willen, Macht und Identität und spielt eine große Rolle für die Persönlichkeitsentwicklung. Es ist unser Antriebsmotor für die Gedanken, Gefühle und Wünsche.

Themen: Macht, Willenskraft, Einverstanden-Sein, Kontrolle, Selbstwertgefühl, Mitgefühl, Empathie, Sensibilität, sonniges Gemüt, Selbstbestimmung, Geduld, Ausdauer, menschliche Wärme, Führungsqualitäten, Selbstbewusstsein

Schattenthemen: Minderwertigkeitsgefühle, Eifersucht, Neid, übertriebener Ehrgeiz, Unsicherheit, Selbstmitleid, Sentimentalität, Gefühlskälte, Gereiztheit, Nervosität, Essstörungen, Ängste, Wut, Kontrolle, Größenwahn, mangelnde Selbstachtung, Anspannungen, Autoritätsängste, Konfusion

Körperzuordnung: Autonomes Nervensystem, Magen, Gallenblase, Leber, Milz, Dünndarm

Drüsenzuordnung: Bauchspeicheldrüse: liefert Verdauungsenzyme (Fett- und Proteine), bildet Insulin (Blutzuckergleichgewicht) und steuert Kohlehydratstoffwechsel

Hinweis auf Störung: Magenbeschwerden, Sodbrennen, Verdauungsprobleme, Diabetes, Übergewicht, Erkrankungen von Leber, Galle, Milz, Rückenschmerzen im Lendenbereich, Nervenerkrankungen, Bulimie, Hautleiden, Blähungen, Arthritis

Das **Herzchakra** ist das energetische Zentrum der bedingungslosen Liebe, der Wahrheit, der Menschlichkeit, des Mitgefühls und der Transformation. Es liegt in der Brustmitte auf Herzhöhe an der Brustwirbelsäule. Hier wohnen dein kosmisches Herz, die Räume der Heilung und die Thymusdrüse. Im Herzchakra spiegelt sich die gesamte emotionale Seite deines Wesens wider, seine Aufgabe ist die Vereinigung durch Liebe. Jede Sehnsucht nach Kontakt, nach Eins-Sein, nach Harmonie und Liebe drückt sich über das Herzchakra aus.

Themen: Selbstliebe, Nächstenliebe, Gefühlswärme, Herzlichkeit, Freundlichkeit, Fröhlichkeit, Toleranz, Offenheit, gesunde Abgrenzung, künstlerische Ausdruckskraft, Bedingungslosigkeit, Selbstachtung, Akzeptanz, Heilung, Vergebung, Ganzheit

Schattenthemen: Lieblosigkeit, Härte, Verbitterung, Gefühle des Unwert-Seins, Neid, übertriebener Egoismus, Ungleichgewicht zwischen Geben und Nehmen. Einsamkeit, Feindseligkeit, Isolation, Kontaktschwierigkeiten, Gefühlskälte, Helfersyndrom, Abgrenzungsthemen

Körperzuordnung: Herz, Lunge, Kreislauf, Blut, Haut, Hände, obere Rückenpartie, Bronchien

Drüsenzuordnung: Thymusdrüse: Immunabwehr, Bildung der Lymphozyten (kleine, weiße Blutkörperchen – Abwehrzellen), regelt Wachstum

Hinweis auf Störung: Alle Probleme des Herzens und der Lungen, Schmerzen im Brustbereich, Blutkreislauf, Blutdruck, Erstickungsgefühle, Atembeschwerden, Erkältungen, Rückenschmerzen Brustwirbelsäule, Allergien, Hautleiden

Die **Handchakren** stehen in Verbindung zur Aktivität des Herz-Chakras und fördern eine Synchronisierung der linken und rechten Gehirnhälfte. Alles, was die Handchakren anregt, stimuliert auch die Energien des Herz-Chakras.

Künstlerisches Arbeiten mit den Händen, wie Malen oder handwerkliches Tun, das Spielen eines Musikinstrumentes, Handarbeit, Gärtnern sogar Kochen tragen dazu bei, das Bewusstsein für die Handchakren zu entwickeln. Das Öffnen und Aktivieren der Handchakren gibt uns die Möglichkeit mit unseren Gefühlen eine Verbindung zur feinstofflichen Welt aufzubauen. Wir können unsere Hände wie Membrane sehen, die die feinstofflichen Energiewellen übertragen. Wir können dann „hellfühlen". Die Hände werden so zu Eingangstore für andere Welten.

Das **Meisterchakra** oder **heiliger Raum des Herzens** ist das Tor zu den höheren Chakren und dient dem Transport der kosmischen Liebe und der Energie der Anerkennung allen Lebens. Hier wohnt die Art von bedingungsloser Liebe und Glückseligkeit, von der die Menschheit so sehnsüchtig träumt. Glückseligkeit ist das, was wir uns selbst geben können, wenn wir die Antwort auf „wer bin ich" gefunden haben und Verantwortung dafür übernehmen.

Über das Meisterchakra können wir uns stets mit unserem Höheren Selbst und unserem Seelenstern verbinden und über das Kehlkopfchakra ausdrücken. Wenn sich der Raum des Herzens öffnet, beginnt sich das Gitternetz der Erde zu harmonisieren. Wir erkennen, dass unsere Gefühle einen größeren Wert haben, wenn wir sie mitteilen und andere daran teilhaben lassen, damit sie verstanden, behandelt und geheilt werden können, um ihre Botschaft zu verbreiten. Seine zentralen Themen sind Herzens- und Massenkommunikation, schöpferische Kreativität, Verspieltheit, Selbstvertrauen, Menschenfreundlichkeit, moderne Technologie, Unabhängigkeit.

Das **Halschakra,** welches im Kehlkopfbereich liegt, verbindet das Herz mit den höheren Chakren, gilt als Vermittler von Informationen auf allen Ebenen, zwischen Fühlen und Denken, zwischen unseren Impulsen und den Reaktionen darauf. Es ist das Zentrum der Kommunikation und Inspiration, des Ausdrucks, der Kreativität und des Verständnisses.

Themen: Kommunikation, Ausdrucksfähigkeit, Wahrheit, Inspiration, Frieden, Lern- und Konzentrationsfähigkeit, Unterscheidungskraft, Sicherheit in Sprache und Ton, Musikalität, Freiheit, Vergebung

Schattenthemen: Dominanz, Intoleranz, Realitätsflucht, Angst vor Konflikten, Streben nach Ruhm und Macht, Begrenzungen, Unfähigkeit, das auszudrücken, was man empfindet, Tendenz zur Selbstzerstörung, Einsamkeit, Schüchternheit, Hemmungen, Verwirrung, Stottern, Machtspielchen, Manipulation anderer, Nikotinabhängigkeit, Kontrollbedürfnis, Starrheit

Körperzuordnung: Hals, Kiefer, Kehlkopf, Stimmbänder, Speise- und Luftröhre, Atmung, Stimme, Nacken, Schulter, Gehör

Drüsenzuordnung: Schilddrüse und Nebenschilddrüse: Stoffwechsel, Energiehaushalt, Nervensystem, Kalziumhaushalt

Hinweis auf Störung: Halsschmerzen, Mandelentzündung, Zahn- und Zahnfleischprobleme, Schilddrüsenleiden, Sprachstörungen, Nacken- und Schulterschmerzen

Das **dritte Auge** oder **Stirnchakra** liegt in der Mitte der Stirn zwischen den Augenbrauen und ist das Zentrum für Bewusstheit, Intuition, innere Visionen, Achtsamkeit. Das dritte Auge öffnet das Tor zur geistigen Welt und den höheren Sinneswahrnehmungen. Es ist der Sitz aller Bewusstwerdungsprozesse, neues Wissen, kreative Ideen und Inspiration werden unsere Wegbegleiter und können neue Realitäten für uns erschaffen.

Themen: tiefe Verbundenheit mit innerer Stimme und Intuition, Selbsterkenntnis, schöpferische Energien, Phantasie, Anbindung, an geistige Welt, kreative Ideen, Inspiration, tiefe, klare Einsichten, Anhebung des Bewusstseins

Schattenthemen: Machtstreben, Verantwortungslosigkeit, Selbstverherrlichung, Vereinsamung, große Angst, übertriebene Verletzbarkeit, emotionslos, Konzentrations- und Lernschwäche, Gefühl von Sinnlosigkeit, Gedankenflucht, Ängste, geistige Verwirrung, Wahnvorstellungen

Körperzuordnung: Augen, Ohren, Nase, Kleinhirn, Hormonsystem, Nebenhöhlen, Zentrales Nervensystem

Drüsenzuordnung: Hirnanhangsdrüse (Hypophyse): steuert gesamtes endokrines Drüsensystem und beeinflusst sowohl die Psyche als auch Immun- und Nervensystem

Hinweis auf Störung: Kopfschmerzen, Gehirnerkrankungen, Augenleiden, Seh- oder Hörschwäche, Nebenhöhlenentzündung, Erkrankung des Nervensystems, Migräne

Das **Kronenchakra** am Scheitelpunkt des Kopfes hängt mit Spiritualität und Erleuchtung zusammen. Seine Themen kreisen um höchste Bewusstseinszustände, die ein Mensch im irdischen Dasein erreichen kann. Hier ist der Ort, an dem wir zuhause sind, von hier aus begann unsere Reise und hier finden direkte Einweihungen in den Lichtkörper statt.

Themen: Spiritualität, Heilung, Transformation, Anhebung des Bewusstseins, geistige Kraft, Verbundenheit mit dem Universum, Glaube, allumfassendes Wissen, innere Schau, Vollkommenheit, Vollendung, reines Bewusstsein, tiefer Friede, unumstößliche Gelassenheit, All-Eins-Sein

Schattenthemen: Hang zu schwarzer Magie, Desinteresse am weltlichen Dasein, Zurückgezogenheit, fortgeschrittene Ich-Auflösung, ungeweinte Tränen, Mangel an Lebensfreude, geistige Erschöpfung, Dumpfheit, Verwirrung, Realitätsflucht, Entscheidungsschwäche

Körperzuordnung: Mittelhirn, Augen, gesamter Organismus

Drüsenzuordnung: Zirbeldrüse/Epiphyse: steuert die Lichtaufnahme und reguliert Schlaf-Wach-Rhythmus

Hinweis auf Störung: Kopfschmerzen, Nervenleiden, Atemstörungen, Lähmungen, chronische Erkrankungen, Immunschwächen, Multiple Sklerose, Geisteskrankheiten

Der **Seelenstern** oder **Alpha-Chakra** liegt etwa 20-30cm über dem Kopf und außerhalb des physischen Körpers.

Der Seelenstern ist der Teil von uns, der immer war und immer sein wird. Der Seelenstern ist die Verbindung zur Seele und unserem unsterblichen Lichtkörper in der fünften Dimension. Er enthält den Plan, die Mission und den Zweck, also unsere Lebensaufgabe und Bestimmung. Er ist die Verbindung zwischen Himmel und Erde, zwischen dem Geistigen und dem Körperlichen, zwischen dem, was wir denken, wer wir sind und unserer wahren Essenz. Der Seelenstern ist eine Art Ankerpunkt für das Höchste Selbst, das sich immer mehr in die Zellen des menschlichen Körpers webt. Der Seelenstern hat die Fähigkeit, Lichtimpulse aufzunehmen und ist damit für Sonnenlicht und das Licht der Sterne sehr empfänglich

Das zentrale Thema ist die Liebe auf vielen Ebenen, wie z.B. große Menschenliebe, göttliche Liebe oder die Liebe in die kleinen Dinge des Alltags. Wir fühlen uns eins mit allem, was ist, die Trennlinien werden durchbrochen und auch Erinnerungen aus anderen Dimensionen strömen direkt in die Zellen.

Das Seelenstern und der Erdenstern bilden mit dem Inkarnationsstern eine Einheit aus unserem Bewusstsein, drei Teile eines Ganzen.

Ziel der kommenden Zeit ist es, dass alle Hauptchakren miteinander in ein vereintes Energiefeld verschmelzen, wobei das Herz-Chakra das Zentrum bildet. Je mehr sich also unser Herzchakra öffnet, desto stärker verbinden sich die anderen Chakren sowie Energiekörper und bilden ein kollektives Energiefeld. So sind wir auf unseren physischen, emotionalen, mentalen und spirituellen Körper gleichermaßen ausgerichtet und unsere Energiefelder werden harmonisiert. Die erforderliche Energie fließt direkt in unser vereinigtes Feld ein, ohne sie weg zu filtern. Im Zustand eines „all-in-one-Chakra" haben der Verstand, unsere Emotionen oder das Ego keine Macht mehr über uns und unsere Handlungen basieren auf Liebe.

Die Ausdehnung eines vereinten Chakras über den physischen Körper hinaus entspricht deinem unsterblichen Körper aus Licht, einem komplexen Energiefeld, das dein wahres Sein repräsentiert. Dieses Feld bringt das gesamte Spektrum deines multidimensionalen Wesens zum Vorschein und empfängt universelle Wellen und Pulsare. Die Tatsache, dass du ein multidimensionales Wesen bist, ist unleugbar.

Hurra – du bist zuhause angekommen und wirst dir deiner eigenen Größe bewusst!

Dein Herz als göttliches Gefühlszentrum ist das Tor zur Unendlichkeit. Von nun an kannst du aus dem Vollen schöpfen, aus deiner Ganzheit, deiner höheren Weisheit heraus agieren. Du fühlst dich ruhiger, zentrierter, gelassener, weil dir bewusst ist, dass du alles tun und lassen kannst, was du willst. Die letzten gesellschaftlichen „Verpflichtungen" fallen von dir ab. Du folgst deiner inneren Führung, weil du mit deiner Überseele verbunden bist. Was für eine herrliche Vorstellung und hehres Ziel!

Der Wandel des Lebens

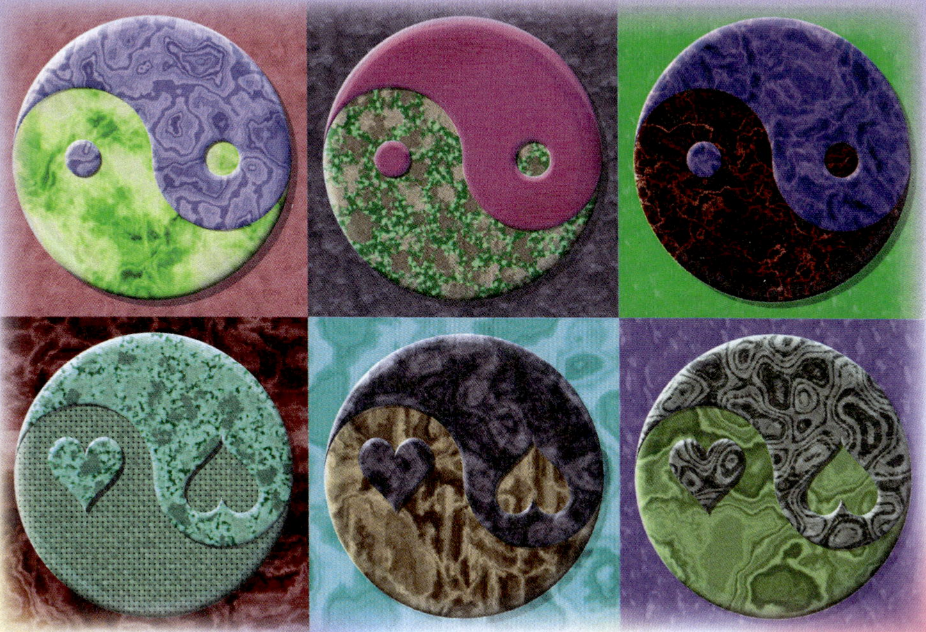

Am Anfang war die Eins – eine zeitlose Wirklichkeit, die weder Anfang noch Ende hat, das TAO, die Natur des Geistes. Wir sind alle ein Ausdruck der Ganzheit. Die Eins hat sich polarisiert, d.h. der Raum hat sich geteilt in

Yin: eine verdichtende, nach unten gerichtete Form – Kälte, Dunkelheit und Kontraktion
Yang: eine flüchtige, aufsteigende Form – Wärme, Helligkeit und Expansion

und somit das Entstehen aller Teile ermöglicht.

Die Harmonie von Yin und Yang ist das Prinzip, das allem Geschehen zugrunde liegt. Dieses Prinzip besagt, dass alles, was existiert, ein Gegenstück oder eine Kehrseite hat, auf das es sich bezieht, mit dem es in Wechselwirkung steht. Das gilt nicht nur für Menschen oder Gegenstände, sondern für die gesamte Natur. Es bezieht sich auch auf kulturelle Aspekte, auf Ideen und Gedanken.

Wir können hell nur erkennen, wenn es auch ein dunkel gibt, Wärme nur erfühlen, wenn wir wissen, wie Kälte sich anspürt, auf den Tag folgt die Nacht usw. Das Yin und Yang Zeichen wird in einem Kreis gezeigt, der bedeutet, dass sie im Leben untrennbar miteinander verbunden sind und ein Ganzes ergeben. Sie sind von einer S-förmigen Linie getrennt und dies repräsentiert das fließende Miteinander. Die Trennung ist nicht starr. Yin kann sich in Yang verwandeln und umgekehrt, jedoch können beide nicht getrennt voneinander oder alleine existieren. Dies ist mit dem Punkt der jeweils andersfarbigen Fläche dargestellt und symbolisiert die Welt der Dualität.

Das Prinzip von Yin und Yang enthält aber noch eine ganz andere, wichtige Beobachtung: Es ist Ausdruck der beständigen Veränderung von allem, was existiert. Yin gebiert Yang und Yang bringt Yin hervor. Niemals gibt es einen Stillstand.

Yin ist die Energie der Erde, fließt von unten nach oben, steht für die weiblichen Energien auf diesem Planeten und ist von seinem Wesen her kühl, statisch, sanft, beruhigend und intuitiv. Zum Yin-Aspekt gehören die Kälte, das Eingeschlossene, starr, unbeweglich, Wasser, Verdichtung, das Materielle. Yin bewahrt, erhält, verdichtet, ruht. Yin ist das weibliche, nährende, festhaltende, aufnehmende Prinzip.

Yang ist die himmlische Energie, fließt von oben nach unten, steht für die männliche Seite und ist von seinem Wesen her heiß. Yang ist der aktive, männliche Schöpfungsimpuls, das aktiv, gebende, verändernde, stimulierende Prinzip. Yang beinhaltet Aspekte von Wärme, Sonne, Helligkeit, Extravertiertheit, Wachstum, Bewegung, das Dynamische. Yang ist zerstreuend, auflösend, zersetzend.

Die fünf Phasen Lehre beschreibt die Beziehung zwischen allen Dingen, erklärt die Natur des Seins, den Menschen als „Energiewesen" und betrachtet einzelne Faktoren nicht unabhängig voneinander. Neben den fünf Elementen sind Yin und Yang als polare Gegensätze, die inneren und äußeren Ursachen von Krankheit, die zyklische Ordnung des Lebens (so wie sie in den Jahreszeiten zum Ausdruck kommt) sowie die Existenz von Energiekanälen, die die Lebensenergie im Körper verteilen, vorhanden.

Die fünf Elemente sind eigentlich fünf Wandlungsphasen. Sie sind dynamische Prozesse des Werdens und Vergehens, die sie in der Natur verkörpern. Sie stehen in lebendiger Beziehung zueinander und beeinflussen sich gegenseitig; das eine ist ohne das andere nicht existent.

Die TCM ordnet den 5 Elementen Holz, Feuer, Erde, Metall und Wasser nicht nur Jahreszeiten zu, sondern auch Organsysteme, Geschmacksrichtungen, Farben, Emotionen und Lebensphasen.

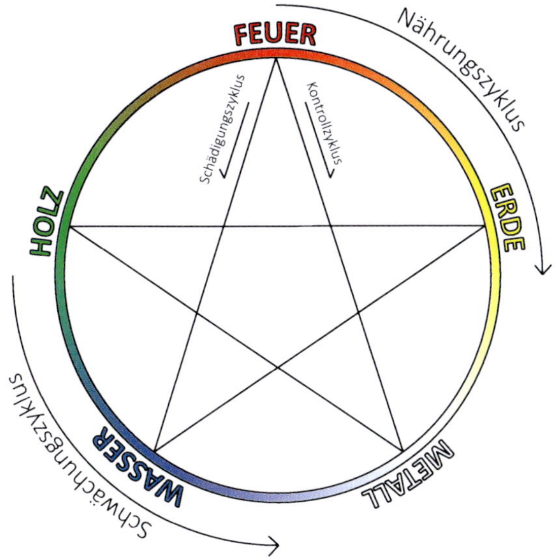

Das Holzelement beispielsweise steht für Frische, Neubeginn, Aufbruch, den Frühling und Wind, die Kindheit, Wachstum, Entwicklung, die Zukunft. Hier wohnen Durchsetzungsvermögen, Zorn und Aggression. Das Holzelement garantiert die Fähigkeit zur Kontrolle, es liebt Entspannung und Gelassenheit.

Freude, Liebe, emotionale Wärme sind Ausdruck des Feuerelements. Im Sommer zeigen sich die Feuer-Aspekte unseres Lebens am deutlichsten. Feuer repräsentiert die Jugend, die Hitze, das Licht, die Lust zu leben, Neugierde, Interesse, Intuition, Lachen. Der Körper ist auf dem Höhepunkt seiner Kraft, die ganze Welt steht einem jungen Erwachsenen offen.

Die Erde ist das ausgleichende, in der Mitte ruhende Element. Das Erdelement im Menschen stellt sein Zentrum dar und trägt die Beziehung zu den Eltern. Das Mitgefühl und die Sorge der Eltern für ihr Kind zeigen am deutlichsten, was damit gemeint ist. Die Erde steht für Reife, Stabilität, Übergangszeiten, Geborgenheit und der Wunsch nach Verwirklichung. Singen, gute Ernährung und ein harmonisches Zuhause tun dem Erdelement gut und stärken es.

Im Element Metall haben wir den Höhepunkt des Lebens überschritten, die Bewegung nach innen, die Jahre des inneren Wandels und Wachstums beginnen, der goldene Herbst begleitet von einer feinen Melancholie als Vorbereitung für die kalte Jahreszeit ist metallisch. Konzentration, Rückzug, Nähe, Distanz, Trockenheit sind weitere Schlüsselworte im Metallelement. Trauer und Hoffnungslosigkeit schwächen das Metallelement, während Bewegung, ausreichend Zeit und Raum zu haben es stärken.

Das Wasserelement beherbergt die vorgeburtliche Energie des Menschen, seine Essenz und stellt die Ruhe an sich dar. Seine besondere Stärke ist die kraftvolle Ruhe und Ausgeglichenheit. Das Wasserelement liebt Freude, gesunde Ernährung sowie Aktivität und Ruhe in richtiger Dosierung und Mischung. Angst und Furcht schwächen das Wasser in besonderem Maße. Hier sind wir im Winter, der Lebensphase des hohen Alters angekommen. Ausdauer, Beharrlichkeit, Erfolg und unbeugsamer Wille sind Prinzipien des Wasserelements.

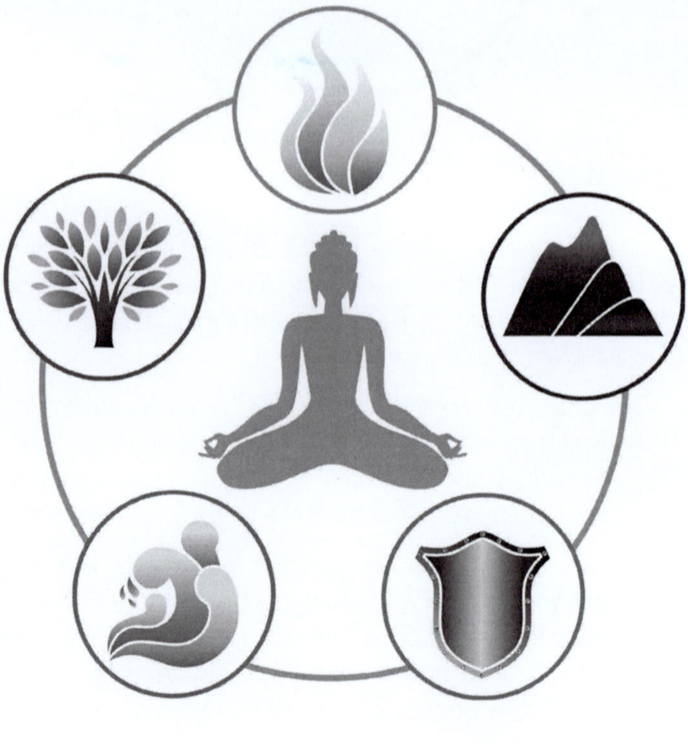

Kanäle des Lichts

Der menschliche Körper ist ein Energiesystem mit Kanälen, die als Energieflüsse dienen und dem Körper Struktur geben. Durch unseren Körper ziehen Energie-Leitbahnen, Meridiane genannt, die den Körper mit essentieller Lebensenergie versorgen. Sie sind untereinander verknüpft, durchkreuzen sich und bilden ein weit verzweigtes, komplexes Netzwerk, welches innen und außen zusammenbringt. Die inneren Organe werden mit der Oberfläche des Körpers, Gewebe mit Geist, Yin mit Yang, Erde mit Himmel verbunden. Über die Meridiane werden alle körperlichen, geistigen, emotionalen und spirituellen Funktionen gesteuert.

Es gibt zwölf Haupt- bzw. Organmeridiane, die zu einem großen Teil auf der Oberfläche des Körpers, auf der Brust, dem Rücken, auf Armen und Beinen verlaufen:

Lunge, Dickdarm, Magen, Milz-Pankreas, Herz, Dünndarm, Herzbeschützer, Dreifach Erwärmer, Blase, Niere, Gallenblase und Leber.

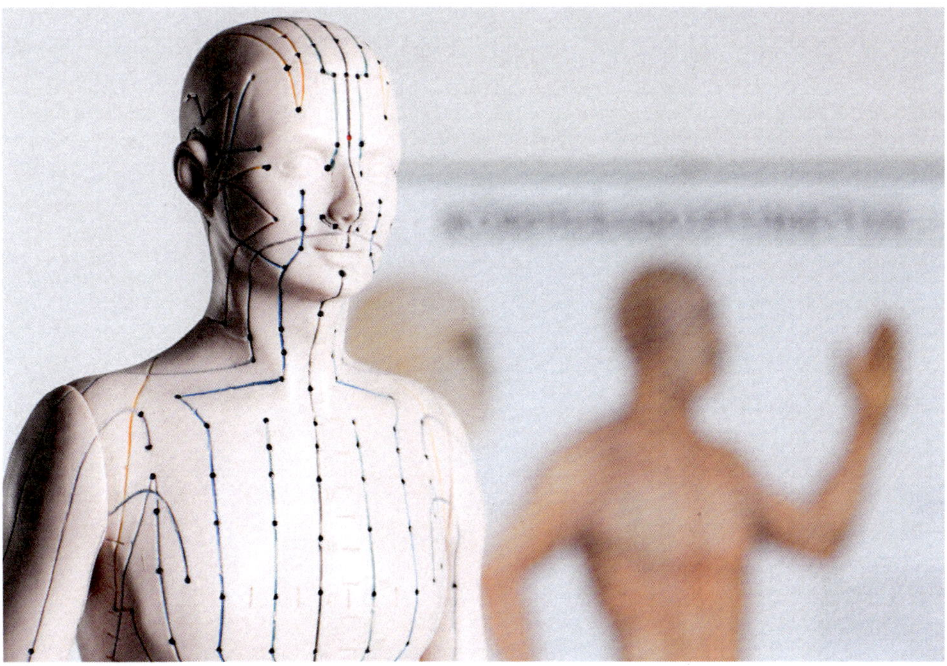

Die zwölf Organmeridiane bilden Paare, welche einem der fünf Elemente zugeordnet sind. Sie verlaufen auf beiden Seiten des Körpers, durch die Arme oder Beine (je nach Meridian) und sind entweder Yin oder Yang-Meridiane. Zusätzlich zu den Hauptmeridianen gibt es noch acht sogenannte Wundermeridiane, die auch als außergewöhnliche Gefäße bezeichnet werden, wo wir drei davon genauer besprechen werden.

Entlang der Meridiane liegen mehr als 400 Akupunkturpunkte, bestimmte Reizpunkte, die bei einer energetischen Entgleisung (bei uns im westlichen Jargon: einer Krankheit) durch Klopfen, Drücken, Pressen, Streichen, Reiben, Bewegung oder Nadeln stimuliert und wieder harmonisiert werden können. Dadurch sollen Energieblockaden gelöst und die Energie wieder ins Fließen kommen.

Wir arbeiten dabei mit den Delila Lebensessenzen bzw. den Roll Ons, den Lebensessenz Ölen. Ich beschreibe die Meridiane in der Reihenfolge der zugeordneten Delila Lebensessenzen, um einen besseren Überblick zu erhalten.

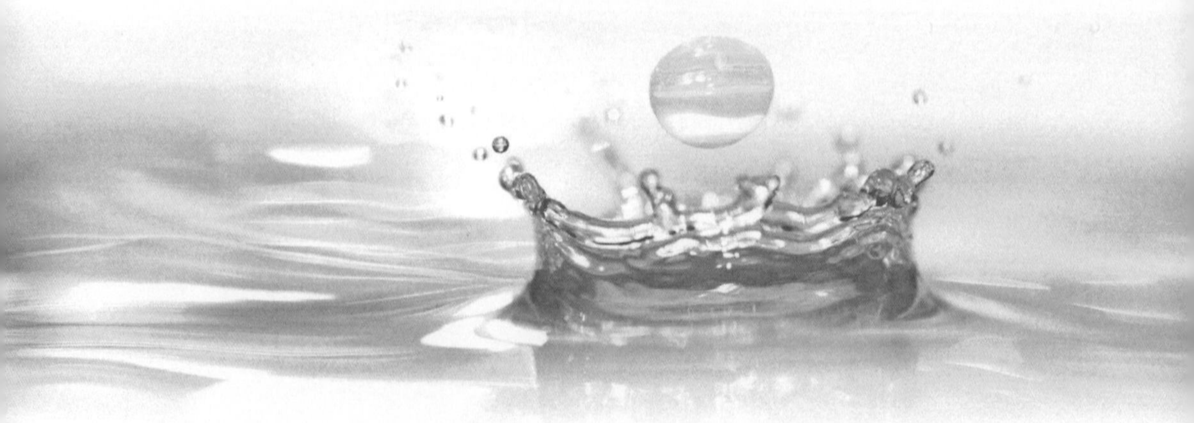

Die Beschreibung der einzelnen Meridiane

Der Dünndarmmeridian (dem Lebensthema no. 0 Ganzheit & Eins Sein zugeordnet)

Er gilt als höchster spiritueller Meridian und ist der erste Yang-Meridian des Feuers.

Es geht dabei um Akzeptanz und Verstehen von Informationen und Gedanken anderer Menschen sowie der Integration neuer Ideen in unser Weltbild. Es obliegt ihm, die Vielfalt zu erkennen und den Mut zur Entscheidung zu finden.

Der Dünndarm unterstützt seinen Partner – das Herz - analysiert und verarbeitet alle inneren und äußeren Eindrücke, heitert auf, wirkt beruhigend auf die Psyche, wärmt von innen und schenkt wohlige Zufriedenheit.

Aufgabe	Nährstoffe aufnehmen & verdauen, regulierenden Einfluss auf das Nervensystem
Verbindung	Herz, Darm, Bronchien, Schultern, Arme, Ohren
Mental	Akzeptanz, Ja zum Leben, Überlebensfragen, Stabilität (Erdung), Tatendrang und Aktivität, Fähigkeit, zu hören, zu verstehen und zu unterscheiden
Gefühle	☺ Harmonie, Zufriedenheit, innere Ruhe, Herzenswärme, Frieden, Selbstbewusstsein, Urvertrauen, Geborgenheit, Dankbarkeit ☹ Verletzlichkeit, Empfindsamkeit, emotionale Kälte, sich verloren und im Stich gelassen fühlen, mangelndes Selbstbewusstsein, sich klein und nicht gut genug fühlen, Dominanz

Der **Magenmeridian** (dem Lebensthema no. 1 Vertrauen & Entspannung zugeordnet)

Er ist der Yang-Meridian der Erde und gehört mit dem Milz-Pankreasmeridian zum Element Erde, das das Zentrum unserer physischen und sozialen Realität bildet. Beim Magenmeridian geht um den lustvollen Appetit, die Welt in sich aufzunehmen und für andere zu sorgen. Dieser Meridian hat eine aufbauende und regenerierende Wirkung, man fühlt sich geerdet, kann JA zu sich und der Welt sagen, geben und annehmen fallen leichter, weil man sich im Zentrum sicher und verankert fühlt.

Der Magen gehört zu den Organen der Körpermitte, dort wirkt das vegetative Nervengeflecht, auch Solarplexus genannt. Sehr häufig wirken sich Stress, Ärger und Anspannung direkt auf den Magen aus.

Aufgabe	Verdauung und Transport der aufgenommenen Nahrung nach unten
Verbindung	Magen, Brust, Kiefergelenk, Gehör, Hals, Lungen, Hüften, Knie, Knöchel, Nasennebenhöhlen
Mental	logisches, rationales Denken, gutes Gedächtnis
Gefühle	☺ heiter, freundlich, lebensbejahend, man fühlt sich geborgen und beschützt ☹ Nervosität, Unsicherheit, übertriebene Sorge, ständiges Grübeln, Kopfkino, Enttäuschungen, kein Vertrauen in das Leben oder andere Menschen, Uneinsichtigkeit, Angst vor der Zukunft

Der **Lungenmeridian** (der no. 2 „Lebensfreude & Lebenskraft“ zugeordnet)

Er ist der Yin-Meridian des Metalls. Er hält die ständige Verbindung mit der Umwelt aufrecht, stellt die Verbindung zur kosmischen Lebensenergie her, hilft uns, Veränderungen zu akzeptieren, tiefer durchzuatmen und neuen Lebensmut zu schöpfen. Er bringt frischen Wind, sorgt für einen fließenden Rhythmus beim Austausch mit anderen Menschen oder Ideen. Die Lunge gilt als Organ für Distanz, Mut, Loslassen, Kreativität und Wandlung. Im Laufe unseres Lebens müssen wir immer wieder Abschied nehmen, die damit verbundene Trauer, das Trauern an sich, ist eine Emotion der Lunge, ebenso wie Kummer, Melancholie und Depression.

Aufgabe	über die Atmung Qi aufzunehmen und im Körper zu verteilen, ständige Verbindung mit Umwelt
Verbindung	Geruchssinn, Haut, Nebenniere, Schultern, Arme, Ellbogen, oberer Rücken, Bronchien, Atemwege, Stimmbänder
Mental	sehr offene tolerante Handlungsweise, gelassene Ordnung und Disziplin
Gefühle	☺ Gelassenheit, voller Vertrauen, Sanftmut, Heiterkeit ☹ Trauer, Kummer, Verlust, Stolz, Einsamkeit, Härte, Kälte, Verzweiflung, Depression

Der **Gallenblasenmeridian** (der no. 3 „Im Fluss Sein & Hingabe“ zugeordnet)

Er ist der Yang-Meridian des Holzes. Er gibt Impulse zu handeln, sich auszudehnen, mit dem „flow“ zu gehen und sich dem Leben hinzugeben. Er schenkt die Fähigkeit, Entscheidungen zu treffen und Bedürfnisse durchzusetzen. Wir sind spontan, beweglich und flexibel genug, um uns rasch an neue Situationen anzupassen. Die Galle leidet, wenn Zeitdruck herrscht und der Körper unter Stress gerät. Ruhe, Entspannung und Zeit tun der Galle gut.

Aufgabe	Bildung, Konzentration und Ausscheidung der Galle von der Leber bis zum Zwölffingerdarm
Verbindung	Brustkorb, Schultern, Nacken, Hüfte, Knie- und Fußgelenke, motorische Prozesse, Neuralgien, Augen, Stirnhöhle
Mental	Schuldzuweisungen, Ablehnung der eigenen Verantwortung, Projektion auf andere, Unehrlichkeit, Verlogenheit
Gefühle	☺ dynamisch, impulsiv, spontan, flexibel, herzlich, Lebensfreude ☹ Frustration, Ungeduld, Gereiztheit, Ärger, Grübeln, Zorn, Verbitterung, Opferrolle, Pessimismus, schwer vergeben und loslassen können, Unruhe, Besorgnis

Der **Lebermeridian** (dem Thema no. 4 „Frieden & innerer Reichtum zugeordnet)

Er ist der Yin-Meridian des Holzelements, gilt als Sitz der Seele und Heimat des persönlichen Lebensplans. Die Leber ist ein großes Laboratorium, das größte Stoffwechselorgan und nimmt alles in sich auf wie ein Schwamm, sie hat tiefe Sehnsucht nach Entwicklung, Wachstum und Frieden, muss sich allerdings immer wieder anpassen. Ein ausgeglichener Lebermeridian schenkt neue Ziele, neuen Lebensmut, neue Impulse, gibt seelische und physische Kraft.

Aufgabe	Blut- und Energiespeicherung, Entgiftung des Körpers, Laboratorium des Körpers, freier Fluss der Lebensenergie
Verbindung	Augen, Unterleib, Brust, Hals, Kopf, Stoffwechsel, Magen, Dickdarm, alle Sinnesorgane, Gleichgewicht, Muskelverspannungen
Mental	Geduld, Weisheit, Disziplin, Selbstverantwortung, Offenheit, Ungerechtigkeit, Projektion
Gefühle	☺ Toleranz, Verständnis, liebevoll, fürsorglich, Lebensmut, Mitgefühl, Anpassungsfähigkeit ☹ Wut, Frustration, Zorn, seelische Verletzungen, Unruhe, Sorgen, Apathie, Eifersucht, Resignation, Bitterkeit, sich nicht geliebt oder wahrgenommen fühlen, Sturheit, man hält an seinen Meinungen fest

Der **Dickdarmmeridian** (dem Lebensthema no. 5 „Loslassen & Frei sein" zugeordnet)

Er ist der Yang-Meridian des Metalls und bildet ein Paar mit der Lunge. Hierbei geht es um den freien Fluss von Veränderung, ein entspanntes Halten des noch Benötigten, ein Freigeben und Loslassen des schon Verbrauchtem. Schenkt Vitalität, geistige Flexibilität, man fühlt sich gesünder und kräftiger.

Wenn es um den Dickdarm geht, denken wir unweigerlich an Ausscheidung, er ist aber kein reines Ausscheidungsorgan; ihm kommt eine zentrale Funktion im Immunsystem zu. Nicht nur Loslassen, sondern auch Annehmen stehen im Fokus dieses Organs.

Aufgabe	Umwandlung, Transport und Ausscheidung von unverdaulichen Reststoffen aus der Nahrung, beständiger Wechsel von Aufnehmen und Abgeben, sich dem Wandel von allem Bestehenden anzuvertrauen und zu überlassen
Verbindung	Allergien, Nebenhöhlen, Lunge, Darm, Atemwege, Schultern, Nacken
Mental	analytisches, systematisches und differenzierendes Denken, Blick für das Wesentliche
Gefühle	☺ Intuition, Verspieltheit, neue Ideen, Flexibilität, Loslassen ☹ mangelndes Anpassungsvermögen, Dogmatismus, Starrheit, Festhalten an Regeln, Perfektionismus

Der **Milz-Pankreasmeridian** (der no. 6 „Selbstvertrauen & Selbstwert" zugeordnet)

Er ist der Yin-Meridian der Erde und somit Partner des Magens. Die Milz ist das „Mutter"-Organ des physischen Körpers, sorgt für seinen Aufbau, für seine Ernährung und Erhaltung. Die Milz integriert, reguliert das Flüssigkeitsgewicht und vermittelt das Gefühl, sicher in der Welt zuhause zu sein. Sie hilft uns, weich zu werden, angenehm süß, „erdig" und tief zu entspannen. Ein Besuch bei Freunden, ein freundliches Wort, eine nette Geste, Bestätigung, Wertschätzung, Anerkennung, ein gemeinsames Mittagessen oder Lob sind alles Dinge, die uns, der Milz und der Bauchspeicheldrüse gut tun.

Aufgabe	das Trennen von Klarem und Trüben, aufbauen und verbinden
Verbindung	Blut, Immunsystem, Hormonhaushalt, Verdauung, Organe bleiben an ihrem Platz, Lippen
Mental	Intellekt, Gedächtnis, Sturheit, Uneinsichtigkeit
Gefühle	☺ Mitgefühl, mütterliche Fürsorge, Freundlichkeit, Selbstsicherheit, Gelassenheit ☹ Gier, Ohnmacht, Misstrauen, Abhängigkeit von anderen, Hoffnungslosigkeit, Selbstmitleid, geringer Selbstwert

Der **Dreifach Erwärmer** (dem Lebensthema no. 7 „Kraft & Mut" zugeordnet)

Er ist das zweite Yang-Organ des Feuers und kongenialer Partner des Herzbeschützers. Er koordiniert die drei „brennenden Höhlen" (Brusthöhle, Bauchhöhle, Beckenraum), bringt Kopf, Herz und Bauch in Einklang. Er gibt Kraft, Energie, Mut und Selbstvertrauen, Entschlossenheit und Präsenz. Die Qualität dieses Meridians ist die Balance zwischen Innen und Außen, dem Ich und Du, der Kräfteverteilung.

Aufgabe	Koordiniert die Arbeit der drei Brennkammern und vereinigt Atmungs-, Kreislauf,- Verdauung,- Ausscheidungs- & Sexualfunktion zu einem energetischen Ganzen
Verbindung	autonomes Nervensystem, Gehirn, Nacken, Schultern, Hypothalamus, drei Räume: Brust (Atmung, Herz), Bauch (Verdauung), Becken (Ausscheidung, Fortpflanzung)
Mental	Entschlossenheit, Kraft, Lebensmut, Orientierung, Grenzen setzen
Gefühle	☺ inneres Glück, bedingungslos lieben können, sich beschützt fühlen, Geborgenheit, Selbstvertrauen, Regeneration ☹ Verletzungen, unerwiderte Liebe, Verzweiflung, sich wertlos fühlen, Resignation, emotionaler Missbrauch, Stimmungsschwankungen, Argwohn, Misstrauen, Hilflosigkeit, Schock

Der **Blasenmeridian** (dem Lebensthema no. 8 „Klarheit & Konzentration" zugeordnet)

Er ist der Yang-Meridian des Wasserelements und Schwesterorgan der Niere. Er ist der längste Meridian und in seinem Verlauf liegen viele Engpässe und Staudämme, in denen der Qi-Fluss oft vermindert oder blockiert ist. Die Themen sind komplex und vielfältig, wie z.B. für sich selbst einstehen, authentisch sein, aus der inneren Mitte heraus die eigene Kraft entdecken, sich auf das Wesentliche konzentrieren und vieles mehr. Der Blasenmeridian im Ausgleich ist wohltuend, entspannend, vitalisierend und regenerierend.

Aufgabe	Verwalter der täglich benötigen Basis-Energie, Entspannung und Regeneration des Organismus, Regulierung der Aktivität des vegetativen Nervensystem
Verbindung	Hormone, autonomes und zentrales Nervensystem, Rücken, Nacken, Bandscheiben, endokrines Drüsensystem, Immunsystem
Mental	Unfähigkeit, Entscheidungen zu treffen, innere Stärke, Weisheit
Gefühle	☺ Lebensfreude, Mut, Intuition, Glück, Ruhe, Zentriertheit ☹ Unsicherheit, Ohnmacht, Ungeduld, Zweifel, irrationale Ängste, andere zu verletzen, Mangelbewusstsein, Zweifel, Stress

Der **Herzbeschützer** oder **Perikard** (gehört zur no. 9 „Wahre Liebe & Herzensfreude")

Er ist das zweite Yin-Organ des Feuerelements und bestimmt die freudige Seite in unseren Beziehungen, die Art, wie wir Liebe und Herzlichkeit ausdrücken und annehmen können, vermittelt die Impulse des Herzens und des Bewusstseins an die Umgebung, schenkt dabei innere und äußere Balance. Es geht um die Kunst des Liebens, sich selbst und anderen gegenüber großzügig zu sein und Wärme auszustrahlen.

Aufgabe	beschützt das Herz und reguliert die Hormonsysteme (Drüsen)
Verbindung	Schultern, Arme, Sexualorgane, Schilddrüsen
Mental	Ausgleich zwischen weiblicher und männlicher Energie, zwischen Herz und Verstand, Vernetzung, Kreativität, Neugierde, Offenheit, Kommunikation
Gefühle	☺ Freude, Verspieltheit, Vergnügen, Gutmütigkeit, Leichtigkeit, sich sicher und frei fühlen ☹ Gefühlskälte, Scham, unterdrückte Sexualität, Apathie, Frustration, Selbstmitleid, sich ängstlich und nervös fühlen, sich blamiert, gedemütigt oder erniedrigt fühlen, unterdrückte Emotionen

Der **Nierenmeridian** (dem Thema no. 10 „Mitgefühl & Notfall" zugeordnet)

Er ist das Yin-Organ des Wassers, Partner der Blase und repräsentiert die Lebenskraft, die Willenskraft und das Anpassungsvermögen eines Menschen, wichtigstes Ausscheidungsorgan und Hüter der konstitutionellen Energie (unsere Ahnenenergie). Die Nieren schenken persönliches Glück, tiefe Verwurzelung, erholsame Entspannung und unglaubliche Stärke.

Die Niere birgt die Lebensgrundlage in sich und sichert unser Überleben. Angst- die Emotion der Niere- kann sie extrem schwächen. Zudem ist die Niere das „Partnerorgan" und steht für Beziehungen. Wie ich zwischenmenschliche Beziehungen lebe und definiere, kann einen Hinweis auf die Nierenenergie geben.

Aufgabe	Ausscheidungsorgan, Stoffwechsel, Blutproduktion, Reinigung des Bluts, Harnbildung
Verbindung	Bewegungsapparat, Knochen, vegetatives Nervensystem, Blut, Gehirn, Zähne, Rückenmark, Ohren
Mental	Überlebenstrieb, Willenskraft, Stabilität, Anpassungsvermögen, 6. Sinn
Gefühle	☺ tiefes Vertrauen, Ruhe, innere Stimme, Mitgefühl, Empathie, Flexibilität, natürliche Gelassenheit, Demut ☹ Unverstanden-Sein, chronischer Stress, Angst in jeder möglichen Erscheinungsform, Unsicherheit, kein Selbstvertrauen, Misstrauen, Mitleid

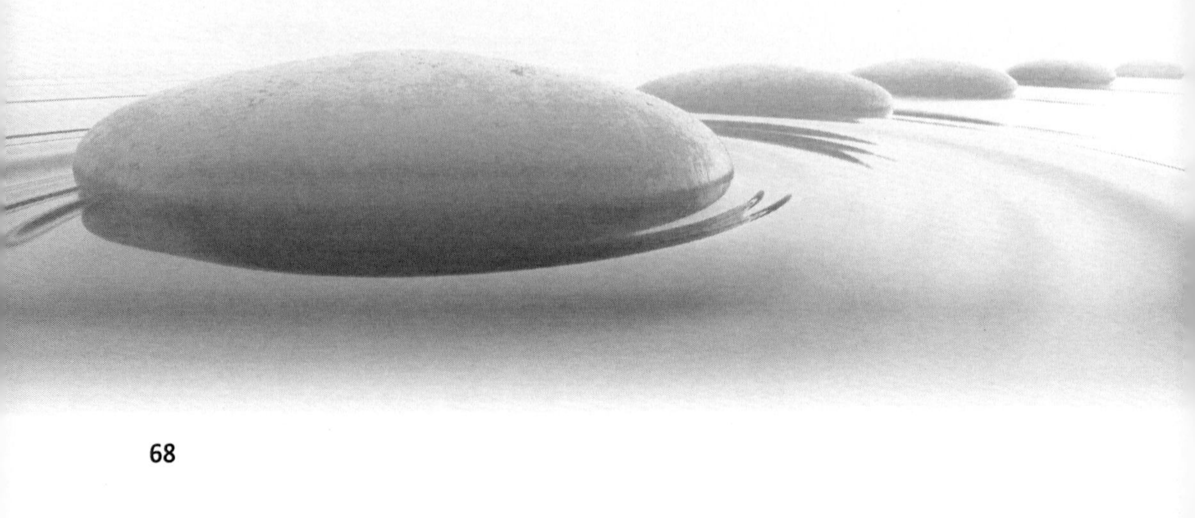

Der **Herzmeridian** (dem Lebensthema no. 11 „Inneres Kind“ zugeordnet)

Er ist der erste Yin-Meridian des Feuers und gekoppelt mit dem Dünndarm. Der Feuerprinz, oberster Herr der Organe, ist das Zentrum des Bewusstseins, des Denken und Fühlens. Ausgestattet mit der Fähigkeit zur Resonanz, mit dem Verstehen aus dem Herzen, Freude und Stabilität aus innerer Ruhe und Harmonie. Die Leichtigkeit des Seins zieht ein, wenn man sich entspannt und dem Leben vertraut. Das Herz ist das Organ der Freude, der Lust, der Liebe ohne Bedingungen. Kreativität, seine eigenen Ideen verwirklichen, spielerisch das Leben angehen, fröhlich in den Tag starten, Lachen und Liebe tun ihm gut.

Aufgabe	regiert das Blut, die Blutgefäße und den Blutkreislauf, sorgt für Aufrechterhaltung des Lebens
Verbindung	Blutdruck, Blutkreislauf, alle Organe, Zunge, Sprechen
Mental	Einsicht, Verständnis, Klarheit der Sprache und des Denkens, Entscheidungs- und Handlungsfähigkeit
Gefühle	☺ Liebe, Heiterkeit, Vertrauen, Mut, Lebensfreude, Hoffnung, offen sein, Harmonie, Selbstliebe, Herzlichkeit, Großzügigkeit ☹ Verletzungen, Enttäuschungen, sich abgelehnt fühlen, Liebeskummer, Vertrauensverlust, sich nicht hinzugeben oder zu öffnen wagen, Gefühle leugnen und unterdrücken

Das **Lenkergefäß** oder **Du Mai** (gehört zur no. 12 „Innerer Mann“)

Du Mai ist der oberste Lenker der Yang-Energien. Er gleicht alle Yang-Meridiane untereinander aus. Du Mai ist in seiner Wirkungsweise und in seinem Verlauf eng mit dem Zentralnervensystem verbunden und hat somit einen besonderen Einfluss auf die Psyche, sorgt für innere Stabilität in Belastungssituationen, gibt Kraft, Energie, Mut, Kreativität und Selbstsicherheit. Er ist verantwortlich für den Ablauf bewusster Prozesse und in ihm zirkuliert unsere „Ahnen-Energie“ (Ursprung in den Nieren & Nebennieren).

Aufgabe	Gleicht alle Yang-Meridiane aus, koordinierende und aktivierende Wirkung auf alle Körperregionen und Organe
Verbindung	Nieren, Kopf, Nacken, Auge, Nase, Ohr; Ischias, zentrales Nervensystem, Herz, Lunge
Mental	Zielgerichtetes, strategisches Denken, analytisch, systematisch
Gefühle	☺ Kraft, Energie, Mut, Selbstvertrauen, Klarheit, Präsenz, Authentizität, Charisma, Charme ☹ Übergroße Schüchternheit, Angst davor, sich angemessen auszudrücken, Resignation, Dominanz, Kritiksucht, Gewalt

Das **Konzeptionsgefäß** oder **Ren Mai** (der no. 13 „Innere Frau" zugeordnet)

Ren Mai ist das Meer von YIN, verbindet die Energien aller Yin-Meridiane, gleicht sie aus und ist verantwortlich für den Ablauf aller unbewusster Prozesse. Es unterstützt die Fähigkeit, ruhig und offen zu sein, bereit zu empfangen – ob dies nun ein Kind, eine kreative Idee oder ein Vorhaben ist. Ren Mai ermöglicht spirituellen Frieden, öffnet die Tür zur Seele, stärkt die emotionale Sicherheit, das Vertrauen und die Hingabefähigkeit. Es schenkt Selbstvertrauen, innere Festigkeit und Kraft.

Aufgabe	Gleicht alle Yin-Meridiane aus, reguliert die Funktionen der Geschlechtsorgane, Fruchtbarkeit, Potenz und Zeugung
Verbindung	Harn- & Geschlechtsorgane, Niere, Brust, Bauch, Becken, Herz, Schilddrüse
Mental	Bewusstwerdung, Sinn für Wirklichkeit, Wille, Durchsetzung
Gefühle	☺ Lebenslust, Geduld, Freude, Güte, Barmherzigkeit, emotionale Wärme, Zärtlichkeit, Geborgenheit, Liebe, Glück, Heiterkeit ☹ Ablehnung, Verletzungen, Enttäuschungen, Ängstlichkeit, Nervosität, Einsamkeit, Strenge, Beengung, Herzschmerzen, Gefühlskälte, Depression, Melancholie

Der **Zentralkanal** oder **Chong Mai** (der no. 14 „Erkenntnis & Erfüllung" zugeordnet)

Als erstes Energiegefäß entsteht Chong Mai als Energiekanal im Zentrum des Körpers. Er wird als der energetische Ursprung bezeichnet – aus ihm entwickeln sich alle anderen Gefäße. Konzeptions- und Lenkergefäß bilden den kleinen Energiekreislauf, der zusammen mit dem Chong Mai das Herz des Meridiansystems darstellt. Chong Mai ist der Ursprung aller außerordentlichen Gefäße sowie See der zwölf Meridiane. Er wird als Zentralkanal der Lebensenergie bezeichnet, auch Meer des Blutes genannt, weil er einen regulierenden Einfluss auf die richtige Zusammensetzung, den Fluss und die Strömungseigenschaften des Blutes hat, außerdem ist er für die energetische Versorgung vor allem von Becken, Bauch und Brust von zentraler Bedeutung.

Aufgabe	Reguliert das Blut
Verbindung	Herz, Leber, Milz, Nieren, Blase
Mental	Erkenntnis, Durchbrechen der Illusionen
Gefühle	☺ Liebe, Glück, Heiterkeit, Zuwendung, Freude, Wärme ☹ Kränkungen, Leiden, Verletzungen des Herzens, Enttäuschungen, Verlassen Werden, Unzufriedenheit

Die Organuhr und der große Energiekreislauf

In der TCM gibt es die sogenannte „Organuhr", die von der Vorstellung ausgeht, dass der menschliche Körper einem täglichen Energiekreislauf unterliegt. Das bedeutet, dass zu bestimmten Tageszeiten in bestimmten Organsystemen (Meridianen) eine besonders starke Aktivität herrscht.

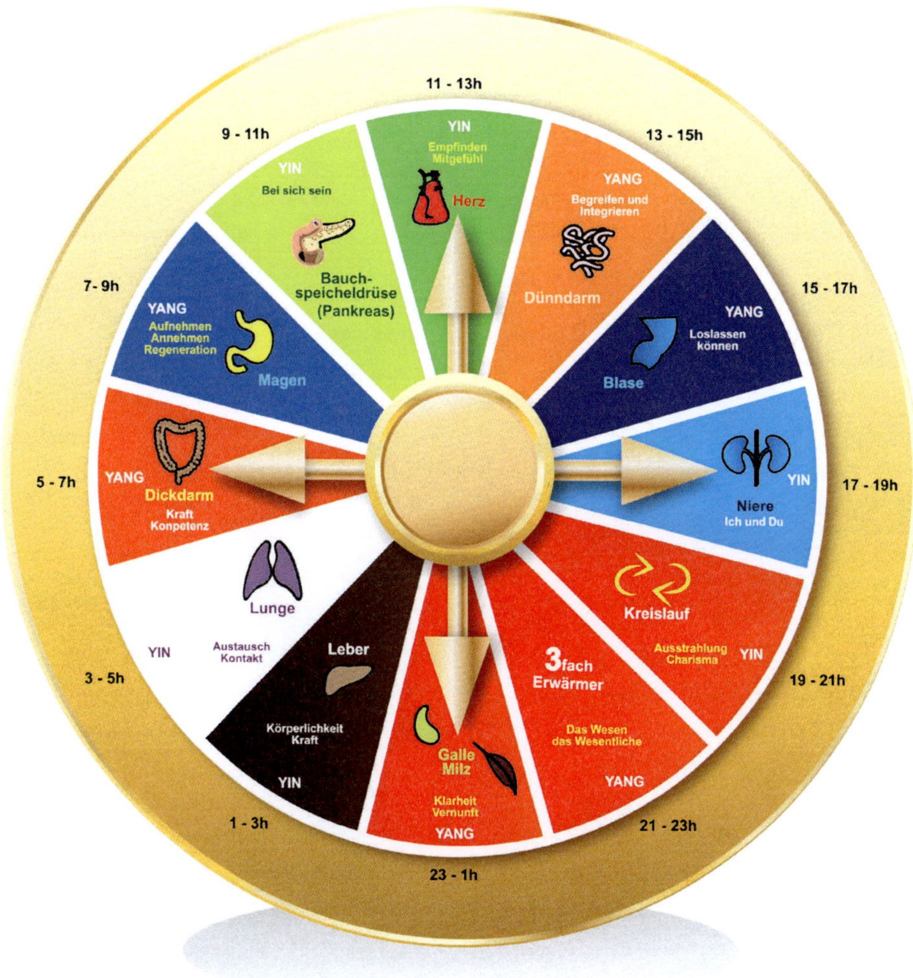

Demnach können Beschwerden, die immer zu einer bestimmten Tageszeit auftreten, auf eine Funktionsstörung, ein Problem oder Imbalance in einem bestimmten Organsystem hinweisen. Die Organuhr ist ein wichtiges Feedback für das Diagnostizieren und Behandeln eines Ungleichgewichts. Wenn du weißt, wann sich ein bestimmtes Organ in seinem am meisten und am wenigsten aktiven Zustand befindet, kannst du es auch unterstützen.

Alle Funktionen des Körpers laufen in einem 24-Stunden-Rhythmus ab. Innerhalb von 24 Stunden gibt es für jedes Organ und dem mit ihm verbundenen Meridian einen Zeitraum von zwei Stunden, in dem am meisten Energie in diesem Organ und seinem Meridian fließt. Diese Zeit ist der absolute Höhepunkt in der Aktivität eines Organs im Tagesverlauf. Es gibt als Gegenpol natürlich für jedes Organ eine wichtige Ruhephase.

Der Tag beginnt für uns mit dem Moment des Erwachens und Aufstehens. Für den einen ist dieser morgens um 5 Uhr, für den anderen mittags um 12 Uhr. Doch ganz egal, wann wir aufstehen, für die Organuhr klingt der Wecker um 03 Uhr morgens – und zwar jeden Tag.

Die zwölf Organmeridiane sind hintereinander geschaltet. Sie bilden den Großen Energiekreislauf. Die Sequenz der Meridiane im Großen Energiekreislauf ist folgende:

Gallenblase – Leber – Lunge – Dickdarm – Magen – Milz – Herz – Dünndarm – Blase – Niere – Herzbeschützer – Dreifach Erwärmer

Vom Dreifach Erwärmer fließt die Energie wieder in den Gallenblasenmeridian und so fort in einem Zyklus.

3–5 Uhr: Lunge – Metallzeit

Die Lunge empfängt die Energie des Himmels (der Herr gibt's den Seinen im Schlaf). Für Mönche und Yogis ist es die beste Zeit, um zu beten und zu meditieren, denn der bewusste Atem macht uns unsere Verbindung zu Gott, zum Universum, zum Tao bewusst.

5–7 Uhr: Dickdarm – Metallzeit

Am Morgen nach dem Aufstehen Darmentleerung; sich auf das Wesentliche des Tages konzentrieren, geistige Arbeit ist begünstigt.

7–9 Uhr: Magen – Erdenzeit

Frühstück; geistige Aufnahme der zu erfüllenden Arbeit.

9–11 Uhr: Milz-Pankreas – Erdenzeit

Verdauung des Frühstücks; beste Zeit für rational-logische Arbeit und Lernen, auch für die Aufnahmefähigkeit des Gedächtnisspeichers. Die Hauptarbeit des Tages wird getan.

11–13 Uhr: Herz – Feuerzeit

Beste Zeit, um Gedanken mündlich zu formulieren. Gute Zeit für Kommunikation, Besprechungen, Konferenzen und Telefonate.

13–15 Uhr: Dünndarm – Feuerzeit

Verarbeiten und Assimilation der bisher im Tagesverlauf aufgenommenen körperlichen und geistigen Nahrung.

15–17 Uhr: Blase – Wasserzeit

Zeit für Entspannung, die südländische Siesta entspricht dieser Zeit. Arbeit wird eher ruhig und für sich verrichtet, nicht besonders anspruchsvolle Routinetätigkeiten werden bevorzugt.

17–19 Uhr: Niere – Wasserzeit

Zeit für Entspannung, Yoga und Meditation. Zeit, um die Kraftreserven des Organismus zu regenerieren. Arbeitet man regelmäßig den ganzen Tag hindurch, wie das die meisten tun, legt man den Grundstein für stressbedingte Krankheiten. Im Süden ist man ausgeruht und nimmt die Arbeit nach der Siesta wieder auf.

19–21 Uhr: Herzbeschützer – Feuerzeit

Zeit für Kommunikation und Unterhaltung. Theater, Filme, Oper und Konzerte beginnen meist um diese Zeit – man sieht, hört oder trifft sich zum Abendessen, geht ins Kino. Sinnliches steht an oberstes Stelle.

21–23 Uhr: Dreifach Erwärmer – Feuerzeit

Immer noch Zeit für Kommunikation und Unterhaltung, der Schlusspunkt von Konzerten, Theater, Oper, Filmen. Im Fernsehen wird der Mörder gefasst, es kommt zum Happy-End. Zu dieser Zeit findet die geistige Integration statt, man lässt den Tag Revue passieren.

23–1 Uhr: Gallenblase – Holzzeit

Erwachsene Menschen, deren Holzelement in geregelten Aktivitäten fließt, gehen meist um diese Zeit schlafen. Streitereien und tiefgehende Konflikte brechen gern in dieser Phase aus, sowohl unter Eheleuten und Partnern als auch unter Fremden in einer Bar. Oft ist auch Alkohol als Auslöser im Spiel.

1–3 Uhr : Leber – Holzzeit

Einen Überblick oder eine neues Vision über das eigene Leben erlangt man am besten in der Tiefe der Nacht, zum Zeitpunkt der Leber. Höchste Kreativitätsphase! Hier gewinnen die wachen Kreativen ihre besten Ideen. Die Schlafenden sehen ihre Bilder im Traum. Keine Sorge, nichts geht verloren, das Bewusstsein speichert es ab.

Jedes unserer Organe hat seine ganz besondere Aufgabe zu erfüllen. Von Natur aus verläuft die Organtätigkeit in einem wellenartigen Zyklus mit Phasen verstärkter Aktivität und Phasen der Ruhe. Symptome machen sich in unserem Körper gewöhnlich zu diesen spezifischen Organzeiten bemerkbar. Man konnte beobachten, dass Husten- und Asthmaanfälle zwischen 3h nachts und 5h morgens besonders hartnäckig sind, Durchfälle bei Darmerkrankungen morgens zwischen 5h-7h unangenehm heftig auftreten.

Symptome, die regelmäßig zu einer bestimmten Zeit in Erscheinung treten, weisen auf eine Funktionsstörung jenes Organs hin, dessen Hauptzeit gerade ist. Nächtliches Aufwachen zwischen 3-5h ist ein Indiz für eine energetische Störung der Lunge, eine Durchschlafstörung zwischen 1-3h morgens ein Anzeichen geschwächter Leberenergie, morgendliche Müdigkeit und Erschöpfung machen auf eine Disharmonie im Erdelement aufmerksam. Unser Körper ist ja sehr geduldig und „produziert" erst dann Krankheitssymptome, wenn er die Entgleisungen körperlicher und seelischer Natur nicht mehr kompensieren kann.

Die Krankheitspyramide

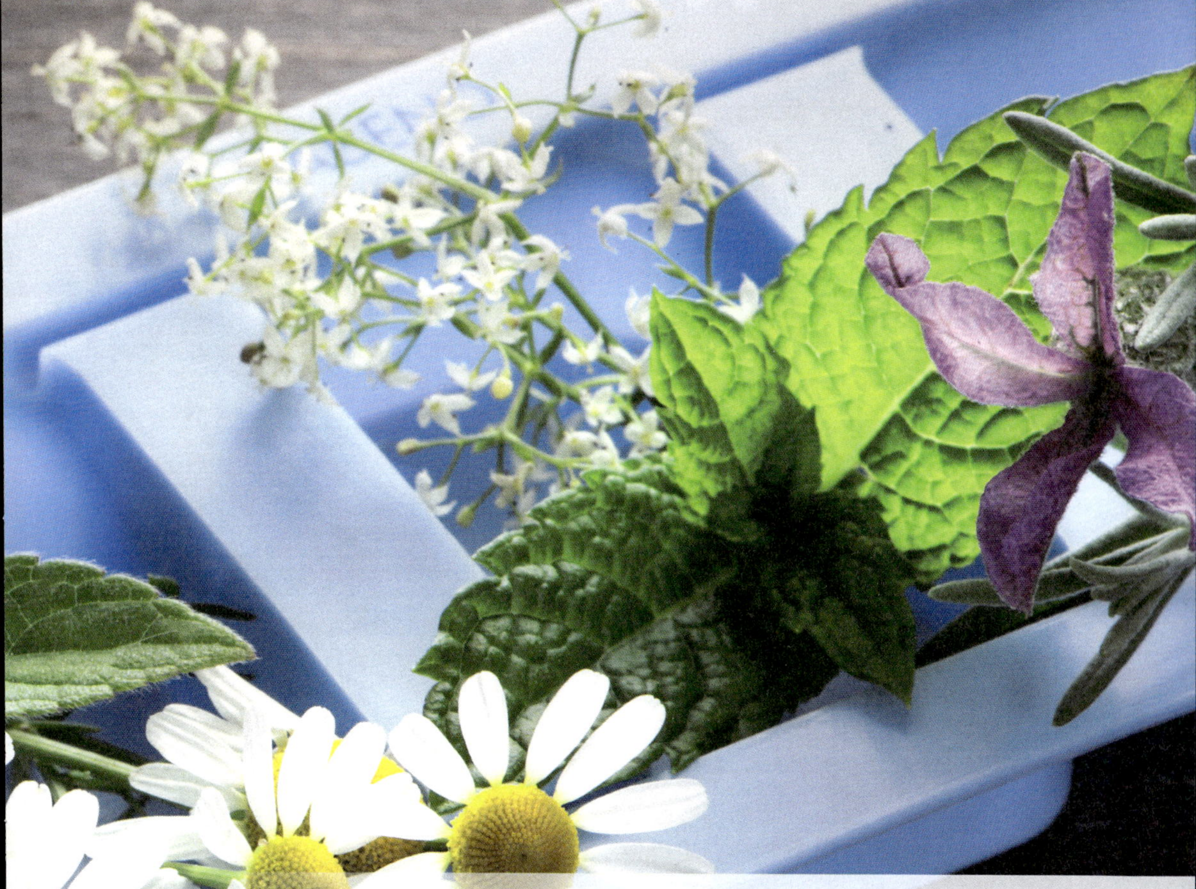

Ich habe mich viel mit alternativen Heilweisen, bewusstseinserweiternden Therapiemethoden, Akupunktur und den Meridianen beschäftigt, da die Chinesen in ihrem medizinischen System ein Weltbild vertreten, das meinem nach Ganzheitlichkeit schon sehr nahe kommt. Sie wissen um die Zusammenhänge von Körper, Geist und Seele, um die Balance unserer Organsysteme, die natürlichen Rhythmen des Kosmos und dass der Mensch ein beseelter Teil davon ist.

Die moderne Medizin hat in den letzten 100 Jahren Großartiges geleistet und sich vor allem auf zwei Gebieten sehr rasch entwickelt: auf dem Gebiet der Diagnose und der Symptom-Therapie. Einerseits beschreibt sie immer präziser verschiedene Anomalien, dank der Modernisierung der Untersuchungsmethoden, insbesondere der bildgebenden Verfahren wie Röntgen, Ultraschall, CT, MRT etc.

Andererseits werden die Eingriffe in den menschlichen Organismus immer effizienter: Laseroperationen, Mikrochirurgie, spezifische Arzneimittel, genetische Manipulation, Organtransplantationen, Notfallchirugie und vieles mehr. Ein Chirurg ist ein Meister seiner Kunst, aber gleichzeitig hat er sich auch zu einem Technokraten entwickelt, der auf viele technische Errungenschaften zurückgreift.

Auch der menschliche Geist hat unglaubliche Leistungen vollbracht. Wir haben die höchsten Berge bestiegen, sind zum Mond geflogen, bauten Satelliten, die in andere Sonnensysteme vordringen. Wir haben Computer entwickelt, die millionenfach schneller denken als wir, haben den genetischen Code entschlüsselt und manipulierbar gemacht, wir haben die Atome in ihre letzten Bestandteile zerlegt, unzählige Krankheiten geheilt, den Kosmos bis in weite Entfernungen entdeckt. Wir beherrschen das Größte wie das Kleinste, nur unseren Körper, den haben wir irgendwie bis heute nicht verstanden.

Wir Menschen müssten eigentlich so gesund sein wie nie
und wir alle wissen, dass dem nicht so ist.

Bitte verstehe mich nicht falsch, ich möchte in keinem Fall die Verdienste der modernen Medizin schmälern. Ganz im Gegenteil, sie ist wunderbar und wichtig. Was ich in den letzten Jahren jedoch beobachtet habe ist, dass ihr die Herzensfreude am Tun fehlt. Die innere Freude, das Feuer, die Begeisterung, die Lebendigkeit, mit dem Menschen zusammen zu wirken.

Die Gehirnforschung hat ebenfalls ihre Fortschritte gemacht, sie hat erkannt, dass sich Gefühle wie Freude, Empathie oder Mitgefühl nicht nur im Selbstausdruck und im Wesen abzeichnen, sondern sich auch messbar in den Synapsen der Gehirnstruktur zeigen.

Einer der bekanntesten Hirnforscher in Deutschland, Gerald Hüther, stellte fest, dass das Gefühl, welches am stärksten vernetzt und die Synapsen ins Schwingen bringt, Freude und Begeisterung ist. Heute kann man eine Veränderung im Gehirn durch immaterielle Werte wie Mitgefühl, Empathie, Liebe, Freude, Lust, Leichtigkeit in einem sichtbaren Messverfahren nachweisen. Diese wissenschaftliche Tatsache könnte selbst die Menschen überzeugen, die einem nichts glauben - die Skeptiker, die alte Weisheitslehren, alternative Heilmethoden, Esoterik oder Energetik in eine Schublade drängen, aus der sie keine Chance haben, je wieder hervor geholt zu werden.

Alles lebt, alles ist Energie. Jedes Gefühl, jede Emotion, jeder Gedanke. Alles Leben ist Energie, wird von ihr durchdrungen und hat eine direkte und unmittelbare Auswirkung auf uns und unser Umfeld. Energie ist schwingende Information, sie ist immer neutral, nur unsere eigene Betrachtungsweise, unser Umgang mit ihr gibt ihr einen Wert.

Während die westliche Schulmedizin in einem mechanistischen Weltbild nach organischen Veränderungen, vererbten, genetischen Codes oder Autoimmunerkrankungen sucht, fragt die östliche, ganzheitliche Medizin: Wo ist die energetische Entgleisung? Letztlich sind alle medizinischen Systeme energetisch, auch wenn das unsere Wissenschaftler-Freunde nicht so gerne hören. Die Herangehensweise, die Einstellung und das Weltbild sind einfach unterschiedlich.

Die TEM/TCM beispielsweise behandelt die Ursachen und sieht keinen Unterschied zwischen körperlichen und seelischen Faktoren, die krank machen. Sie setzt auf Vorbeugung und Eigenverantwortlichkeit. Sie betrachtet den Körper des Menschen, seine Gedanken und seine Gefühle immer in Zusammenhang mit seinem sozialen Umfeld und der Natur, angefangen von der Ernährung bis hin zu generellen Lebenseinstellungen.

Die heutige Schulmedizin hingegen behandelt die Symptome, was auch klar ist, denn wenn das Haus brennt, rufe ich die Feuerwehr und suche nicht nach der Brandursache. Sie neigt jedoch dazu, sich mehr um unsere Leiden als um unser Wohlbefinden zu kümmern. Es herrscht die Tendenz, die Symptome oftmals mit Hammermethoden zu erschlagen, anstatt herauszufinden, was die Ursache der Erkrankung ist, ihre Geschichte nach zu verfolgen und ihr in der menschlichen Werteskala einen Sinn zu geben.

„Was wir Krankheit nennen, ist die Endphase einer viel tiefer reichenden Störung. Um eine wirklich erfolgreiche Behandlung durchzuführen, reicht es eben nicht aus, nur die Folgen zu behandeln, ohne der tatsächlichen Ursache auf den Grund zu gehen und diese auszuräumen. Das Leiden ist ein Korrektiv, das auf eine Lektion hinweist, die wir auf anderer Weise nicht begriffen hätten und es kann nie beseitigt werden, solange die Lektion nicht gelernt wurde."

– Dr. Edward Bach –

Mittlerweile gibt es unendliche viele Krankheitsbezeichnungen (etwa 16.000) und jeden Tag werden es mehr. Krankheiten überfallen den Menschen nicht wie ein Blitz aus heiterem Himmel, sondern sind die Folgen und ein Zeichen für das Herausfallen des Menschen aus seiner natürlichen Ordnung.

Für mich ist Krankheit eine Disharmonie im Bewusstsein, ein Fingerzeig der Seele an den Menschen, die auf eine Störung des ganzen Menschen und nicht nur seines Körpers hinweist. Der Verlust des inneren Gleichgewichts manifestiert sich im Körper als Symptom. Krankheit ist eine ganz klare und eindeutige Aufforderung, den bisher eingeschlagenen Weg zu verlassen und die Balance im Bewusstsein wieder her zu stellen. Wenn wir die Signale und Zeichen einfach so beseitigen, ohne die Information heraus zu finden, die sie uns übermitteln wollen, ist das in etwa so, als würde man die Alarmsirene eines Rauchmelders zum Schweigen bringen, die auf einen Brand in einem Raum hinweist, anstatt den Brand zu löschen.

Jede Krankheit ist ein Appell des Lebens an uns, eine Aufgabe, die es zu lösen gilt, indem wir unsere Perspektive und unser Bewusstsein erweitern.

Bei unseren Autos fällt uns das ganz leicht. Wenn da einmal die Ölkontrollleuchte aufblinkt, dann wissen wir sofort, was zu tun ist. Wir brauchen nicht tanken oder den Reifendruck prüfen, sondern nur Öl nach zu füllen. Niemand käme auf die Idee, das Lämpchen zu zukleben, damit man das Leuchten nicht mehr sieht. Das Auto würde zwar weiterfahren, nur nicht mehr allzu lange. Es würden neue „Symptome" auftauchen, und wenn wir diese ebenfalls ignorieren, kommt es irgendwann zum endgültigen Motorkollaps.

Wir haben großes Glück, dass der Körper sehr geduldig mit uns, unseren Glaubensmustern, unseren Programmsätzen und unseren inneren Einstellungen ist. Er fängt behutsam an, uns sanft und liebevoll darauf aufmerksam zu machen, dass etwas nicht stimmt. Das kann ein kleiner Schnupfen sein („ich habe die Nase voll"), eine leichte Erkältung („es reicht jetzt"), Kopfschmerzen, Verspannungen und vieles mehr.

Ignoriert man alle Botschaften, die uns die Seele über den Körper schickt, werden die Symptome eindringlicher wie eine Grippe, eine Lungenentzündung, ein Knochenbruch, eine Autoimmunerkrankung, ein Geschwür. Macht man dann immer noch so weiter wie bisher, werden die wirklich schlimmen Geschütze aufgefahren, eine Krebserkrankung, eine chronische degenerative Erkrankung, ein Herzinfarkt. Beachtet man die Signale dann immer noch nicht, wird man wegen Lernunwilligkeit vom Planeten Erde abberufen und bekommt irgendwann eine neue Chance.

Ein Symptom, einen Schmerz, eine Manifestation auf der Körperebene zum Verschwinden zu bringen ist nicht unbedingt gleichbedeutend mit Heilung. Egal was oder wie man es betrachtet, eine Krankheitserscheinung (Schmerzen, Verhärtung, Blutung etc.) gibt es ohne eine Ursache nicht. Jede Ursache erzeugt Wirkungen, die ihrerseits wiederum neue Ursachen und eine Vielzahl von Sekundäreffekten auslösen können. Hat man nicht verstanden, worum es bei der Krankheitssymbolik geht, kann sich das später in umfassenderer oder ganz neuer Form wieder zu Wort melden. Das ist ähnlich wie bei Unkraut, das man nur abrupft, ohne die Wurzeln mit heraus zu ziehen.

Genau das machen aber viele Menschen, selbst die Schulmedizin. Sie eliminieren die Symptome, ohne zu versuchen, den Ursprung des Signals zu begreifen. Ich meine damit nicht, dass wir uns deshalb irgendwelchen Behandlungen, Treatments oder Medikamenten verweigern sollten. Ganz im Gegenteil, schöpft alles aus, was euch hilft, aber macht nicht einfach Halt bei der Schmerzlinderung oder Symptombeseitigung, sondern versucht, auch das verursachende Element zu erkennen und auszugleichen.

Es darf immer ein „sowohl-als-auch" sein. Wie wunderbar wäre es, wenn die unterschiedlichsten Disziplinen wie Schulmedizin mit Energetikern, Heilpraktiker mit Chirurgen, Therapeuten mit Ärzten sich zum Wohle der Menschen vereinigen und zusammenarbeiten würden anstatt im Konkurrenzdenken versinken, sich gegenseitig lächerlich machen und bekämpfen. Die Welt würde einen Riesen-Bewusstseinssprung machen.

Wer heute mit einer Krankheit konfrontiert ist, stellt sich früher oder später die Frage nach deren tieferen Sinn: Warum hat es mich getroffen? Warum leide gerade ich an diesen Schmerzen und an dieser Erkrankung?

Immer, wenn es wirklich ernst wird, lässt der Mensch sein Leben Revue passieren. Und wenn dann der Mensch zurückblickt, ist er meist einsichtig und verständnisvoll.

Das ist der zentrale Schritt zu einem bewussten Umgang mit einer Erkrankung. Die Voraussetzung für Selbstheilung ist es, sich von den im Laufe seines Lebens angesammelten Ängsten, Scham- und Schuldgefühlen, mentalen Konstrukten oder inneren Einstellungen zu befreien, die einem nicht mehr gut tun, und die Symbolik des körperlichen Symptoms zu entschlüsseln.

Sehr einfach gelingt dies, wenn ich mir folgendes ansehe:

- Welches Organ, welcher Körperteil ist betroffen, was symbolisiert es und welche Aufgabe hat dieses in meinem Körper?
- Was entspricht dem geistig und was auf der Gefühlsebene?
- Wozu zwingt mich das Symptom?
- Was sagt das über mich aus?
- Welche Einstellungen habe ich dazu?
- Was würde mir helfen?

- Wann tauchte das Symptom das erste Mal auf, und in welcher emotionalen Situation befand ich mich zu dieser Zeit?
- Was könnten sogenannte Scheinvorteile sein? Also welche „Vorteile“ kann ich aus der Krankheit ziehen?
- Woran hindert mich diese Erkrankung, diese Beschwerden?
- Tritt die Krankheit in regelmäßigen Abständen oder immer wieder in einer bestimmten Situation, an einem bestimmten Ort oder mit einem bestimmten Menschentyp auf?
- Was könnte mir diese Krankheit versuchen, aufzuzeigen?
- Wie sieht die bestmögliche Lösung oder Vorgehensweise für mich aus?
- Welche Verbesserungen sind eingetreten nach der umgesetzten Aktion?
- Welche Lektionen kann ich aus dieser Krankheit lernen?

Es gibt eindeutige Beziehungen zwischen dem Krankheitssymptom und tieferen seelischen Ursachen der jeweiligen Erkrankung. Je nach Körperteil und Organ gibt es verschiedene grundlegende Themen, die damit verbunden sind. Der Ellbogen etwa steht für „Richtungsänderung“, die Handgelenke für „Flexibilität“ und die Finger für die kleinen Details im Alltag – daher haben Perfektionisten oft Probleme mit den Fingern oder Händen.

Bei Problemen mit der Leber etwa sollte man sich fragen, was einen ständig beunruhigt und an welche Situation man sich nicht anpassen kann. Die Bauchspeicheldrüse hängt mit unserer eigenen Wertschätzung, mit Lebensfreude und Liebe zusammen. Die Nieren spiegeln unsere Fähigkeit, Dingen ins Auge zu sehen, die unser Leben in Gefahr bringen könnten, wohin gegen bei Milzproblemen Themen des Versagens und der Selbstvorwürfe eine Rolle spielen. Das sind nur Beispiele, eine Erkrankung und ihre Ursachenebene ist zumeist vielschichtig und komplex.

LIEBE

Allumfassende, bedingungslose Liebe

EMOTIONEN UND GEFÜHLE

Minderwertigkeitsgefühle, Ängste, Ärger, fehlende Eigenliebe, Wut, Begierde, Traurigkeit, Schock, Schuldgefühle, Neid, Unsicherheit, Aggression, Selbstmitleid, Kränkungen, Enttäuschungen, Wut, Zorn, Unzufriedenheit....

MENTALE ASPEKTE

Sorgen, Grübeleien, Kopfkino, Gedankenflucht, Ängste, hohe überzogene Ansprüche an sich selbst und die Welt, siegen wollen, negatives Denken, Kontrolle, Zwanghaftigkeit

INNERE EINSTELLUNGEN und VERHALTENSWEISEN

Fixe Ideen, Gedankenmuster, Erwartungen, Vorstellungen, Vorurteile, Programmierungen, Konditionierungen, falsche Gewohnheiten, Klischees, negatives Selbstbild, Lieblosigkeit, Intoleranz, Bequemlichkeit, Bedürfnisse, Suchtverhalten, Disziplinlosigkeit, Konkurrenzdenken

SYMPTOME

Verspannungen, Kopfschmerzen, flüchtige funktionale Störungen, Schwindel, Übermüdung, Entzündungen, kleine Unfälle, Antriebslosigkeit, Stress, Brüche, Geschwüre, Infektionen, Durchfall, Verhärtungen, geschwollene Lymphknoten, Haarausfall, Anämie, Blutungen, Muskelkater, Fieber, Schmerzen, Halluzinationen, Krämpfe

SPEZIFIKATIONEN

Herz-Kreislauf, innere Organe wie Dünn- oder Dickdarm, Magen, Leber, Lunge, Immunsystem, Haut, Lymph- oder Blutsystem, Chirurgie, Schmerztherapie, Frauenheilkunde, HNO, Innere Medizin, Nuklearmedizin, Onkologie, Neurologie, Orthopädie, Psychiatrie, Diagnostik, Urologie usw.

EINZELNE KRANKHEITSBILDER

Kehlkopfentzündung, Gallensteine, Asthma, Haarausfall, Diabetes, Krebs, HIV, Unfruchtbarkeit, Krampfadern, Angina Pectoris, Grippe, Grauer Star, Knochenbruch, Neuralgie, Tinnitus, Multiple Sklerose, Bandscheibenvorfall, Hashimoto, Morbus Crohn, Neurodermitis, Gastritis, Leistenbruch...

So kannst du gut mit der Krankheitspyramide arbeiten. Du wanderst von unten nach oben (also fängst mit der Krankheitsbezeichnung an, dann die Spezifikation usw). Dabei kannst du viele Erkenntnisse für dich und deinen Heilungsprozess gewinnen. Sehr hilfreich sind dabei auch die Beschreibungen der Meridiane und Chakren mit ihren mentalen und emotionalen Zuordnungen sowie die Symptomzuordnung am Ende des Buches.

Wer diese Signale bewusst wahrnimmt und aufzulösen beginnt, kann einen echten Selbstheilungsprozess in Gang setzen.

Bevor sich ein Problem oder eine Belastung, ein Ungleichgewicht als Symptom zeigt, meldet es sich zumeist als Idee, Wunsch, Traum oder Phantasie verbunden mit einer Emotion. Jede Emotion löst eine Reaktion aus, die ausgelebt oder unterdrückt wird. Meist liegt unter der Emotion noch ein anderes Gefühl.

Am Beispiel Wut ist das leicht erklärt: Wut kann verschiedene Aspekte annehmen: Entrüstung, Frustration, Zorn, Jähzorn, Aggression, Kritik – egal, wie sie sich äußert, sie bleibt immer eine aufwühlende, Unruhe stiftende Emotion. Hinter der Wut verbirgt sich in den meisten Fällen jedoch eine Traurigkeit, eine Angst, eine Irritation, eine Überforderung, es kann auch eine Enttäuschung, ein Entsetzen, eine Verzweiflung, ein Schmerz oder eine Ohnmacht sein.

Unser Körper gleicht einem hoch entwickelten Biocomputer, der alle Informationen im Zellgedächtnis speichert. Die Denkmuster sind eng mit unseren emotionalen Mustern verwoben, innere Einstellungen und Überzeugungen sind so festgefahren, dass wir sie völlig unreflektiert weitergeben und leben. Dadurch wird unsere Lebenskraft mehr und mehr beschnitten, das Leben überfordert uns.

Wie kann man sich aus eingefahrenen Mustern wieder befreien? Die Zauberformel lautet: Zulassen, Erlauben, Annehmen. Ein gnadenloser und zugleich liebevoller Einblick in unser inneres Weltengeschehen ist notwendig, um uns von destruktiven Emotions- und Verhaltensmustern zu befreien, das Schmerzgedächtnis zu löschen und negative Glaubenssätze aufzulösen.

Das ist ein wichtiger Schritt zur inneren Freiheit und Gelassenheit. Kein Kämpfen, kein Unterdrücken, kein Runterschlucken mehr. Delila unterstützt diesen Prozess der Bewusstwerdung ungemein. Sobald unsere Lebenskraft wieder ungehindert fließt, können wir das Leben wieder auskosten, kreativ und im Flow sein.

An der Spitze der Krankheitspyramide steht die Liebe, gemeint ist die allumfassende, bedingungslose Liebe. Die Liebe ist die größte Heilkraft, die uns in unserem Universum zur Verfügung steht. Wer wirklich liebt, kann kaum krank werden, denn diese Schwingungsenergie ist so hoch und erfüllend, dass für Krankheit kein Platz besteht.

Der Urgrund einer jeden Arznei ist die Liebe!

– Paracelsus-

Diese Kraft kann allerdings erst dann in mich einströmen, wenn ich gelernt habe, mich selbst zu lieben, mich so anzunehmen, wie ich bin, mit all meinen vermeintlichen Schwächen und Fehlern. Wenn ich zu mir gefunden habe, zu mir stehe, mich wertschätze, mir erlaube, mich wirklich selbst zu lieben und diese Liebe anzunehmen. Die Liebe als die größte und stärkste Kraft im Universum ist der Schlüssel zur Heilung, das Fundament eines vollkommenen Lebens.

Alle Naturheilverfahren beispielsweise laufen einzig darauf hinaus, den „Inneren Arzt", die Naturheilkraft zu unterstützen und in ihrem Bestreben nachzuahmen. Die Natur schenkt uns alles, was wir zum Leben brauchen.

Die Kraft, die den Kranken gesund macht, ist dieselbe, die auch den Gesunden gesund erhält. Sie basiert auf der Grundlage der Fähigkeit des Körpers zur Stimulation und Förderung der Selbstheilungskräfte. Unser Körper kann aber noch mehr. Er hat die Fähigkeit zur Harmonisierung und Stabilisierung des Immunsystems und zur Anregung der Selbstreinigung und Entgiftung. Das Positive dabei ist, dass die Natur uns sehr entgegenkommt, denn wir brauchen sehr viel weniger Zeit zum Gesundwerden als zum Krankwerden.

Um einen Heilungsprozess einzuleiten, steht uns eine bunte Palette von Methoden zur Verfügung. Die Vielfalt des Angebots kann soweit führen, dass wir am Ende nicht mehr wissen, an wen oder was wir uns wenden sollen.

Wir brauchen nur mal eine Messe zum Thema Gesundheit, Naturmedizin oder alternative Heilmethoden besuchen und schon finden wir ein Überangebot verschiedener Ansätze wieder: Naturmedizin, Phytotherapie, Spagyrik, Homöopathie, Akupunktur, Irisdiagnose, Magnetheiler, Rutengänger, Heilmittel, Bioresonanz- oder Radionikgeräte, von den unterschiedlichen Produkten wie ätherische Öle, Kräuter, Mineralien, Vitamine, Spurenelemente usw. gar nicht zu sprechen. Da sieht man den Wald vor lauter Bäumen nicht mehr.

All diese Möglichkeiten sind ausgezeichnet und wirksam, vorausgesetzt man erwartet sich keine Wunder. Und genau da liegt der springende Punkt.

Viele Vertreter dieser Methoden sind so überzeugt, dass ihre Produkte oder ihre Methoden außerordentliche Ergebnisse erzielen, dass sie sie als unfehlbar verkaufen. Alle Ansätze sind gut, wenn man sie mit Bedacht anzuwenden weiß. Und da liegt der

Hase im Pfeffer – was für den einen Menschen sensationell wirkt und DIE Hilfestellung und Lösung seiner Probleme brachte, muss bei einem anderen Menschen nicht unbedingt etwas bewirken. Paracelsus sagte schon, dass jede Krankheit heilbar ist, nur der Kranke nicht. Niemand kann gegen seinen Willen geheilt werden.

Der Weg der Heilung ist immer ein individueller Prozess, der im Suchen der Ursache besteht und anschließend darin, das geeignete Mittel, den besten Weg heraus aus dem Leiden zu finden.

Delila sieht seine Rolle als Wegbegleiter, als Helferlein, um Menschen in gewissen Prozesse zu unterstützen, etwas bewusst werden lassen, eine Veränderung einzuschlagen, auf sein Herz zu hören, seiner Intuition zu folgen – um schließlich den Weg von der Angst zur Liebe zu gehen. Wie sagt man so schön „alle Wege führen nach Rom". Delila ist einer davon, ein sehr feiner, wenn ich das sagen darf.

Alles in allem ist es nicht wichtig, welchen Weg wir wählen. Hauptsache, wir erreichen damit, dass unser Bewusstsein erhöht wird, um nicht mehr unter den verschiedenen Manifestationen wie Beschwerden, Krankheiten, Unwohlsein, Unzufriedenheit und vielem mehr leiden zu müssen.

Folge deinem Herzen und finde deinen ureigenen Weg. Strebe danach, dein Leben zu meistern, glücklich und bei bester Gesundheit. Delila unterstützt dich dabei, wenn du magst. Wir treffen uns dann in Rom wieder, damit wir uns gegenseitig berichten können, welch großartige Erkenntnisse wir gewonnen haben, welchen phänomenalen Weg wir erforscht und auf unserer Reise beschritten haben.

Wie werden die Delila Essenzen hergestellt und wie wirken sie?

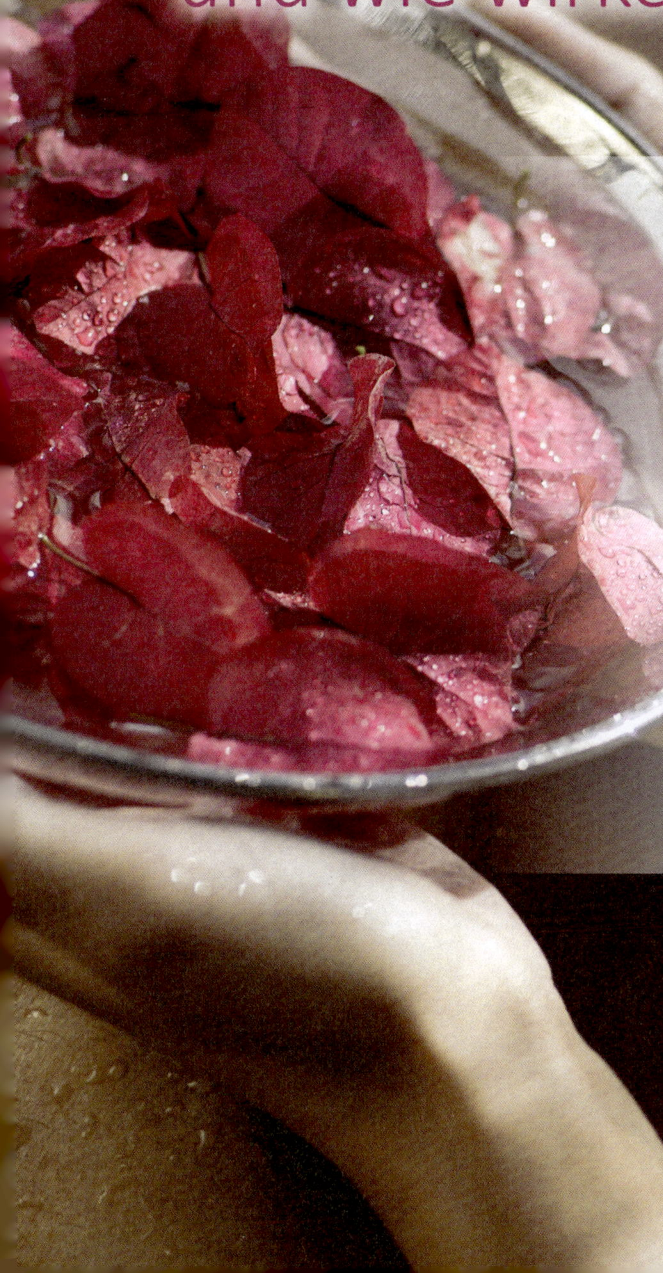

Auf über 1000 m Höhe in sauberer, unberührter Natur wachsen viele der wundervollen Blüten, die Irmgard Gottschling jedes Jahr zum richtigen Zeitpunkt noch immer selbst pflückt. Da sind z.B. Ackerkamille, Roter Mohn, Beifuß, Löwenzahn, Wegwarte, Kapuzinerkresse oder Weidenröschen dabei.

Irmgard Gottschling hat sich für die klassische Methode nach Dr. Bach entschieden, die Sonnenmethode, wobei natürlich der Tod der Blüte im Raum stand. Da jedoch der Tod zum Leben gehört und das Leben ein ewiger „stirb und werde-Prozess“ ist, nehmen wir das Geschenk der Blüte an, das ein tibetischer Arzt einmal so ausdrückte:

„Die höchste Bestimmung einer Pflanze liegt darin, als Heilmittel zu dienen“.

Zum Zeitpunkt ihres Todes haucht die Blüte ihre ganze Seele, ihr höchstes Potential, ins Wasser aus, welches uns ermöglicht, unser höchstes Potential zu erkennen und zu aktivieren.

Nach dem Pflücken werden die Blüten vorsichtig in eine Glasschale mit Quell- oder Heilwasser gegeben und für einige Stunden der Sonne ausgesetzt. Manche Essenzen genießen auch den Einfluss des Vollmondes oder werden nach astrologischen Gesichtspunkten verarbeitet. Danach werden sie in einem liebevollen, mystischen Ritual mit Frequenzen von heiliger Geometrie aufgeschwungen und energetisiert.

Die Vorgangsweise ist bei den **Edel- und Heilsteinen** die gleiche, wobei diese vom ausgesuchten, heimischen Fachhandel bezogen werden. Zahlreiche Mythen und Geschichten ranken sich um die Heil- und Zauberkraft der Edelsteine, denen von alters her geheimnisvolle, ja magische Kräfte zugeschrieben werden. Die glänzenden Produkte aus dem Inneren der Erde waren und sind noch immer begehrt, sie sprechen die Schönheit der Seele des Menschen an. Uralt ist auch die Tradition über die Verbindung von Edelsteinen mit der Astrologie, alternativen Heilmethoden oder traditionellen Weisheitslehren. Edelsteintinkturen waren bereits in der Antike ein bewährtes Heilmittel, auch Hildegard von Bingen, die berühmte Klosterfrau aus dem Mittelalter, arbeitete mit ihnen.

Edelsteine hatten zum Teil Jahrmillionen Zeit, sich unter Druck, Wärme und der Einwirkung aller Elemente zu formen. Sie bestehen buchstäblich aus kristallisiertem Bewusstsein und können mächtige Heiler sein – vor allem für den physischen Körper, da sie durch ihre Schwingung Veränderung auf der Zellebene anregen. Als dichteste Materie auf der Erde haben sie eine starke Resonanz und Wirkung auf unsere dichteste Ebene, den Körper und die Organe. Neueste Forschungsergebnisse zeigen auch, dass durch die Edelsteine eine Interaktion neuro-physiologischer Abläufe mit elektromagnetischen Schwingungen im limbischen System, dem Glücks- oder Gefühlszentrum des Menschen, zustande kommen und so das Abwehrsystem des Menschen stärken.

Bei Delila spielen einige dieser Edelsteine anhand ihrer Qualitäten und Schwingungen eine wichtige Rolle: Rosenquarz, Lapislazuli, Sodalith, Tigerauge, Topas, Diamant, Moosachat, Silberauge, Amethyst, Saphir, Bergkristall, Rubin, Turmalin, Serpentin, Smaragd und viele mehr. Wie schon bei den Blüten werden Essenzen aus Edelsteinen hergestellt, indem man ihre Frequenz auf das Wasser überträgt.

Metall-Essenzen gelten in der Alchemie, die von Hermes Trismegistos begründet wurde, als höchstes Heilmittel und werden nach alten Rezepturen von Paracelsus und anderer großer Alchemisten hergestellt. Als Träger von Mineralien und Spurenelementen im Körper sind Metalle wesentlich für die Erhaltung unserer Vitalität und wirken feinstofflich auf das Energiesystem des Menschen.

Der berühmteste chinesische Alchimist Ko Hung (281-361) verkündete als erster, dass gelöstes **Gold** als Lebenselixier verjüngende Wirkung hat. Von den Chinesen gelangte dieses Wissen über arabischen Alchimisten zu uns nach Europa. Paracelsus (1493-1541), der Begründer der ärztlichen Chemie, stellte mehrere Medikamente aus metallischen Mineralen her und verabreichte seinen für unheilbar gehaltenen Patienten mit großem Erfolg diese Metallsalze.

Das berühmte „Trinkgold der Alchemisten" und legendäre Lebenselixier ist wichtig für den Stoffwechsel, hat eine „euphorisierende" Wirkung, stärkt das Nervensystem, schärft den Verstand, verbessert die Konzentrationsfähigkeit und Gedächtnisleistung und hilft besonders bei Gelenksentzündungen. Gold vermittelt die Lebenskräfte des männlichen Urprinzips, der Sonne, das YANG. Seine Themen sind Energie, Belebung, Vitalität, Aktivität, Schöpfungskraft, Selbstbewusstsein, Durchsetzung und Ich-Stärkung.

Silber vermittelt die Lebenskräfte des weiblichen Urprinzips, des Mondes, das YIN und verhält sich in unserem Organismus wie ein zweites Immunsystem, wirkt antibakteriell und unterstützt bei allen entzündlichen Prozessen. Seine Themen sind Rhythmus, Regeneration, Wachstum, Fruchtbarkeit, Aufnahme, Empfänglichkeit, Fortpflanzung und generell alle Aufbauprozesse. Silber kann die anatomische Struktur der Leber regenerieren bzw. stärkt die Lebertätigkeit und steigert die Entgiftung.

Kupfer ist ein essenzielles Spurenelement für zahlreiche, lebenswichtige Enzyme und gilt als „Jungbrunnen" der Metalle. Kupfer ist eine ausgezeichnete Hilfe für Gesundheit und Schönheit, stimuliert das Gehirn, reinigt die Arterien und Venen, ist ein Antioxidant, erhöht die Elastizität der Haut und spielt eine wichtige Rolle für die Bildung der roten Blutkörperchen, für den Eiweiß-Stoffwechsel. Kupfer schützt vor freien Radikalen und ist unentbehrlich bei Heilungsprozessen, bei der Energieproduktion der Zellen und der Unterstützung der Knochenbildung. Kupfer hilft beim Einbau des Eisens in das Hämoglobin. Bei Kupfermangel bessert sich das Krankheitsbild auch durch Eisenzufuhr nicht – das ist gerade bei Frauen immer wieder ein Thema.

Gold, Silber und Kupfer stehen als Repräsentanten für das männliche, das weibliche und das kindliche Prinzip. Wichtig hier zu erwähnen ist, dass es sich bei den Metall-Essenzen nicht um kolloidales Silber/Gold/Kupfer handelt. Diese drei Metalle werden wie die Blüten und Edelsteine als Essenzen hergestellt, indem man ihre Frequenz auf das Wasser überträgt.

Wie schon erwähnt liegt dem gesamten Universum das Phänomen der Schwingung zugrunde – alles schwingt in seiner eigenen Frequenz und **Wasser** hat die Eigenschaft, in Resonanz zu dieser Schwingung zu gehen, sie zu kopieren und weiter zu tragen. Das Wasser als Ur-Matrix jeder Lebensform bewirkt durch seinen ständigen Zustandswechsel einen Informationsaustausch zwischen Himmel und Erde. Wasser kann als Heilmittel eingesetzt werden und wird auch schon seit Jahrtausenden zu diesem Zwecke genutzt. Hippokrates (460-377 v. Chr.), der „Vater der Medizin“, empfahl Umschläge, Waschungen, Badetechniken usw. Sebastian Kneipp prägte mit seinen Schwitzpackungen, Sitz- und Dampfbädern, Wechselduschen, Wasser- und Tautreten ganze Generationen. Auch heute werden viele seiner Anwendungen noch in Naturheilkliniken praktiziert.

Wahrscheinlich kanntet ihr alle den japanischen Wasserforscher Masaru Emoto, der mehr als 20 Jahre die Eigenschaften und Qualitäten von Wasser untersucht hat. Seine Forschungen haben gezeigt, dass die molekularen Strukturen von Wasser unterschiedlich sind. Wasser nimmt neben den Stoffen, mit denen es in Berührung kommt, auch deren Schwingung auf und speichert sie. Diese Information bleibt auch erhalten, wenn der Fremdstoff physikalisch nicht mehr nachweisbar ist.

Zu dieser Erkenntnis kam auch die Mailänder Biologin und Wissenschaftlerin Dr. Enza Ciccolo nach einer intensiven Analyse von Wasserproben aus Lourdes. Die Frequenzen des Wassers aus dem französischen Wallfahrtsort entsprechen exakt jenen des Regenbogens, der in allen sieben Lichtfrequenzen schwingt, sowie erstaunlicherweise auch jenen im gesunden menschlichen Gehirn und in unserem lebenden Gewebe. Die sogenannten Wunderheilungen von Lourdes werden für Frau Dr. Ciccolo so zu einem Resonanzphänomen: Der Körper von Kranken geht mit dieser einzigartigen Schwingung des Wassers in Gleichklang und beginnt von innen her zu gesunden.

Nach ihrer Doktorarbeit setzte sie ihre Studien bei Dr. Paul Nogier, Professor für medizinische Physik und Begründer der Ohrakupunktur, in Lyon fort. Dort lernte sie seine Aurikulomedizin und die Welt der elektromagnetischen Schwingungen und ihre Resonanz auf den menschlichen Körper kennen. Sie war stets auf der Suche nach Antworten tiefer philosophischer Fragen: Wo steckt der Ursprung des Lebens? Wo liegen die tieferen Ursachen von Krankheit und Gesundheit? Welche Rolle spielen dabei die rhythmischen Begriffe von Harmonie und Disharmonie?

Die Entdeckung begann 1984 in Lourdes, als Ciccolo das Wasser untersuchte und feststellte, dass sich in diesem Wasser die Bakterien und Mikroorganismen völlig anders verhalten, als sonst bekannt. Diese Erkenntnisse wurden dann auch am Institut für Hydrologie in Mailand mittels des Piccardi-Testes und des Kolloidaltestes mit Goldsalzen überprüft.

Letztlich kam man zu dem Ergebnis, dass Mikroorganismen revitalisiert werden. Viren, Pilze und Bakterien verlieren durch das Lichtwasser ihre Aggressivität und werden inaktiv. Lichtwässer nennt man somit also Wässer, die auf die sieben Grundfrequenzen des Lichtes resonant sind und einen Rechtsspin aufweisen.

Sie beinhalten alle sieben Frequenzen, diese sind 2,5 Hertz (Hz), 5 Hz, 10 Hz, 20 Hz, 40 Hz, 80 Hz und 160 Hz. Weiterhin beobachtete man, dass dieses besondere Wasser auch auf die Frequenzen der lebenden Gewebe antwortet, allerdings mit einer höheren Schwingungsebene.

Innerhalb weniger Jahre sammelte Ciccolo Hunderte von Wasserproben von heiligen Orten aus aller Welt. Nur wenige waren wie das Lourdes-Wasser, bei denen diese Phänomene ebenfalls vorhanden sind. Im Laufe der Jahre haben sich folgende Orte in diese Liste eingereiht:

Lourdes (Frankreich) Montichiari (Oberitalien), Medjugorje (Bosnien), San Damiano (Norditalien), Fatima (Portugal), Santa Maria alla Fontana (Norditalien), Efeso (Palästina), Einsiedeln (Schweiz).

In der Zwischenzeit hat man noch weitere Orte wie Chalice Well (England) entdeckt, wobei die genannten am längsten und besten erforscht sind.

Zunächst nannte Enza Ciccolo diese Wässer acqua d´amore – aus dem Liebeswasser wurde bald darauf das Lichtwasser. Ihre Theorie wird in universitären Kreisen mit viel Neugier, aber nicht minder starker Skepsis beäugt. Denn rein chemisch betrachtet unterscheiden sich Lichtwässer in keiner Weise von anderen Wässern. H_2O bleibt chemisch gesehen immer H_2O.

Die verschiedenen Lichtwässer unterscheiden sich untereinander durch bestimmte Schwingungsarten. Entweder sind sie von ihrer Energie her gesehen elektrisch, magnetisch und/oder polarisiert.

- Elektrische Energie entspricht nach dem chinesischen Energiemodell dem Yang, das stark nach außen gerichtet ist.
- Magnetische Energie entspricht dem chinesischen Yin, das nach innen gerichtet ist.
- Die polarisierte Energie gilt als eigentliche Ursprungsenergie, das Prana, Chi, kosmische Energie – sie verleiht dem Elektromagnetismus eine spezielle Eigenschaft, welche die unendliche Reproduzierbarkeit dieser Lichtwässer ermöglicht.

Was die Lichtwässer mit Homöopathie und Blütentherapie gemeinsam haben, ist ihre feinstoffliche und energetische Wirkung. Im Gegensatz zur Homöopathie und Blütentherapie, die von Menschen entwickelt und von Menschenhand zubereitet werden, stammen die Lichtwässer aus der Natur. Homöopathie und Bachblüten entwickeln sich von der Materie in Richtung Energie. Sie stellen praktisch eine „Verdünnung" von Materie dar.

Lichtwässer hingegen entfalten sich in umgekehrter Richtung. Das heißt, sie verdichten sich von Energie zu Materie. Die Reproduzierbarkeit von Lichtwässern ist ähnlich wie die homöopathischer Mittel. Lichtwasser ist unendlich reproduzierbar. Gibt man neun Tropfen Lichtwasser in einen Liter normales Wasser, überträgt sich die Information auf die gesamte Wassermenge, sodass mit neun Tropfen dieser neuen Gewinnung wieder ein Liter produziert werden kann.

Lichtwässer können durch die Übertragung ihrer Information, ihres Gedächtnisses, den Energiefluss in unseren Organen wieder harmonisieren. Die einzelnen Wässer haben noch ganz spezielle Eigenschaften für Körper, Geist und Seele, aber das würde zu weit führen, alles hier zu erläutern. Bei Interesse empfehle ich dir das Buch von Gudrun Dalla Via „Lichtwässer und ihre Heilkräfte".

Die neueste Entwicklung in den Delila Lebensessenzen ist die Beifügung **gemmotherapeutischer Wirkstoffe.** Materie trifft auf Feinstofflichkeit und verankert uns im Hier und Jetzt.

Das Leben ist ein ewiger Prozess des Wandelns. Seit vielen Jahren befinden wir uns in einem Paradigmenwechsel. Der Kosmos hat uns erreicht, Himmel und Erde, Geist und Materie verbinden sich im Licht neuer Energie. Wir beginnen einen neuen Zyklus und bei jedem Wechsel strömt kosmische Energie ein, die alles reinigt und an die Oberfläche zerrt, was im dunklen Schattenbereich liegt.

Überall herrschen Kriege, Korruption, Ungerechtigkeit, Frustration, Hoffnungslosigkeit und Machtkämpfe. Die Erde bebt und dieser Wechsel zeigt sich auf allen Ebenen, ob in Politik, Wirtschaft, Medizin, Erziehung, Kirche, persönlichen Beziehungen und auch in der Natur.

Die schnellen Veränderungen in der Wirtschaft, der Medizin, speziell in der Physik, stellen große Herausforderungen für uns und unsere materiellen Körper dar. Die Einflüsse von außen können oft nicht so optimal integriert werden.

Plötzlich werden Dinge wahrgenommen, die zwar immer vorhanden, uns aber nicht bewusst waren. Wir erwachen. Wir erkennen die Schönheit der Materie. Wir riechen an frischen Kirschblüten, stehen fasziniert vor blühenden Magnolienbäumen, laben uns am Duft köstlicher Maroni. Das Bewusstsein hat einen Sprung gemacht, mitten hinein in das bewusste Erschaffen. Wir haben die Fähigkeit und die Verantwortung, den Lauf der Dinge zu beeinflussen und gewinnen wieder die Macht über uns selbst.

Delila geht diesen Schritt mit, orientiert sich an den persönlichen Bedürfnissen der neuen Zeit und bringt somit als erster Hersteller von Essenzen MATERIE in ihre Feinstofflichkeit, um diesen Prozess in uns, um uns zu unterstützen und zu festigen. Wir werden die stärkere Lebens- und Transformationskraft der neuen Essenzen spüren.

Die Materie in den Delila Lebensessenzen wird hauptsächlich aus kleinsten Mengen gemmotherapeutischer Wirkstoffe bestehen, die eine essenzielle, tiefe Wirkung haben. Sie überbrücken den Spalt zwischen Fein- und Feststofflichem und schließen so endgültig die Lücke dazwischen.

Unsere Essenzen werden durch die Materie sichtbarer und spürbarer. Die mächtigste Stufe pflanzlicher Manifestation sind die Bäume. Materie wird z.B. durch die Kraft der Bäume sichtbar.

Dafür nutzen wir ausschließlich die jungen Triebe eines Baums oder frische Pflanzenknospen im Wachstumsstadium, die höchstens 2-3 Tage alt sind. Sie sind jung, vital, aktiv und tragen das Potential in sich, neues Leben zu erschaffen. Die Knospe gilt in der Signaturenlehre als pflanzliche Vulva, die Leben gebiert. Die glycerinhaltigen Mazerate hierfür werden von Irmgard Gottschling liebevoll per Hand hergestellt.

Gemma bedeutet „Knospe“. Der Begründer der Gemmotherapie ist der belgische Arzt Dr. Henry Pol. Bei seinen Frühlingswanderungen erforschte er die Vegetationsperioden verschiedener Knospen und Triebspitzen. Dieses Gewebe besitzt enorme Kraft, ist reich an Wachstumsfaktoren, Hormonen, Auxinen und Gibbelinen. In der Gemmotherapie werden Heilmittel verwendet, die den embryonalen und daher besonders teilungsaktiven Pflanzenteilen entnommen werden. Knospen, Triebe, Wurzelspitzen werden in Glycerin eingelegt, um den Reichtum an Hormonen, Enzymen und pflanzlichen Proteinen bestmöglich zu erhalten. Das Ziel ist es, die Prozesse auf der Zellebene wie die Zellkommunikation oder Wachstumsprozesse zu verbessern.

Mit den neuen Inhaltsstoffen werden die Delila Essenzen unser gesamtes System noch stärker unterstützen. Die Regenerations- und Selbstheilungskräfte im Körper werden schneller aktiviert und können so zur Entgiftung, Immunstärkung, Vitalisierung, Harmonisierung, Erneuerung und Verjüngung der Zellen beitragen.

Licht wird in lebendig strukturierte Materie geordnet. Wir integrieren alle energetischen Entwicklungsschritte viel besser auf der materiellen, körperlichen Ebene, erfreuen uns an den kleinen Dingen des Lebens und nehmen sie mit allen Sinnen wahr. Die Kommunikation mit uns, mit anderen wird lebendiger und tiefes Verstehen der Zusammenhänge allen Lebens geschieht. Himmel und Erde, Männlich und Weiblich werden eins in uns und das Licht in unseren Zellen kann wieder frei fließen.

Die Essenzen werden beginnend mit der inneren Familie (inneres Kind, innerer Mann, innere Frau) der Zeitqualität angepasst und wurden im Jänner 2015 adaptiert.

Anschließend folgten die Themen 1, 3, 5 (Vertrauen, Im Fluss Sein, Loslassen), danach kamen 2, 6, 9 (Lebensfreude, Selbstvertrauen, Wahre Liebe), als nächstes 4, 7, 8 (Frieden, Kraft, Klarheit) und zum Schluss als krönender Abschluss die 0 und 10 (Ganzheit als Repräsentant für den Kosmos und Mitgefühl als Vertreter von Mutter Erde). Ende August 2015 ist die Manifestation der Lebensessenzen abgeschlossen.

All diese wundervollen Komponenten werden je nach Thema zusammengemischt, nach einer speziellen Methode energetisch verstärkt und mit Weinbrand aus dem Fass haltbar gemacht. Eine Co-Kreation von Mutter Natur, Vater Kosmos, geistiger und menschlicher Wesen wie der Delila Mum Irmgard Gottschling.

Diese Zusammenstellung der Delila Lebensessenzen bewirkt folgendes:

Die **körperlich-organische Ebene** wird erreicht durch die Knospen, Edelsteine und Metalle, die ja aus dichtester Materie bestehen; die **emotionale Ebene** wird erreicht durch die Schönheit und Energie der Blüten. Die **mentale Ebene** informieren wiederum die Edelsteine, die ja in höchstem Maße Frequenzen speichern und in Form geistiger Impulse wieder abgeben können. Die Lichtwässer sind imstande, die einzelnen Körper noch besser zu verbinden und reichen bis in die **spirituelle Ebene.** Die Lebensessenzen wirken auf den Wasserhaushalt und über das elektrische Magnetfeld des Körpers.

Alle Zutaten und Rohstoffe stammen aus dem heimischen Alpenraum mit lokaler Signatur und werden in liebevoller Handarbeit in eigener Manufaktur in Kärnten erzeugt. Die Schwingungssignatur bewirkt, dass die Essenzen sehr kräftig auf uns wirken und wertvolle Begleiter in verschiedenen Lebensphasen sind.

Sie helfen dir, dich wohl zu fühlen, gerne zu leben, energetische Blockaden und unerwünschte Verhaltensweisen zu lösen, dich aus unangenehmen Gefühlen zu befreien und dein Potential zu entfalten. Desweiteren unterstützen die Essenzen auf der Zellebene, sie gleichen aus, geben Impulse ab, löschen Destruktives aus dem Zellgedächtnis und bringen die Zellen zurück in ihre Urschwingung.

Mit den Delila Essenzen erhältst du eine Lizenz zum Verändern, den Schlüssel zur Veränderung musst du aber selbst umdrehen. Denn wie sagte Mahatma Gandhi so schön:

„Sei du selbst die Veränderung,
die du dir von dieser Welt wünschst".

Hier sind 15 gute Gründe, warum du Delila und die Lebensessenzen lieben wirst.

Delila ...

1. Unterstützt dich dabei, wieder bedingungslos JA zum Leben zu sagen
2. Hilft dir, Angst, emotionale Spannungen und Blockaden zu lösen und lässt dich das Leben leichter und glücklicher bewältigen
3. Lässt dich ermessen, wie wertvoll du in Wahrheit bist, steigert dein Selbstbewusstsein, um dich und deine Bedürfnisse ernst zu nehmen
4. Eröffnet dir deine innere Wahrheit - du entdeckst, was dich daran hindert, sie zu leben und lässt es los
5. Lehrt dich Schritt für Schritt, dich selbst so anzunehmen und würdigen, wie du bist, dich dafür zu lieben und so von Be- und Verurteilung zu befreien
6. Stärkt deine Fähigkeiten aus deiner Selbstliebe heraus, Grenzen zu setzen und NEIN sagen zu können
7. Zeigt dir, welche Masken du trägst, welche Begrenzungen und Muster dich zum Handeln zwingen, bricht sie auf und schenkt dir innere Freiheit
8. Hilft dir, Enttäuschungen, Schmerzen, alte Schocks und Traumata zu lösen, in den Ausgleich zu bringen und deine innere Ruhe wieder zu gewinnen
9. Schenkt dir Urvertrauen, Zufriedenheit und die tiefe Gewissheit, dass alles gut ist – so wie es ist
10. Eröffnet dir neue Sichtweisen, schafft den Boden für Veränderung und unterstützt dich bei allen Übergängen sowie Neuanfängen
11. Ist der Schlüssel zum Wohlbefinden, da es deine Vitalität, Energie und Lebensfreude steigert
12. Schenkt dir den Mut und die Kraft, für dich selbst und deine Entscheidungen einzustehen

13. Schwingt in der Sprache deiner Zellen, verbindet sich mit deinem Zellbewusstsein und korrigiert Disharmonien, die in deinem Denken und Fühlen gespeichert sind.
14. Offenbart dir Stück für Stück die Weisheit der Natur, macht dir die Verantwortung gegenüber deiner Gesundheit bewusst und regt deine Selbstheilungskräfte an
15. Zentriert dich in deiner inneren Mitte, bringt dich ins Hier und Jetzt und schenkt dir Klarheit, Konzentration und Ausgewogenheit

Symbole und ihre Wirkung

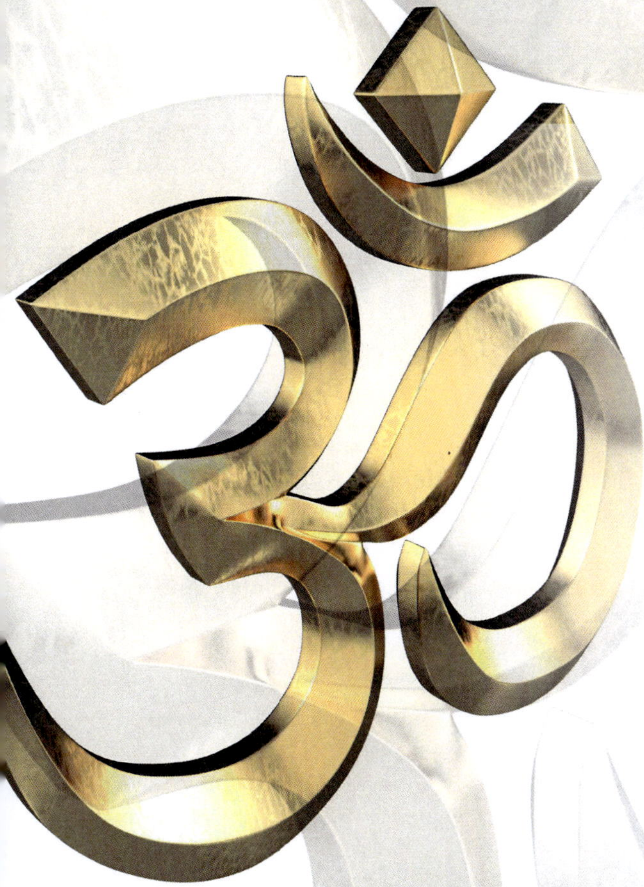

Symbole enthalten Botschaften, die wir unmittelbar erahnen oder verstehen, sie verdichten Wissen, Gefühle und Erfahrungen, die uns berühren. Sie verbinden und trennen, beruhigen oder erschüttern. Was bedeuten sie? Und wo kommen sie her?

Symbole kommen als „Urmuster" in der Natur, zB. als Kristalle und deren Formen vor, oder wurden schöpferisch kreativ vom Menschen entwickelt. Schon immer wurden Symbole vom Menschen genutzt. Alte, geistig sehr hoch entwickelte Kulturen und Naturvölker haben Symbole als Schutz, für Fruchtbarkeit und Wachstum, Fülle und Reichtum, für die geistige Entwicklung sowie für unzählige Rituale angewandt. Beispielsweise wurden vor kriegerischen Auseinandersetzungen Kraftsymbole auf die Haut gemalt, um bestimmte Eigenschaften wie Mut, Wille und Entschlossenheit zu stärken.

Zu allen Zeiten umgaben sich vor allem die Mächtigen mit Symbolen – und viele dieser alten Zeichen haben ihre Bedeutung bis heute behalten. Solche Symbole waren zum Beispiel für die Könige des Abendlands Kronen, Zepter und Äpfel als Bild des Reiches, über das sie herrschten. Die ägyptischen Pharaonen schmückten sich mit hohen Hüten, trugen als Zeichen ihrer Königswürde künstliche Bärte oder das Ankh.

Das I-Ging, das Buch der Wandlungen mit seinen 64 Hexagrammen, bildet die Grundlage des Taoismus. Die 24 Runen stellen im altnordischen Weltbild wichtige Kanäle der Energie dar, welche genutzt werden können, um ein Leben in Harmonie und gesunde Beziehungen zu anderen zu führen. „Das Wissen um Runen ist gleichbedeutend mit allumfassender Weisheit“ sagt ein altes Runengedicht. Die Kenntnis um Krafttiere ist vor allem aus alten nordamerikanischen Stammeskulturen und schamanischen Kulturen überliefert. Heiler und Schamanen setzen ihr Wissen von den Krafttieren zur eigenen seelischen und geistigen Unterstützung ein. Auch jedem Chakra ist ein Symbol zugeordnet, das meist in Lotusblüten und mit einem Buchstaben aus dem Sanskrit dargestellt ist. Das Tarot ist voller bedeutsamer Symboliken.

Symbole sind sichtbare Zeichen einer unsichtbaren Wirklichkeit. Wir treffen sie in jeder Zeitepoche, in jeder Religion und Mythologie, in Schriften, Bildern und Architekturen aus aller Welt.

Symbole enthalten weit mehr als den Gegenstand, den sie darstellen. Das Wort kommt vom griechischen „symballein“, was so viel bedeutet wie „zusammenwerfen“ oder zusammenfügen. Der Psychoanalytiker C. G. Jung sagt, dass die Symbole mitten ins Unbewusste strömen. Dort, wo jene Ur-Sinnbilder, jene Archetypen gespeichert sind, deren Bedeutung Menschen unabhängig von der Zeit oder dem Kulturkreis, in denen sie leben, unmittelbar verstehen.

Symbole sind eine Bildsprache, die Sprache der Seele und somit die Sprache des Unterbewusstseins. Sie sprechen eine tiefe Schicht der menschlichen Psyche an. Sie sind dargestellte Impulsgeber für Begriffe oder Energien, die je nach Bedeutung oder Inhalt von einfachen Bezeichnungen wie „Stop“ oder „Vorrang geben“ auch Inhalte vermitteln können, die tiefgreifend, essentiell und geheimnisvoll wirken. Jeder, der die Bücher „Sakrileg“ oder „Illuminati“ kennt, weiß, wovon ich spreche.

Symbole sind Hilfsmittel zur Aktivierung von freien Energien, um diese für sich oder für andere Menschen in allen möglichen Lebensbereichen nutzbar zu machen. Genauso wie jedes Wort oder jeder Klang, hat auch jedes Symbol eine ganz bestimmte Frequenz, auf der es sendet und einen bestimmten geistigen Inhalt übermittelt. Symbole einer höheren Ordnung, wie die Delila Lebenssymbole, liefern eine Botschaft an das Unbewusste.

Der Ökonom und Heilpraktiker Dr. Diethart Stelzl arbeitet seit vielen Jahren in seinen Therapien erfolgreich mit geometrischen Symbolen, Licht und Farbe. Er sagt, dass kosmische Symbole, geometrische Formen und Farben Kommunikationshilfen zwischen der grobstofflichen, physischen Körperebene und der feinstofflichen, vollkommenen, ätherischen Blaupause sind. In diesem Sachverhalt liegt ihre außergewöhnliche Wirkung begründet.

In Wahrheit gibt es keinen Unterschied zwischen dem, was wir sind und den Symbolen oder Farben, die wir wählen. Symbole und Farben prägen und lenken unser Fühlen, Denken und Handeln – vor allem in unseren unbewussten Lebensaspekten. Jedes Atom unseres Wesens trägt eine spezifische Energieschwingung. Diese Energie wiederum schwingt in Resonanz mit einer Symbol,- Farb- oder Zahlenfrequenz. Symbole vermögen Energieschwingungen auf allen Ebenen zu harmonisieren und zu modifizieren. Die Energie eines Symbols dehnt sich in unsere Umgebung aus und beeinflusst, wie wir uns gegenüber der Welt verhalten, die uns umgibt.

Nachdem die Lebensessenzen schon eine Weile geboren waren, bekam Irmgard Gottschling einen weiteren Impuls aus ihrer innersten Quelle, die Symbole als Ergänzung zu den Essenzen bereitzustellen. Sie begann aus ihrer Eingebung zu malen und daraus entstanden die heutigen 15 Lebenssymbole, die der heiligen Geometrie entstammen.

Die Lehre zur „Heiligen Geometrie" befasst sich mit den Mustern bzw. der Geometrie, die unserer Materie zugrunde liegen. Die „Heilige Geometrie" wurde nicht vom Menschen erschaffen, sondern lediglich von ihm entdeckt. Unsere Materie, aber auch unsere Mathematik, die Chemie und die Physik fußen auf ihren Mustern, ihrer Geometrie. Es ist anzunehmen, dass sie maßgeblichen Einfluss auf unser Leben nimmt und als Grundbaustein für alles Leben im weiteren Sinne verstanden werden kann. Die „Heilige Geometrie" umfasst die wichtigsten geometrischen Formen in ihrer vollkommensten harmonischen Struktur, wie beispielsweise den Kreis, das gleichseitige Dreieck, das Quadrat und das regelmäßige Fünfeck. Viele Menschen nutzen die Symbole der Heiligen Geometrie, um durch sie zu einer bewussteren, harmonischeren und strukturierteren Lebensweise zurückzufinden.

Symbole wirken über die biophysikalisch-elektrische Informationsebene des Körpers und transportieren die jeweiligen Botschaften. Sie senden sanfte Impulse direkt an die Zelle, harmonisieren und verstärken unser innerstes Potential- auch bei allen anderen lebenden Systemen wie Tier, Pflanze und Raum. Dadurch können sich körperliche und emotionale Zustände spürbar verbessern.

0

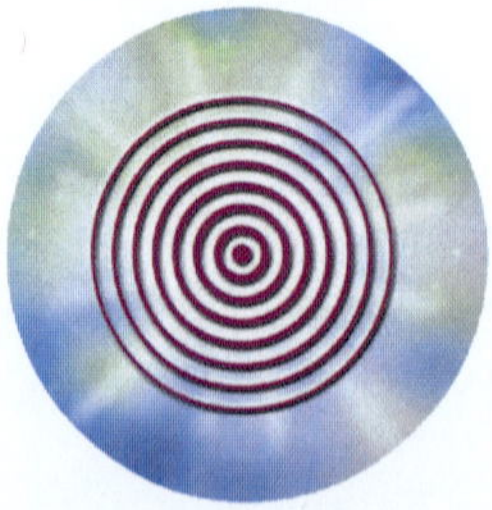

Ganzheit und Eins Sein

1

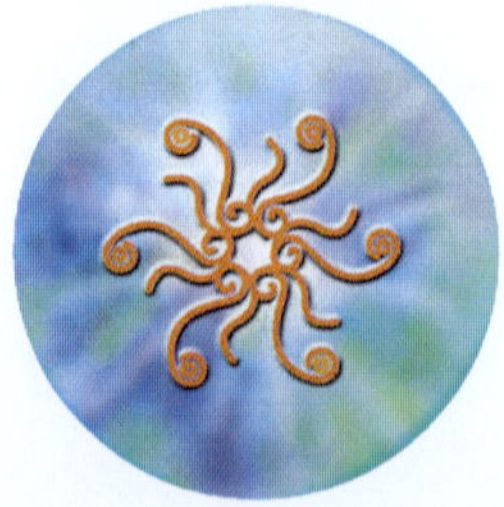

Vertrauen und Entspannung

4

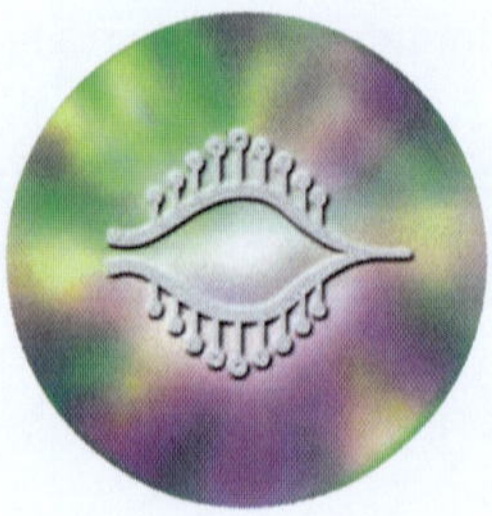

Frieden und Innerer Reichtum

5

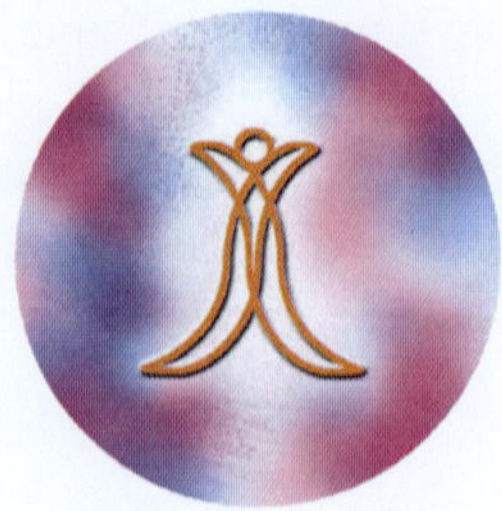

Loslassen und Frei sein

8

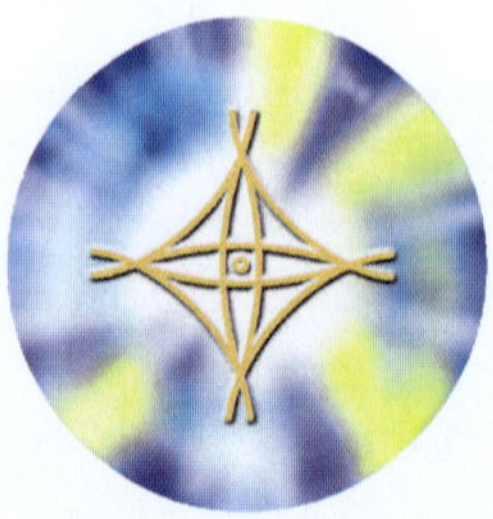

Klarheit und Konzentration

9

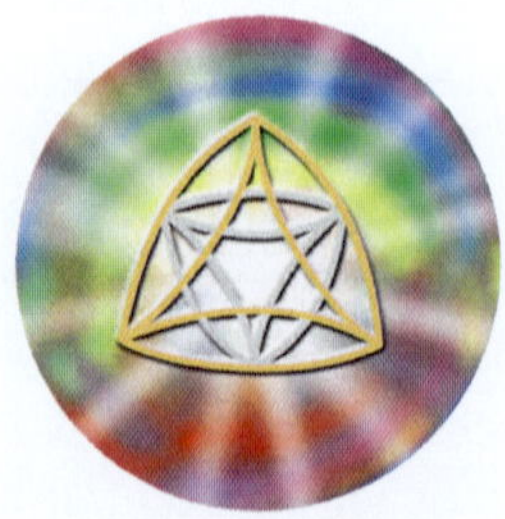

Wahre Liebe und Herzensfreude

12

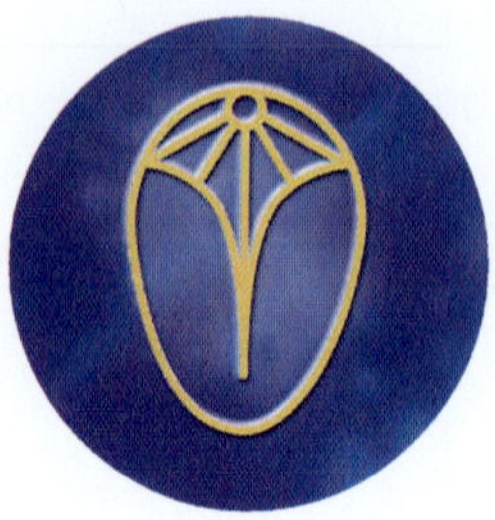

Innerer Mann

13

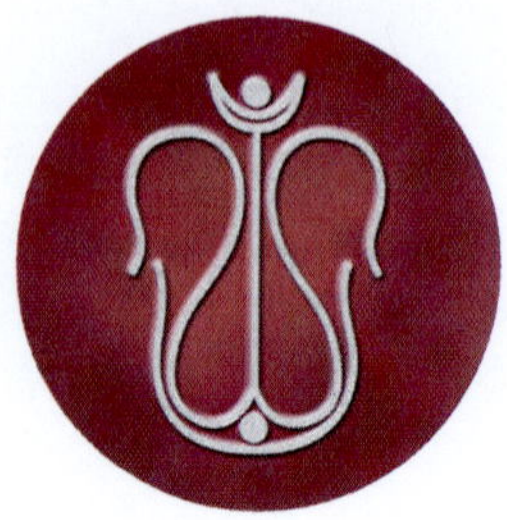

Innere Frau

2

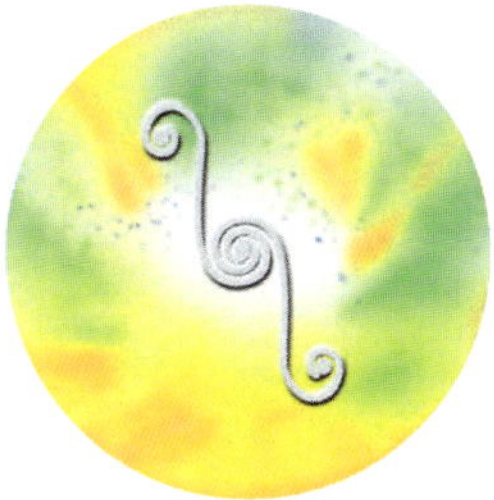

Lebensfreude und Lebenskraft

3

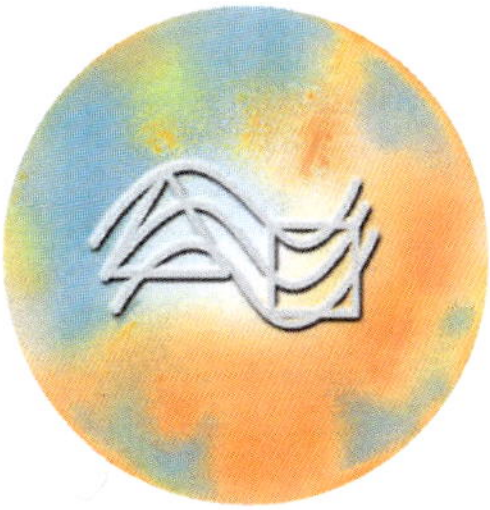

Im Fluss sein und Hingabe

6

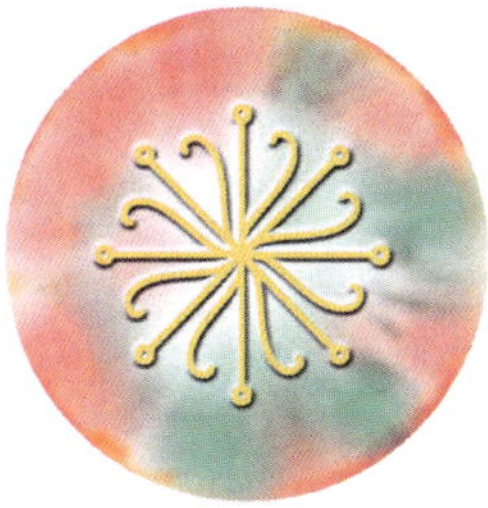

Selbstwert und Selbstvertrauen

7

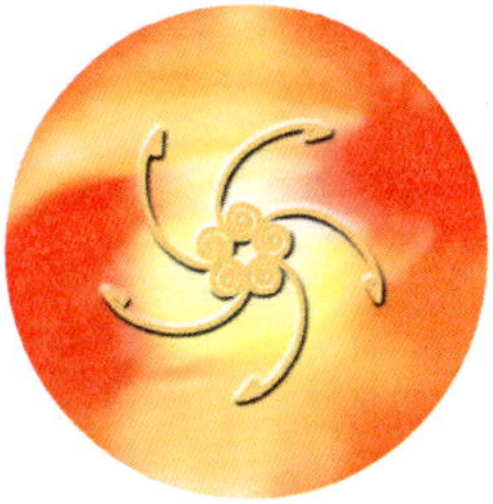

Kraft und Mut

10

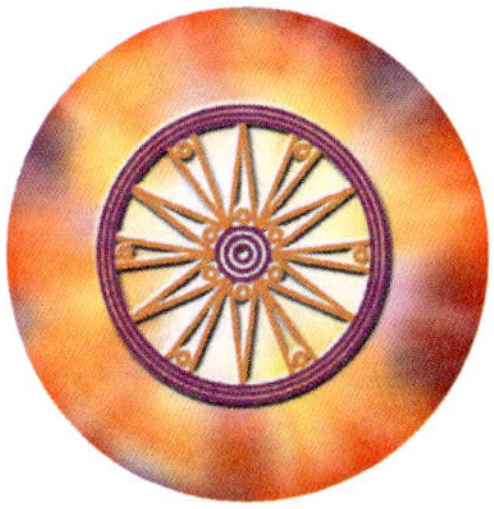

Mitgefühl und Notfall

11

Inneres Kind

14

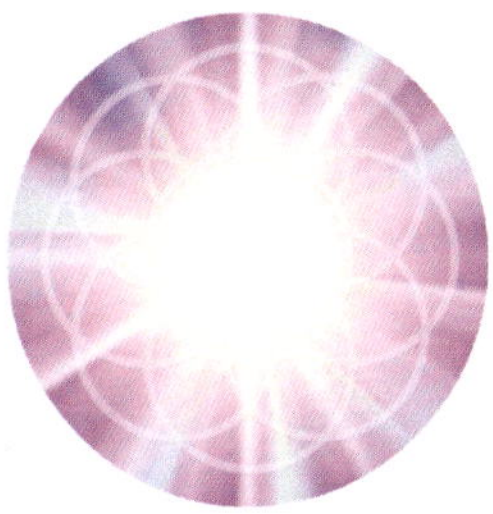

Erfüllung und Erkenntnis

Erlaube mir, noch ein wenig auf Farben einzugehen. Als ausgebildete Aura-Soma Beraterin, absolute Farbenqueen und Liebhaberin der bunten Künste ist es mir ein Herzensbedürfnis, die unbeschreibliche Schönheit von farbigem Licht zu zeichnen. Das Wissen um Farben ist ein archetypisches, dem Menschen seit Urzeiten innewohnendes Wissen, das nur in Vergessenheit geraten ist. Es sitzt uns noch in den Genen und braucht nur stimuliert und er"innert" zu werden.

Licht ist die Quelle des Lebens und Farben seine Sprache. Die Farben sind sozusagen ein Spiegel unserer Seele, die tief blicken lassen und uns wunderbare Erkenntnisse und Impulse auf unserer Lebensreise schenken. Jede Schwingung ist in Resonanz mit bestimmten Aspekten des physischen, emotionalen, mentalen und spirituellen Körpers. Farbe ist lebendige Energie, die sich durch das Bewusstsein mitteilt.

Wir alle sind durch Licht- und Tonenergien miteinander verbunden. In Wahrheit sind wir Lichtwesen, die sich durch Farbe Ausdruck geben. Farbe ist die Sprache der Seele und der Schlüssel, uns selbst auf der tiefsten, innersten Ebene zu verstehen. Farbe entsteht durch das Wechselspiel von hell und dunkel. Blau ist wie der Himmel und dem Dunkel am nächsten. Gelb ist dem Hellen am nächsten und repräsentiert die Sonne, die am Himmel steht. Scheint das Licht durch Blau und Gelb, wird Rot geboren.

Der große Dichter und Weise Johann Wolfgang von Goethe kämpfte in seiner „Farbenlehre" dafür, dass die Menschen Verständnis für die esoterischen Aspekte des Phänomens Farbe gewinnen. Er wies immer darauf hin, dass Farbe erlebt werden müsse, um ihre Wirkung zu spüren.

Er meinte, dass eines Tages seine Farbenlehre, die er dem Wissen der griechischen Philosophen verdanke, für die Menschen bedeutsamer sein würde als seine Dichtung. Für Goethe waren Farben Zeugnis einer höheren Ordnung. Er sagte auch, dass Farbe eine Universalsprache sei, dass in dem Phänomen Farbe eine Sprache stecke, aber es sei weder an der Zeit, noch an ihm, in diesen Bereich tiefer einzusteigen.

Und auch wenn wir mit unserem begrenzten linearen Verstand die Sprache des Universums kaum verstehen können, gibt es doch eine sehr mächtige Kommunikationsform zwischen uns und dem Kosmos: das Licht und das Bewusstsein, mit dem wir es wahrnehmen.

Im Folgenden habe ich die wichtigsten Informationen bzw. Assoziationen zu den Farben zusammengestellt.

ROT: Materiell, Erdung, Aktivität, Leidenschaft, Emotion, männlich, Power, Dominanz, Ich bin, Selbstakzeptanz, Überlebensfragen, Schöpferkraft, Stabilität

ORANGE: Lebenslust, spielerisch, Unschuld, Sexualität, Schock und Trauma, prickelnd, Vitalität, Genuss, Unabhängigkeit, Einsicht, tiefe Freude, Heilung der „Zeitlinie"

GOLD: Weisheit, Gelassenheit, Glanz & Glorie, nobel, subtile, irrationale Ängste, Loslassen, Mut, Selbstwert, unser eigenes Licht erstrahlen lassen, Glücksgefühle, Intuition

GELB: Sonne im Herzen, kindliches, humorvolles Gemüt, Dankbarkeit, Offenheit, Spontaneität, im Fluss sein, Wissen, Macht und Kontrolle, Selbstbewusstsein, Leichtigkeit

OLIVGRÜN: Entfaltung der weiblichen Stärken und Kräfte, Herzenswärme, Ehrlichkeit, Geborgenheit, Angenommen-Sein, Ausdehnung, weibliche Intuition, sich selbst treu sein, Raum für Klarheit schaffen, Hoffnung

GRÜN: Aus dem Herzen heraus leben, Selbstliebe, Großzügigkeit, Mitgefühl, Vergebung, Wachstum, Entscheidungs- und Handlungsfähigkeit, Neubeginn, Vertrauen in sich selbst, Harmonie

TÜRKIS: Übersprudelnde Freude, aus der Leichtigkeit des Herzens leben, Kreativität, Freiheit, Massen- und Herzkommunikation, neueste Technologien, Vernetzung, tiefe, innere Gelassenheit, Delphine und Meer, Neugierde und Offenheit, Verbindung von Herz und Verstand, Individuationsprozess

BLAU: Friede, Kommunikation, Autorität, Vertrauen, Bewusstsein, Harmonie, Barmherzigkeit, Ruhe, Sanftmut, „dein Wille geschehe", Lebenszyklen und Übergänge

KÖNIGSBLAU: Heilung, Inspiration, drittes Auge, höhere Wahrnehmung und größere Sensitivität, Zugang zum inneren Licht, das Wissen, warum man hier ist, Alleinsein, Klarheit und Einsicht, Demut, spirituelle Entwicklung, Intuition

VIOLETT: Transformation, Veränderung, Erwachen zur eigenen Spiritualität, mystisches Wissen, Heilung, Alchemie, Vereinigung von Gegensätzen, Hingabe an die höhere Ordnung, Transzendenz, die wahre Berufung leben

MAGENTA: Göttlichkeit, tiefe Fürsorge, die Liebe in die kleinen, alltäglichen Dinge des Lebens legen, Gnade und Anmut, Schönheit und Harmonie, Disziplin, Notfallssituationen, Dankbarkeit, Geduld, Trostspender

ROSA: Bedingungslose Liebe, Fürsorge, Zartheit und Sanftmut, sich geborgen und genährt fühlen, Selbstakzeptanz, feminine Energie, in Einklang mit allem sein, reine Selbstliebe, Fülle, Empathie

KORALLE: Die Liebesenergie in ihrer höchsten Form, neue Christus-Energie, Weisheit, inneres Glück, Versöhnung von männlichen und weiblichen Rollenmodellen auf sehr tiefen Ebenen, Regeneration, unerwiderte Liebe, Ungebundenheit, Missbrauch, Ästhetik

KLAR: Klarheit, Reinigung, Entgiftung auf allen Ebenen, Leiden und das Verstehen von Leiden, Neuanfang, Transformation unserer Schattenbereiche, Integrität, Neutralisierung von Energien, Schutz, sich für das Licht in uns zu öffnen.

Zusammen mit den pulsierenden Farben wirken die Delila Symbole in hohem Maße harmonisierend. Sie umgehen unseren bewertenden Verstand und erreichen direkt unser Bewusstsein. Je öfter wir sie sehen und uns damit umgeben, desto stärker verankern sie sich in unserem wissenden Feld.

Die absolute Besonderheit bei Delila sind die beidseitigen Symbole.

Die Vorderseite stellt die Prägung, die spezifische Lebensthemenfrequenz dar. Die Rückseite ist eine archetypische Energiefrequenz, welche sich dadurch auszeichnet, dass sie mehrdimensional ist und Teile der 12-Strang-DNA wieder aktiviert.

Wissenschaftler bezeichnen die für sie nicht vorhandenen zehn Stränge etwas despektierlich als „JUNK-DNS". Es gibt jedoch zahlreiche Studien, die belegen, dass die „Junk-DNS" nicht nur Müll sein kann. Ihr wird eine mächtige Steuerfunktion zugesprochen, wenn man auch noch nicht weiß, welche. Aber immerhin, die Erkenntnis ist wichtig.

Im chemisch sichtbaren Teil der DNA (1. + 2. Strang) ist das physische Erbgut all unserer Vorfahren eingeschrieben, das über Generationen weitergetragen wird.

In den feinstofflichen Schichten der DNA sind auch die seelengenetischen Erfahrungen gespeichert. Dazu gehört das, was wir als Karma bezeichnen sowie das, was wir bereits erfahren, gelernt und auf der Erde bewirkt haben.

Die Basis-Symbole auf der Rückseite „Merkaba" und „Quelle des Lebens" verstärken das Lebensthemen Symbol der Vorderseite.

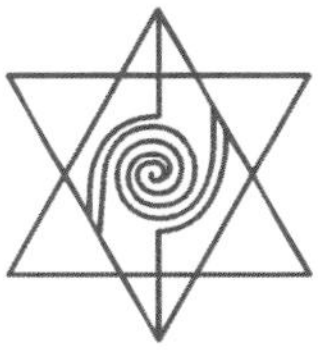

Die **MERKABA** setzt sich aus drei alt-ägyptischen Wörtern zusammen: MER = LICHT, KA = GEIST (Wagen) und BA = SEELE. Sie symbolisiert unseren Lichtkörper, das Gefährt aus Licht für unsere Seelen. Sie ist die Lichtstruktur um unseren menschlichen Körper in Form eines Stern-Tetreaders und stellt die Verbindung zu unserer Seele her.

Die Doppelspirale verstärkt die Wirkung des Symbols auf der Vorderseite. Die Merkaba aktiviert deinen göttlichen Funken und hilft dir, dein volles Potential zu entfalten, um die wahre Bestimmung deiner Seele hier auf der Erde zu leben, frei von beruflichen, finanziellen, gesellschaftlichen oder beziehungsorientierten Abhängigkeiten.

Die **QUELLE DES LEBENS** repräsentiert die Basis unserer acht Stamm-Zellen, in denen unsere Aufgaben und Talente gespeichert sind. Sie liegen im Zentrum unseres Körpers, manifestiert im Beckenboden. Acht Kreise, die sich immer wieder auf ihr Zentrum beziehen und das Potential in sich tragen, in die Einheit zurück zu kehren. Der neunte Kreis umschließt die Verbindung aller acht Kreise und vereint die materiellen Aspekte der Dualität und des physischen Seins auf der Erde.

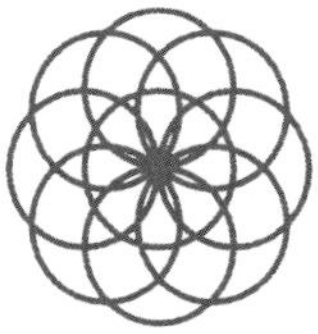

Dieses Symbol hilft dir, in deine Quelle, deinen innersten Raum einzutreten, Kraft zu tanken und dich in dir geborgen zu fühlen, ganz gleich, was im Außen gerade geschieht. Es ermöglicht eine erweitere Wahrnehmung und du erinnerst dich an die grenzenlosen Möglichkeiten deines Seins.

Bei beiden Basis-Symbolen geht es um die Aktivierung unserer DNS, unserer Ur-Zellen, der „schlafenden Gene", das Hochschwingen unserer Körperfrequenzen und die Reinigung der Zellen durch die Beschleunigung der Zellkerndrehung.

Irmgard Gottschling nennt ihre Lebenssymbole auch „Schlüssel des Lichts", da sie eine direkte Wirkung auf unser Innerstes, unsere DNA – die Matrix unseres Lebens haben. Sie öffnen und harmonisieren nicht nur unsere Zellen, sondern haben einen positiven Einfluss auf unseren Lichtkörper. Sie helfen uns, den Ausdruck des ganzen Seelenpotentials in der menschlichen Form zu verwirklichen, das Bewusstsein jeder Zelle, jedes Gedankens, sogar die Schwingungen jeder noch so feinen Emotion aus alten Strukturen zu befreien.

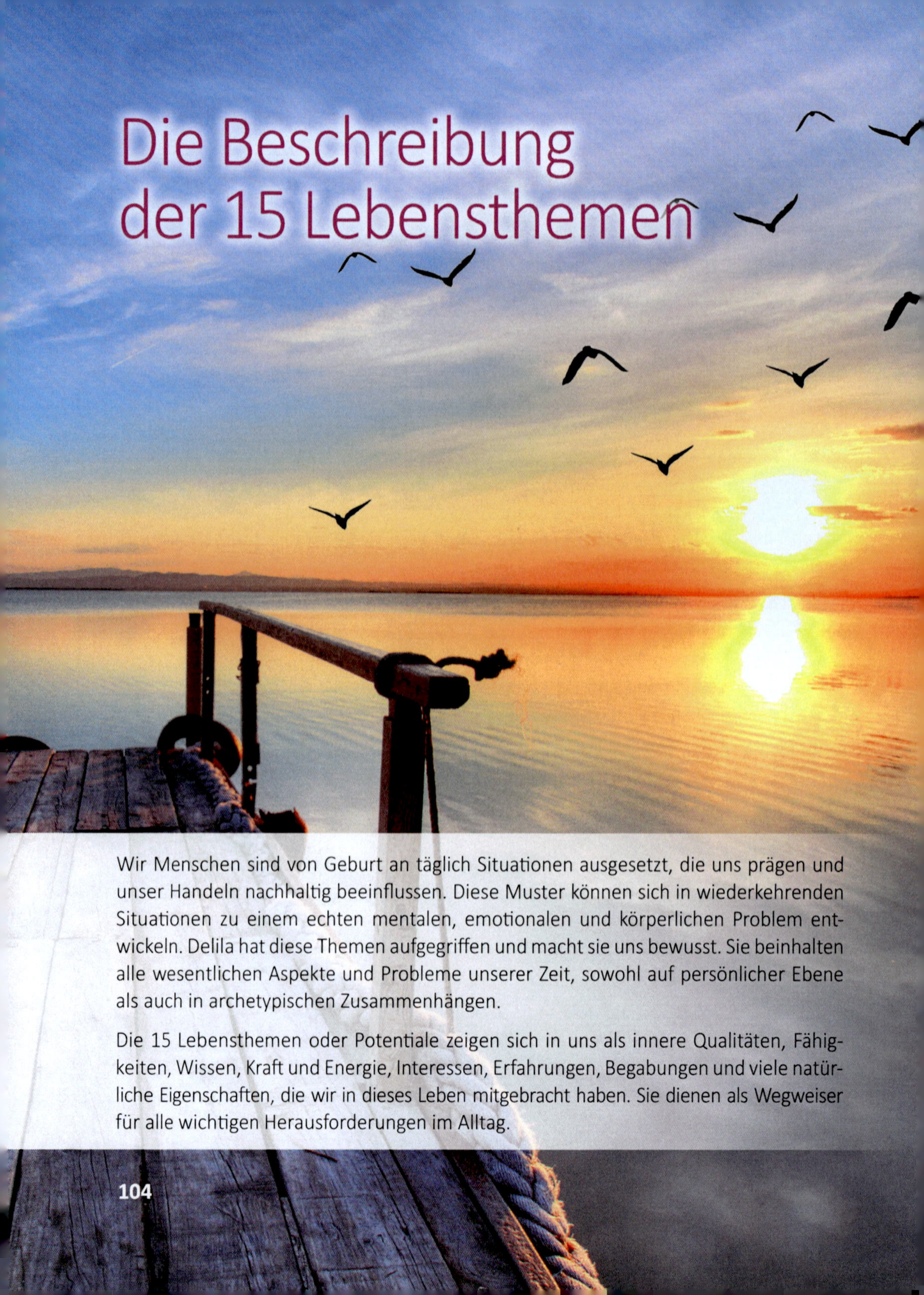

Die Beschreibung der 15 Lebensthemen

Wir Menschen sind von Geburt an täglich Situationen ausgesetzt, die uns prägen und unser Handeln nachhaltig beeinflussen. Diese Muster können sich in wiederkehrenden Situationen zu einem echten mentalen, emotionalen und körperlichen Problem entwickeln. Delila hat diese Themen aufgegriffen und macht sie uns bewusst. Sie beinhalten alle wesentlichen Aspekte und Probleme unserer Zeit, sowohl auf persönlicher Ebene als auch in archetypischen Zusammenhängen.

Die 15 Lebensthemen oder Potentiale zeigen sich in uns als innere Qualitäten, Fähigkeiten, Wissen, Kraft und Energie, Interessen, Erfahrungen, Begabungen und viele natürliche Eigenschaften, die wir in dieses Leben mitgebracht haben. Sie dienen als Wegweiser für alle wichtigen Herausforderungen im Alltag.

Wie sehr ausgeprägt, leicht zugänglich oder heil unsere Potentiale angelegt sind, hängt von vielen Faktoren ab: von den Erfahrungen, die wir als Seele mitbringen und der Sehnsucht, welchen Potentialen wir in diesem Leben Ausdruck verleihen möchten, der Prägung durch unsere Familie und Umgebung, der Information in unserer DNA, den Glaubenssätzen, Programmen, Mustern und vielem mehr.

Wir können uns die Lebensthemen wie ein Orchester vorstellen: spielen alle Musiker im Orchester ihre Instrumente richtig und voller Freude, entsteht eine wunderbare Melodie, die unser Herz erfreut. Ist nur ein einziges der Instrumente verstimmt oder spielt nur einer falsch, kommen unschöne, disharmonische Klänge zum Vorschein.

Mit den Delila Wegbegleitern wird das Instrument neu gestimmt und die Balance wieder hergestellt. Der Weg durch das Leben ist eine Reise zu sich selbst - vom Vergessen ins Erinnern, in das Bewusstsein eines Wesens mit unendlich viel Wissen, Weisheit und Liebe. Du entdeckst deine Potentiale und Gaben neu, stärkst und entfaltest sie. Freude, Liebe und Begeisterung stehen dabei an oberster Stelle, denn das führt zu Kraft, Gesundheit und Wohlbefinden.

In diesem Kapitel wird erklärt, welche Potentiale in den fünfzehn Lebensthemen enthalten sind, worum es dabei geht, wie sie sich im Leben eines Menschen äußern können in einer gelösten oder ungelösten Form und welche Wirkung sie auf uns haben.

Du kannst dir die Lebensthemen auf einer Skala von 0 – 100 vorstellen:

„0" ist das Zuwenig, die Blockade, das Nicht-Leben eines Potentials, die Schattenkraft, das ungelöste Thema, der dunkle Bereich, den man sich nicht gerne ansieht.

„100" wäre das Zuviel, das Potential in einer Erhöhung gelebt, in einer Übertreibung, das Ausreizen einer Thematik, exorbitant und auch nicht gesund.

„50" ist die goldene Mitte, der Ausgleich, die Balance, die Quelle unserer Kraft, der Ruhepol, unsere Lebensoase – dort wollen wir hin und zwar in jedem Lebensbereich. Dazwischen liegen unendlich viele Grauabstufungen, die weitere Facetten eines Themas beinhalten.

Oft präsentiert sich das Leben in Achterbahnen, manchmal sind wir mehr in Richtung der „0-er" Ebene unterwegs, dann wiederum schlägt das Pendel zur 100er Linie und irgendwann balanciert es sich wieder aus.

Ist ein Potential in uns ausgeglichen, erleben wir selbstverständlich auch diesen sanften Lebensrhythmus, die Pendelwirkung, allerdings können wir diese gut bewerkstelligen. Denn entscheidend ist nicht, was uns passiert, sondern wie wir damit umgehen. Stellt ein Thema für uns eine Herausforderung dar, erleben wir immer wieder Szenen aus diesem Lebensbereich, weil wir uns entschlossen haben, eine Qualität, ein Potential, eine Fähigkeit in uns zu entwickeln, tiefer zu erforschen, etwas aufzulösen, um immer souveräner zu werden.

Sollte eine Kraft blockiert sein, so ist es uns nicht möglich, das Potential in uns zu fühlen. Wir wissen meist um das Unvermögen, das uns zutiefst schmerzt, aber wir sehen keine Möglichkeit, das Potential für uns zum Positiven zu verändern, weil wir es einfach nicht spüren. Eine Blockade hat aus ihrer Natur heraus die fatale Eigenschaft, sich zu verstärken, je mehr an ihr gerüttelt wird.

Auf den nächsten Seiten erfolgt ein Überblick und eine mögliche Orientierung der Delila Themen. Ich habe mich bemüht, ein klares und verständliches Bild zu zeichnen, was bei der Komplexität der Informationen nicht ganz einfach war. Jedes Thema an und für sich könnte ein eigenes, kleines Buch füllen - ein Buch mit positiven und negativen Seiten, mit Qualitäten, Einsatzmöglichkeiten, Lösungen und Zuordnungen. Auch ist die Wirkung auf die Menschen völlig individuell und unterschiedlich. Wer tiefer einsteigen möchte, dem empfehle ich den Besuch eines Seminars.

Spannungsbogen der Lebensthemen

Die Geburt ist die Visitenkarte und das erste Erfolgserlebnis eines Menschen. In der Geburt wird der Mensch das erste Mal aus eigenem Antrieb aktiv. Sie zeigt den Willen, die Energie und Zielstrebigkeit des Menschen an. Zum anderen ist die Geburt das erste traumatische Erlebnis. So wie die Geburt verlaufen ist, bildet sich das Aktivitätsmuster eines Menschen.

Was passiert, wenn eine Schwangerschaft oder Geburt nicht so harmonisch abläuft, eine schwangere Frau Streit, Missachtung oder Ablehnung, einen plötzlich auftretenden Schreck, einen Unfall oder einen Schock erlebt?

Sie selbst ist erwachsen und hat ein Bewusstsein entwickelt, das sich in der Situation zurechtfinden und sie einordnen kann. Nicht so der Fötus. Er erlebt das Trauma, das sich als Energieformation und Information in seinem Zellgefüge einspeist und abspeichert. So wird eine negative Situation im Leben der werdenden Mutter zu einem genetischen Code im Leben des Kindes, zu seinem Lebensprogramm. Oder eine Geburt im Krankenhaus, das Baby bekommt den berühmten Klaps auf den Hintern, schreit, wird von der Mutter weg genommen, gewogen, gewaschen, fühlt sich alleine in dieser Hektik, ist abgeschnitten und getrennt von seiner vertrauten Umgebung (in unserem Fall die Gebärmutter). Das ist eine der ersten Erfahrungen, die wir in diesem Leben speichern, und gehört oft nicht zu den liebevollsten.

Nach der Geburt, in den ersten sieben Lebensjahren, setzen sich Einfluss und Fremdwirkung auf das kindliche Leben fort. Bis dahin sind wir ja eher fühlende Wesen, bis wir zu einem denkenden Menschen werden.

Das Baby hat Hunger, schreit, die Mutti kommt ein bisschen zu spät, somit entwickelt sich ein Spannungszustand. Dieser prägt sich im Unterbewusstsein ein und sobald der Mensch in ähnliche Situationen kommt, erinnert ihn das Unterbewusstsein daran. Solche Situationen verursachen Angst und das Gefühl von Verlust, „ich bin ganz alleine, meine Mutti sorgt nicht für mich". (1-Vertrauen).

Somit hat sich das erste Lebensthema verfestigt und wirkt auch schon in das zweite hinein. Wir sind traurig, wenn wir diesen Verlust spüren, Trauer überschattet und unterdrückt die Freude am Leben. (2-Lebensfreude).

In unserer Gesellschaft wird uns oft gesagt, wie wir uns zu benehmen haben, welche Gefühle wir ausleben dürfen und welche gar nicht gut sind. Somit beginnen wir, gewisse Impulse zu unterdrücken, wir halten uns zurück und leisten dem Leben, welches sich durch uns ausdrücken möchte, Widerstand – aus Angst, nicht mehr so geliebt zu werden oder die Mutti zu verlieren. (3-Im Fluss Sein)

Mit diesen Blockaden baut sich innere Wut auf, weil man nicht so sein darf, wie man es in sich spürt, wie man sich fühlt. Somit ist die Möglichkeit, mich und das Leben bedingungslos anzunehmen oder die Fülle des Lebens zu genießen, unterbunden. (4-Frieden)

Durch die Angst und die Unterdrückung beginnt man nun, sich an Dinge, Menschen oder Situationen zu klammern. Veränderungen werden zur Last, man mag das nicht, Veränderungen erinnern uns immer wieder an diese Angst, diese Trennung. Man fühlt sich nicht in der Lage, loszulassen, sich an neue Umgebungen, Situationen anzupassen, man spürt latent diese Verlustangst und das macht unfrei. (5-Loslassen)

In diesem Zustand ist es auch nicht mehr möglich, seinen Selbstwert zu erkennen. Es wurden schon so viele Lagen drüber gestülpt, dass man seinen Ursprung oder so etwas wie die innere Stimme nicht mehr wahrnimmt. (6-Selbstvertrauen)

All diese Spannungszustände und Unterdrückungen kosten immens Kraft, viel mehr, als wenn man sich dem Fluss des Lebens hingeben würde. Diese fehlende Vitalität verursacht erneut ein Ungleichgewicht, die Energie ist blockiert oder wird fehlgeleitet. (7-Kraft)

In diesem Moment kann sich der Mensch auch nicht mehr zentrieren oder fokussieren, seine Entscheidungsfreudigkeit nimmt ab und er verliert fast den Sinn für das Wesentliche und das Leben. (8-Klarheit)

Ein Mensch in diesem Zustand ist nicht mehr in der Lage, sich selbst zu spüren, die allumfassende, bedingungslose Liebe sich selbst und anderen gegenüber wahrzunehmen und es wird versucht, über Bedingungen Liebe zu erhalten. (9-Wahre Liebe)

Das führt zu allgemeinem Unwohlsein, schmerzt und man ist auch nicht mehr fähig, eine Verbindung mit sich selbst oder Mitgefühl für andere aufzubauen. (10-Mitgefühl)

Nach den ursprünglichen zehn Lebensessenzen kamen später noch fünf neue dazu: das „Große Leben", das sich aus dem inneren Kind, dem inneren Mann, der inneren Frau, der Ganzheit und der Erfüllung zusammensetzt. Es spiegelt die Harmonie im Großen Lebenskreislauf, dem alles Geschehen zugrunde liegt.

Die 0 als Zeichen der Verbundenheit zu allem was ist, zur Quelle, zum Kosmos, zu Gott, wenn du willst. (0-Ganzheit)

Das innere Kind als Symbol dafür, wie wir das Leben sehen, neugierig, erforschend, voller Leichtigkeit und Kreativität, voller Unschuld und Lust, uns dem Leben hingebend. (11-Inneres Kind)

Der innere Mann ist wiederum das männliche Urprinzip, das Yang, der Aspekt Sonne, Feuer, Helligkeit, der aktive Schöpferimpuls, tun, machen, raus gehen, etwas bewegen, Aktivität, der Mann gibt, trifft Entscheidungen, setzt sich durch. (12-Innerer Mann)

Die Frau empfängt, schützt, bewahrt, nimmt auf und ruht in sich. Die innere Frau ist unser nährender, fürsorglicher Aspekt, die Urkraft des Weiblichen, die aus der Intuition heraus handelt, gütig, liebevoll mit ihren Gefühlen verwurzelt ist, sich mehr Zeit nimmt und genießt. (13-Innere Frau)

Die Erfüllung als Königin der Lebensthemen, die die Wahrheit über jedes Lebensthema enthüllt, Liebe, Erkenntnis und Freude ins Energiefeld bringt und über die Illusion des Leidens erhebt. (14- Erfüllung)

Die Lebensthemen sind ein Spiegel unserer Seele, die tief blicken lassen und uns wunderbare Erkenntnisse und Impulse auf unserer Lebensreise schenken. Zuerst erfolgt eine ausführlichere Beschreibung des Themas, danach ein kurzer Überblick über die Inhaltsstoffe der Lebensessenz, die Einsatzmöglichkeiten für Mensch und Tier, Lösungsansätze und die verschiedenen Zuordnungen.

0 Ganzheit und Eins Sein

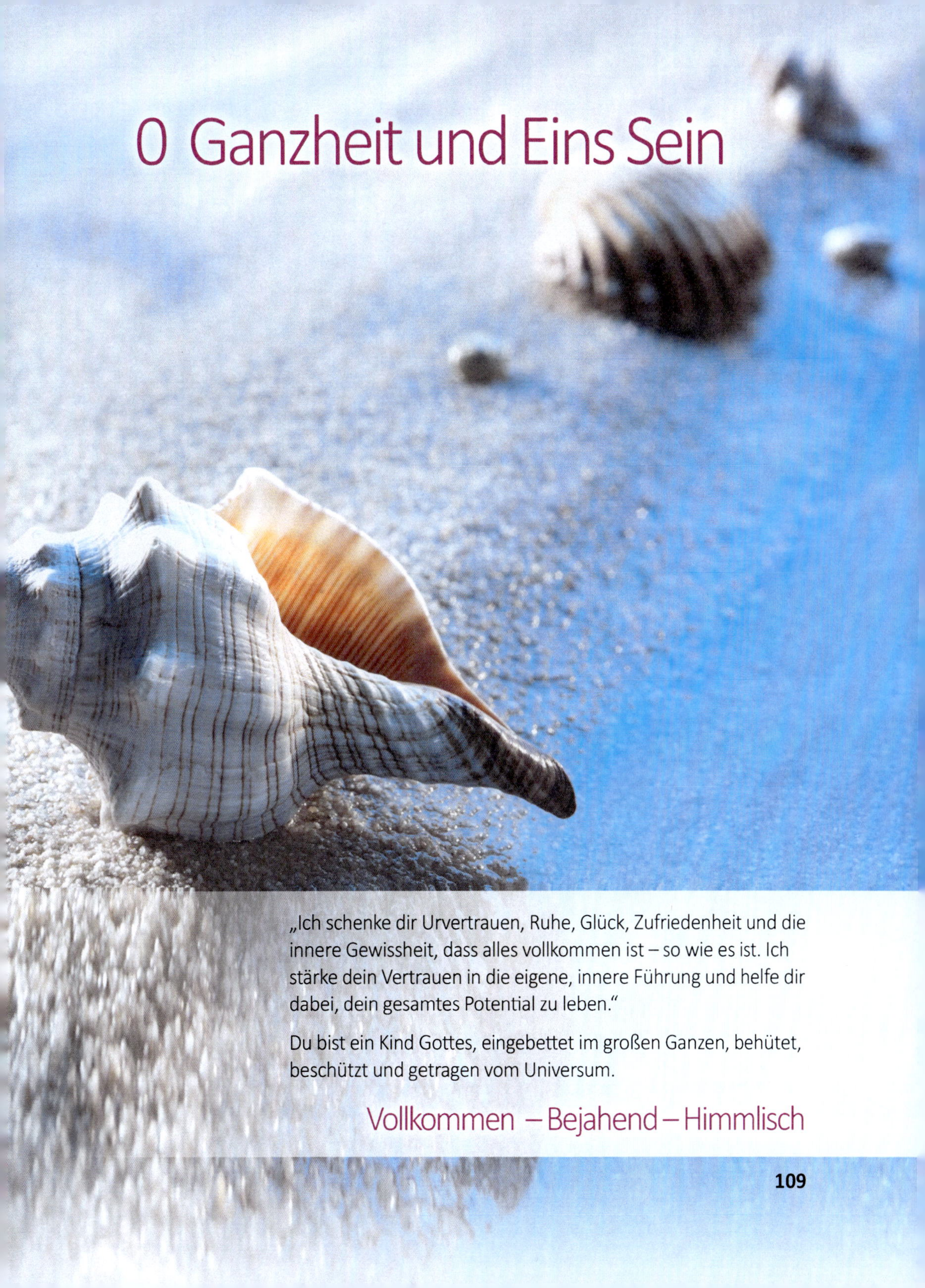

„Ich schenke dir Urvertrauen, Ruhe, Glück, Zufriedenheit und die innere Gewissheit, dass alles vollkommen ist – so wie es ist. Ich stärke dein Vertrauen in die eigene, innere Führung und helfe dir dabei, dein gesamtes Potential zu leben."

Du bist ein Kind Gottes, eingebettet im großen Ganzen, behütet, beschützt und getragen vom Universum.

Vollkommen – Bejahend – Himmlisch

Die no 0 „Ganzheit und Eins Sein“ ist das erste Thema aus dem Großen Leben, den übergeordneten, archetypischen Energien. Die Null ist das Alpha und Omega, der Anfang und das Ende, in ihr liegt alles bereit, das Unbestimmte, Unfassbare, Unsichtbare, die Welt der unbegrenzten Möglichkeiten. Im zeitlosen Raum, in dem Gott verweilt und der auch DEIN Zuhause ist, lebt die Essenz von allem, was je war und je sein wird, ist ewig gegenwärtig in einem unmanifesten Zustand von Einheit und Perfektion – absolut jenseits von allem, was der menschliche Verstand sich jemals vorstellen und begreifen kann.

Diese Energiequalität repräsentiert unsere Verbindung zu Vater Kosmos, zu unserer inneren Quelle, zur Geistigkeit. Woran glaube ich? Wie ist es mit meiner Intuition bestellt? Was ist mein geistiges Erbe? Worin sehe ich den tieferen Sinn meines Lebens?

Die Ursprungsthematik in der Ganzheit ist das Urvertrauen. Das Urvertrauen ist jene innere Gewissheit, dass ich vom Universum versorgt, getragen, beschützt und geliebt bin, dass ich ein Teil des Einheit bin, von der ich mich nie wirklich getrennt habe, wenn gleich es sich in schmerzlichen Situationen auch so anfühlen mag.

Lebe ich jedoch im inneren Wissen um meine Verbundenheit mit dem großen Ganzen, so weiß ich, ich kann nie tiefer fallen als in die Hand Gottes. Ich bin eingebettet in das große All-Eins-Sein, ich bin nicht von dieser Welt, aber im Augenblick lebe ich hier, mache das Beste daraus und irgendwann kehre ich in meine geistige Heimat zurück. Hier auf diesem Planeten der Polaritäten erleben wir ein Trennungsbewusstsein, mit dem wir immer wieder konfrontiert werden. Das sind tief sitzende Gefühle des Mangels, der Unvollkommenheit, ein Gefühl, dass uns etwas ganz Wichtiges fehlt. Manchen ist das bewusst, anderen nicht. Bewusst zeigt es sich als ständiges, unzulängliches Selbstwertgefühl, unbewusst wird es als tiefes Verlangen, als Sehnsucht, als Bedürftigkeit gefühlt.

Wenn wir dieses Urvertrauen in uns tragen oder auch entwickeln, dann können wir dem Leben viel offener, viel freundlicher begegnen, wir sind wahrhaftiger und leichter in Beziehungen mit anderen, da wir nichts und niemanden zwingend brauchen, da wir in uns selbst vollständig sind. Wir wissen und spüren in jedem Moment, dass wir beschützt sind und uns nichts passieren kann. Der Glaube an dich selbst ist der machtvollste Schlüssel im Universum. Er öffnet alle Türen.

Jeder Mensch gerät irgendwann in Lebenssituationen, wo er weder ein noch aus weiß, wo alles keinen Sinn zu machen scheint, wo man alles hinwerfen möchte, zweifelt und man sich wütend fragt: „Was soll das hier eigentlich? Wo läuft das Ganze hin? Wer bin ich? Was ist der Sinn meines Lebens?“

In diesen Momenten ist es wichtig, dass du dich dieser Hilflosigkeit, der Verwirrung und auch der Verzweiflung stellst, sie zulässt und dich deiner höheren Führung überlässt.

Gemeint ist damit unser höheres Selbst, der Teil von dir, der sich niemals aus der Einheit getrennt hat, der du wahrhaftig bist, der in einer anderen Dimension über dich wacht und wenn du es erlaubst, dich lenkt, führt und dir die richtigen Antworten liefert. Dein wahres Selbst kennt den Weg. Auch in Phasen tiefer Verzweiflung warst du nie allein, und wirst es auch nie sein. Alles, was du je gedacht und gefühlt hast, wurde gehört. Manchmal gehört es aber zu einem Lernprozess, da durch zu tauchen, zu vertrauen, für dich zu sorgen, so gut du eben kannst, oder dir Hilfe zu holen. Und manchmal braucht es auch etwas Zeit, damit Dinge, Ideen, Gedanken oder Projekte in aller Stille reifen können, ehe sie sich exponieren.

Die Energiequalität der Ganzheit spricht die Einladung aus, das ins Auge zu fassen, was uns im Leben mit tiefer innerer Freude erfüllt. Das Leben ist ein Geschenk und wir selbst wählen, wie wir es gestalten. Jeden Morgen kannst du dich entscheiden, ob du dein Leben als wunderbares Kunstwerk erschaffst, etwas Schönes erlebst, Glückseligkeit erfährst oder ob du dich als Gestalter deiner Lebenswirklichkeit ignorierst und völlig unbewusst ohne Lust vor dich hin lebst.

Es zahlt sich nicht mehr aus, aus reiner Gewohnheit in dumpfen Sümpfen zu waten, es kann unangenehm werden. Opfer-Bewusstsein oder Schöpfer-Bewusstsein, Mangeldenken oder Fülle, Vergeben oder Verurteilen, wir haben es in der Hand. Wer sich immer noch selbst verurteilt, mit sich und dem Leben hadert, bekommt es mit energetischen Staus in den feinstofflichen Feldern zu tun. Unbewusste Schöpfung führt zu Erschöpfung. Depression, Burn-out, Gefühle der Sinnlosigkeit und vieles mehr sind die Folgen.

Also sei so frei und wähle im Zweifelsfall den puren Moment der Freude, der dein Herz zum Singen bringt. Wie gut dir das gelingt, erkennst du am Ausmaß der inneren Ruhe und Ausgeglichenheit, das du am Ende eines Tages ausstrahlst.

Das tiefe Vertrauen in die innere Stimme wie auch in die Informationen, die uns über die rechte Gehirnhälfte erreichen, darf noch wachsen. Gerade wenn wir still werden, im zeitlosen Raum des Nichts, meldet sich die verspielte Stimme zu Wort, auch wenn wir sie oft nicht ernst nehmen. Jeder inspirierende Funke des Bewusstseins zündet viele Male im Inneren, ehe wir damit in die Öffentlichkeit gehen. Irgendwann kommt aber der Moment, wo „es“ aus uns raus platzt. Wann immer das ist, erlaube es dir. Genau damit machen wir auch allen anderen Mut, sich am puren Leben zu freuen und erschaffen produktive Bewusstseinsfelder.

Menschen, die mit der Qualität der Ganzheit nicht gut umgehen können, tragen eine unwahrscheinliche Lebensangst in sich, sie trauen sich schlicht und ergreifend nicht, voll und ganz am Leben teilzunehmen. Sie sind dem Leben gegenüber nicht offen, haben die Schotten dicht gemacht und vergraben sich lieber in ihrem Schmerz, als aktiv ihr Leben zu gestalten. Die wenigsten Menschen wissen, wozu sie leben bzw. was und wie sie sich erfahren wollen. Sie haben den Sinn ihres Lebens noch nicht gefunden und leben oft ein unerfülltes Dasein ohne Begeisterung. Diese Unklarheit geht mit einem Gefühl der Leere Hand in Hand.

Anstatt sich darauf einzulassen, der inneren Leere Raum zu geben, in der sich klare Impulse melden können, versuchen sie lieber, diese Leere, das innere Loch zu füllen, indem sie zwanghaft nach Befriedigung streben. Sie gieren dann nach Besitz, Geld, Erfolg, Macht, Anerkennung oder nach einer besonderen Beziehung. Sie sammeln materielle Dinge an, geben sich übermäßigen Sinneserlebnissen (zu viel Essen, Trinken, Rauchen, Sporteln) hin oder lenken sich mit anderen stimulierenden Lustreizen ab, um diesem inneren Vakuum entfliehen zu können. Sie wollen damit nur erreichen, dass sie sich besser fühlen. Aber sogar wenn ihnen all diese Dinge gelingen, sie ein Vermögen anhäufen, privat und beruflich erfolgreich sind, müssen sie erkennen, dass dieses innere schwarze Loch immer noch da ist, dass es bodenlos ist. Und noch etwas, ein Körper, der das Fühlen verweigert, produziert Schmerzen. Autsch!

Ist dieses Potential unterdrückt, verlieren wir das Vertrauen in die Schöpfung und in alles, was uns umgibt. Urängste wirbeln aus den Zellen hoch. Wir erleben Phasen tiefer Einsamkeit, fühlen uns getrennt und abgespalten vom Leben und im schlimmsten Fall sehnen wir uns nach dem Tod als Erlösung. Jedes Leben und jeder Moment eines Lebens hat einen tiefen Sinn, den wir jedoch in der Dunkelheit nicht sehen können.

Die Qualität der Ganzheit schenkt dir Urvertrauen, Glück, Zufriedenheit und die innere Gewissheit, dass alles vollkommen ist – so wie es ist. Sie hilft dir bei der Ganzwerdung auf allen Ebenen, du entwickelst deine sensitiven Fähigkeiten, kommst zu innerer Ruhe und Frieden. Sie stärkt dein Vertrauen in die eigene, innere Führung und hilft dir dabei, all deine Schätze auszupacken, dein gesamtes Potential zu leben und den Reichtum des Lebens in seiner ganzen Fülle zu genießen. Das ist dein Geburtsrecht- denn du bist ein Kind Gottes, eingebettet im großen Ganzen, behütet, beschützt und getragen vom Universum. Die Glückseligkeit des Eins-Seins ist eine wahrlich transzendente Erfahrung und dennoch ist sie gleichzeitig auch ziemlich gewöhnlich.

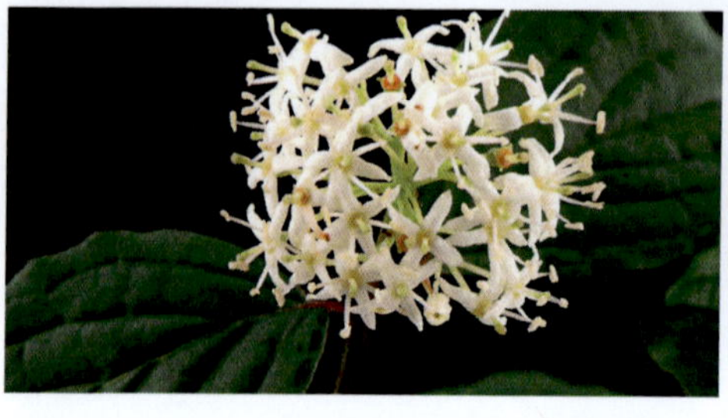

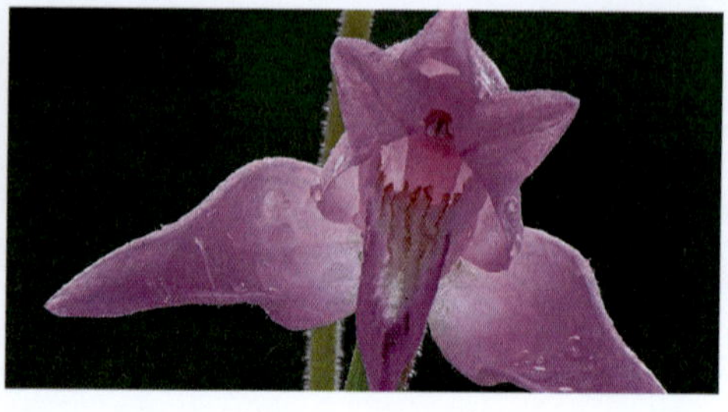

Inhaltsstoffe

Rotes Waldvögelein (heimische Orchidee) – Gibt innere Sicherheit, den eigenen Weg zu gehen, hilft, sich selbst als einzigartig wahrzunehmen in der Erkenntnis der Unversehrtheit des ganzen Wesens, verbindet mit dem höheren Selbst, lässt aus der Quelle schöpfen.

Salbei – Schenkt Einsicht, Weisheit und inneren Frieden, verändert die Perspektive, wenn einem alles sinnlos erscheint, lehrt die wahre Bedeutung der Dinge und Ereignisse, vertreibt das Gefühl von Leere, befreit den Kopf von alten Mustern, führt zurück zum ursprünglichen, echten Ich.

Seerose – Lässt allumfassende Liebe leben, hilft, Selbstachtung, Selbstliebe und Nächstenliebe zu entwickeln, schenkt positive Einstellung zur Sexualität, Transformation und Hingabe.

Diamant – fördert Intuition, Selbstbestimmung und Charakterstärke, synchronisiert die Aktivitäten der Gehirnhälften, hilft Gegensätzliches ins Gleichgewicht zu bringen und sich aus den Verstrickungen der Welt der Dualität zu lösen, aktiviert Selbstheilungskräfte.

Moldavit – Ermöglicht die Einsicht in immense geistige Dimensionen, vermittelt Grenzenlosigkeit, fördert höhere Sinneswahrnehmungen, löst Aufmerksamkeit von zu starker materieller Verhaftung, unterstützt Heilungsprozesse, indem die Ursache einer Störung erkannt wird.

Himalaya-Salz – Erzielt eine seelisch-geistige Reinigung von Negativität und fördert Neuausrichtung kristalliner Elemente im Körper, stärkt und energetisiert Meridiane und Nadis.

Agnihotra Asche – Bringt ganzheitliche Heilung, versetzt alle Elemente im Körper (Erde, Wasser, Feuer, Luft, Metall/Äther) in harmonischen Schwingungszustand, stellt Verbindung zum Göttlichen her.

Hartriegel – Hauptherzmittel, Verengung der Herzkranzgefäße, Schilddrüsenüberfunktion, Arthritis, Herzinfarktvorbeugung, blutgefäßpflegend, anti-nekrotisch, unterstützt den Kreislauf.

Lichtwasser Chalice Well und Efeso

Einsatzmöglichkeiten

Psychisch: Verurteilung, Gefühl von Trennung und Gespaltenheit, Einsamkeit, Disharmonie, Mangeldenken, fehlender Glaube an eine göttliche Verbindung, tiefstes Allein-Sein,

Angst vor dem Leben und dem Tod, Sehnsucht nach dem Tod, Suche nach Eins-Sein, Geld- und Zukunftssorgen, starke materielle Verhaftung, Verzweiflung, Furchtsamkeit, unerklärliche und undefinierbare Ängste, plötzliche Panik oder Horrorgefühle, seltsame Vorahnungen, Einbildung

Physisch: Probleme mit endokrinen Drüsen und dem Herz, Ungleichgewicht der Zellsalze, Wirbelsäulenprobleme, Probleme mit roten und weißen Blutkörperchen sowie dem Lymphsystem

Hinweis für Tiere: Ruhelosigkeit, Todesangst, bei ungewöhnlichem, panikartigem Verhalten, bekommt zu wenig Aufmerksamkeit, kann sich nicht gut integrieren, für Einzelgänger, bei Einsamkeit, Missachtung und zu großer Strenge, für überempfindliche Tiere, bei übertriebenem Beschützerverhalten

Bei Durchfall, Übergewicht, Verletzungen für körperliche Überlastung, Entgiftung, unterstützt Dünndarm, Herz, Bronchien, Schultergürtel

Lösung

Inneres Wissen um Einheit und Verbundenheit, Verbindung mit der Quelle, der Ganzheit, Auflösen von Urteilen, Trennung und Disharmonie, Reichtum des Lebens in seiner ganzen Fülle genießen, innere Ruhe, Glück, Zufriedenheit, sein gesamtes Potential leben, Verbindung aller männlichen, weiblichen, kindlichen und abgespaltenen Anteile, Zuversicht, Stabilität

Tier: gute Verbindung zum Menschen, Kontaktfreudigkeit, fühlt sich wohl, gut aufgehoben, unterstützt die soziale Integration

Zuordnungen

Chakra: Meister-, Alpha- und Omegachakra, Sakral-, Herz- & Kronenchakra
Körper/Organ: Dünndarm, Herz, Darm, Bronchien, Schultern, 3-Höhlen
Meridian: Dünndarm
Farben: Blüten – silbrig-weiß, grün, violett Edelsteine – kristallklar, regenbogenfarbig, Symbol – blau, weiß, gelblich; Lila

Spezielle Anwendungen für dieses Symbol

Überall da, wo wichtige Entscheidungen getroffen werden in Politik, Wirtschaft und Sozialem; bei therapeutischer Arbeit, in Schulen, Standesämtern, Hospizen und Krankenhäusern; praktisch überall, wo es Beurteilung und Bewertung gibt. Entlarvt Dramen sowie Illusionen und kann die Wahrheit und Liebe in allem sichtbar machen.

1 Vertrauen und Entspannung

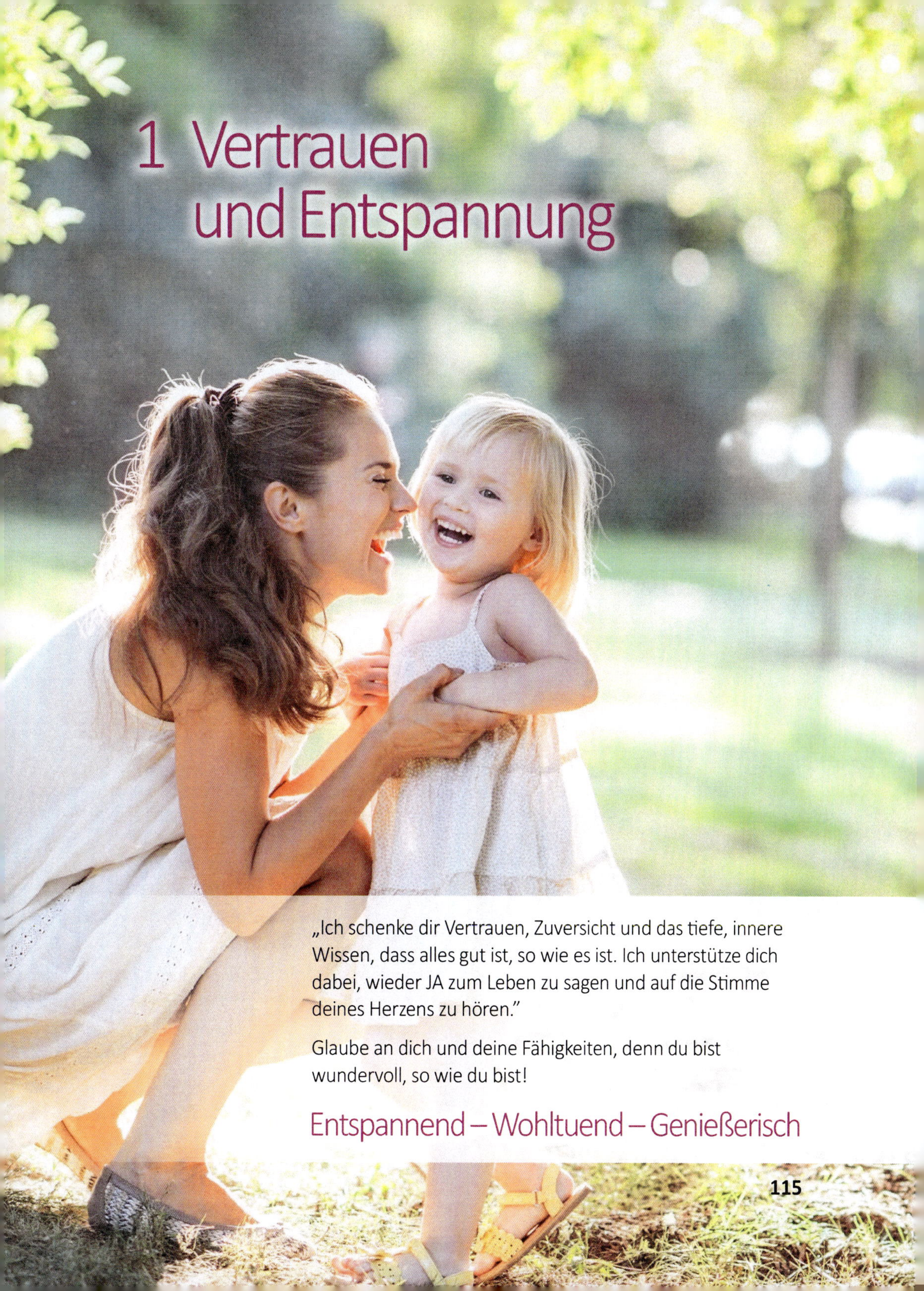

„Ich schenke dir Vertrauen, Zuversicht und das tiefe, innere Wissen, dass alles gut ist, so wie es ist. Ich unterstütze dich dabei, wieder JA zum Leben zu sagen und auf die Stimme deines Herzens zu hören."

Glaube an dich und deine Fähigkeiten, denn du bist wundervoll, so wie du bist!

Entspannend – Wohltuend – Genießerisch

Unsere psychischen Grundbedürfnisse beziehen sich auf drei Säulen: Sicherheit, Struktur und Stabilität zum einem, Anerkennung, Selbstwert, Selbstbetrachtung und Respekt zum anderen sowie Liebe, Geliebt- und Berührt-Werden.

Vertrauen ist die Basis jeder zwischenmenschlichen Beziehung, das Fundament unseres Lebens und eine ganz wesentliche Qualität, die uns zum Leben und zu uns selbst bedingungslos JA sagen lässt. Echtes Vertrauen fühlt sich wie ein flauschiges Daunenbett an, in das wir uns jederzeit fallen lassen können. Es ist ein persönliches Urvertrauen in das irdische Leben, eine innere Gewissheit, dass ich zu jeder Zeit beschützt, geborgen und versorgt bin- so wie ein kleines Kind, dass sich um die Existenz keine Gedanken machen muss und sich dem Leben in jeder Sekunde hingeben kann.

Vertrauen heißt, innerlich zu wissen, dass du genau das erhältst und erfährst, was du im jeweiligen Augenblick benötigst. Es ist das Wissen, dass es keinen „Zu-fall" gibt, sondern dass du genau die Lektion bekommst, die du brauchst.

Sind wir im Vertrauen, so wissen wir, dass alles, was uns begegnet, gut ist. Eventuell liegt in einer unangenehmen Situation ein Potential, das wir in uns entwickeln möchten oder wir erfahren durch einen Menschen etwas, dass wir loslassen dürfen. Dieses Urvertrauen ist der erste große Schritt in Richtung Liebe.

Der Buddha hat es so formuliert: „So wie der große Ozean nur einen Geschmack hat, den Geschmack von Salz, so hat meine Lehre nur einen Geschmack, den Geschmack von Freiheit". Und Freiheit ist es auch, die wir erlangen, sobald wir im Vertrauen sind.

Mit der Essenz und dem Symbol no. 1, dem Vertrauen, befassen wir uns gleichzeitig mit seiner dunklen Schwester – der Angst. Angst zeigt sich in vielen verschiedenen Gesichtern: Unruhe, Sorgen, Ängstlichkeit, Nervosität, Spannung, Unsicherheit, Kümmernisse, Befangenheit, Bedenken, Verkrampfung, Unbehagen, Befürchtungen, Panik, Grauen, Phobien und so weiter.

Wenn ich dieses Vertrauen, die Ganzheit und Liebe in mir nicht spüre, bin ich in einer permanenten Form der Anspannung, einem latenten Angstpotential, weil mir diese Sicherheit fehlt. Angst scheint viele Ursachen zu haben, Angst vor Verlust, vor Ablehnung, vor Versagen, vor Verletzung, vor Einsamkeit, Angst vor dem Tod und vieles mehr. Angst hat die Tendenz, das anzuziehen, wovor wir uns fürchten, denn Energie folgt immer der Aufmerksamkeit. Ängstliche Gedanken zusammen mit anderen wie „Ich habe zu wenig Zeit", „Ich muss schnell…." erzeugt in uns das Gefühl von Bedrängnis, Hetze, Enge, Druck und Stress, von Getrieben-Sein und innerer Unruhe. Ich kann mich selten völlig entspannt zurücklehnen, relaxen und das Leben in all seiner Pracht und Schönheit genießen. Stress ist der gefährlichste Gegenspieler des persönlichen Glücks.

Die Qualität des Vertrauens aus der no. 1 beinhaltet eine andere Frequenz als die der no. 0 Ganzheit. Während die Ganzheit etwas subtiler und feinstofflicher schwingt, bezieht sich die Vertrauensqualität aus der no. 1 auf ganz weltliche Dinge. Wir wollen die Erfahrung der Sicherheit, Sinnlichkeit, Stabilität und Festigung machen. Das ist eine ganz irdische Erfahrung im eigenen Tempo. Mit Druck geht da eigentlich gar nichts.

Angst erzeugt auch eine Zurückhaltung, ein Zusammenziehen unseres ganzen Körpers. Der Magen krampft sich zusammen, wir bekommen kaum noch Luft, die Kehle ist wie zusammengeschnürt, das Herz klopft wie wild, man bekommt Durchfall, ist wie gelähmt oder zittert wie Espenlaub. Bei Angst ist der Körper im Alarmzustand, schüttet Stresshormone aus und ist auf Flucht eingestellt. Sinnvoll, wenn es eine ernste Bedrohung gäbe. Es ist wichtig, dass du durch die Zweifel und Ängste hindurch gehst, sie wandelst, damit du dein Vertrauen spüren und dich darauf verlassen kannst. Vertrauen muss ein Teil deiner inneren Natur werden.

Wenn Angst unseren Alltag beherrscht, macht sie uns auf Dauer gesehen unglücklich, unfrei und krank. Und in diesem Zusammenhang ist es auch gut, sich immer wieder ins Gedächtnis zu rufen, dass die Personen, die meistens die Kontrolle behalten und sich z.B. durchsetzen wollen, so handeln, weil sie Angst haben. Kontrolle ist in Angst begründet, Beherrschung wird aus dem Vertrauen geboren.

Wenn wir uns unsicher fühlen, hat das Gedankenkarussell Tag und Nacht geöffnet, wir sorgen uns, wir analysieren alles Gesagte, wir überprüfen alle Eventualitäten, „wie hat er das gemeint, habe ich mich da auch richtig verhalten, sie hat mich so komisch angesehen...". Kopfkino in höchster Instanz, das uns nicht mehr schlafen lässt.

Die Vertrauensqualität ruft dich immer wieder dazu auf, deinen inneren „sicheren Raum" neu zu beleben – die Oase der inneren Geborgenheit. Je mehr sich dein Bewusstsein erweitert (und das tut es, wenn du dieses Buch hier liest), umso heilsamer ist die Verbindung mit dem inneren Refugium. Wie schaffe ich mir emotionale Geborgenheit? Was kann ich tun, damit ich mich in instabilen Zeiten ganz sicher und geborgen fühle?

Auch wenn andere Menschen Druck, Unbehagen und Stress um dich verbreiten, lass dich nicht in deren Fahrwasser ziehen, bleib bei dir und schenk dir Zeit. Tauch in eine unbekannte Leichtigkeit ein, flute dein Energiewesen mit Zuversicht, so dass die Projekte, bei denen du dabei sein sollst, auf dich zukommen werden, völlig ohne Hektik, sondern mit purer Lust. Erlaube dir einfach, dass es auch leicht gehen darf.

Dazu fällt mir die Rede von Steve Jobs ein, die er anlässlich der akademischen Abschlussfeier in Stanford hielt und die mich sehr berührte:

„Ihre Zeit ist begrenzt, verschwenden Sie sie nicht damit, das Leben eines anderen zu leben. Lassen Sie sich nicht von Dogmen gefangen nehmen, denn das würde bedeuten, mit dem zu leben, was andere Leute erdacht haben. Lassen Sie nicht zu, dass der Lärm, den die Meinungen anderer erzeugen, Ihre innere Stimme, die Stimme Ihres Herzens, Ihre Intuition überdröhnt. Haben Sie den Mut, Ihrem Herzen und Ihrer inneren Stimme zu folgen. Vertrauen Sie auf sich selbst und lassen Sie nicht zu, dass Ihr Leben von außen diktiert wird. Bleiben Sie hungrig, bleiben Sie verrückt!"

Die Qualität der Delila no. 1 schenkt dir dazu das nötige Vertrauen, die Zuversicht und das tiefe, innere Wissen, dass alles gut ist, so wie es ist. Sie zeigt dir den Weg zurück in dein Herz, unterstützt dich dabei, JA zu sagen und auf die Stimme deines Herzens zu hören. Sie hilft dir, Ängste, Anspannungen sowie Stress loszulassen und die Leichtigkeit des Seins zu genießen. Glaube an dich und deine Fähigkeiten, denn du bist wundervoll – so wie du bist. Sei dir sicher, dass alles, was du brauchst, zum richtigen Zeitpunkt zu dir kommen wird!

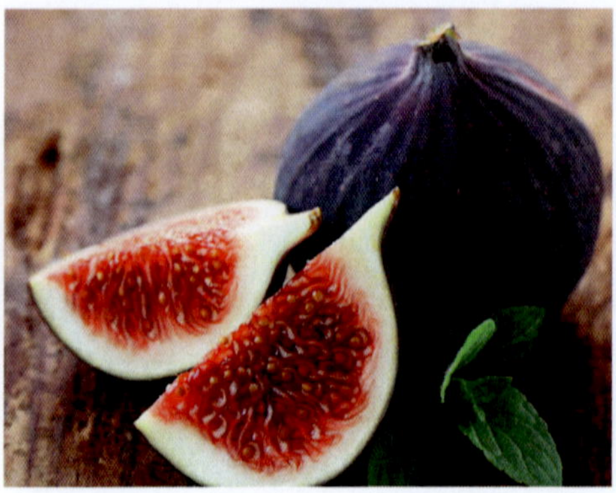

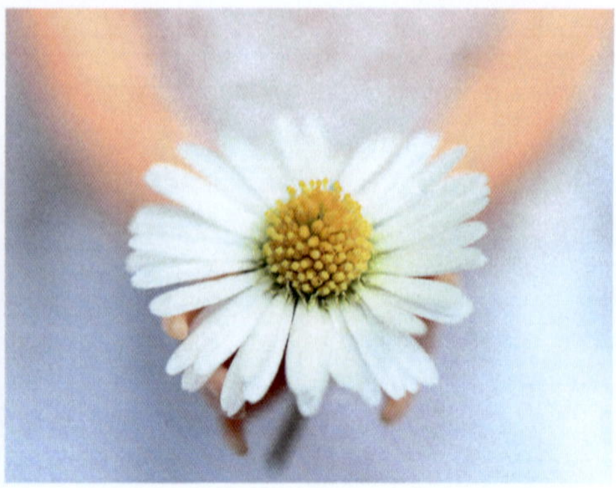

Inhaltsstoffe

Ackerkamille – Wiederherstellung der Gelassenheit nach emotionaler Erregung, hilfreich für überaktive Kinder, für Zentriertheit und Gleichgewicht. Bei Nervosität und emotionaler Spannung in der Magengegend, aufgewühlte Gefühle, Anspannung, Verspannung.

Lapislazuli – Beruhigung, Intuition, Klärung, hilft Blockaden zu lösen, stärkt Hilfsbereitschaft und Güte. Schutz vor Negativität, erleichtert den Umgang mit emotionalen „Altlasten". Gut auch bei Nervenschwäche und Überempfindlichkeit.

Helle und dunkle Perle – „Emotionale Ausgeglichenheit", Harmonisierung von Gefühlszuständen, Anpassung an natürliche Rhythmen, gleicht das Herzchakra aus. Verstärkt Sensibilität und Intuition. Gut bei Schmerzen, Trauer, Unzufriedenheit.

Sodalith – Beruhigung, emotionales Gleichgewicht. Gut bei innerer Unruhe, Konzentrationsschwäche, Leistungsdruck, Mutlosigkeit, Prüfungsangst, Realitätsverlust, Schuldgefühlen und Verlustangst. Fördert Idealismus und das Streben nach Wahrheit. Ermöglicht, unterdrückte Wesensanteile wertfrei zu betrachten und wieder anzunehmen.

Tigerauge – Gut bei Angst vor Entscheidungen, Depressionen, Mutlosigkeit, Stimmungsschwankungen, Stress, Zweifel. Er hilft vor allem bei nervlicher Überlastung, Unkonzentriertheit, Vergesslichkeit, Verspanntheit, nervösen Schlafproblemen und allen nervlichen, aber auch durchblutungsbedingten Schmerzen, Ausgleich überschüssiger Energien.

Feige – Psychosomatische Beschwerden, beruhigt das Nervensystem, hilft bei Angst, Panikattacken, vegetativen Beschwerden, Aggression, Gereiztheit, Schlaflosigkeit, Magenbeschwerden, Gastritis, Übelkeit, reguliert den Appetit und harmonisiert die Verdauung.

Lichtwasser Fatima und Santa Maria a la Fontana

Einsatzmöglichkeiten

Psychisch: Angstzustände bis hin zu Panikattacken, innere Unruhe, nervliche Anspannung, Stress, Nervosität, Burn-Out, Verkrampfung, Schlaflosigkeit, Sorgen, Gedächtnisschwund, Überforderung, Hetzerei, Gedankenkarussell, geistige Überaktivität

Physisch: Magen,- Darm,- Blasenprobleme, Asthma, Bandscheibenprobleme, Bauchkrämpfe, Durchfall, Erbrechen, Gürtelrose, Morbus Crohn, Magersucht, Allergien, Schilddrüsenüberfunktion, Neurodermitis, Wechseljahresbeschwerden

Hinweis für Tiere: Anspannung, Nervosität, Angst in bestimmten Situationen (Tierarzt, Gewitter, Lärm, Silvester, Reisekrankheit), Unsicherheit über Rangordnung, Besitzerwechsel, übertriebenem Fell- und Federnzupfen, -lecken, Schlafstörungen, Stress, für sensible, unruhige, übervorsichtige Tiere, die sehr schreckhaft sind

Unterstützt Magen, Haut und Nerven, hilfreich bei Durchfall, Gastritis, Erbrechen, Unsauberkeit, Magenkrämpfen, Unverträglichkeiten und Zähneknirschen

Lösung

Vertrauen in das Leben, Zuversicht, Offenheit, Vertrauen, Entspannung, Lockerheit, Leichtigkeit, Urvertrauen, Lösen von Stress, innere Stärke, Standfestigkeit, Mut

Tier: kennt und akzeptiert seinen Platz in der Familie oder „Sippe", Entspanntheit, Offenheit

Zuordnungen

Chakra:	Basis- und Solarplexus Chakra, Erdenstern
Körper/Organ:	Blase, Magen, Darm, Haut, Nerven, Bindegewebe, Kiefergelenk
Meridian:	Magen
Farben:	Blüten – weiß-gelb, Edelsteine – weiß, silbergrau, blau, gelb Symbol- hellblau, violett, blau, weiß, gelb; Kupfer

Spezielle Anwendungen für dieses Symbol

Jeder Raum, in dem eine Energie von Angst, Anspannung oder Stress herrscht, kann mit der no. 1 harmonisiert werden. Entstörung von Wasseradern, auf gefährlichen Kreuzungen und Straßenabschnitten, bei Krisenherden, in Schulen gemeinsam mit no. 8 & 9, in Büros usw. mit 3 & 4. Für Reichtum und guten Geschäftsgang zusammen mit no. 3 & 4. Bei ängstlichen Tieren, Pflanzen nach dem Umtopfen oder Schädlingsbefall auf Symbol stellen.

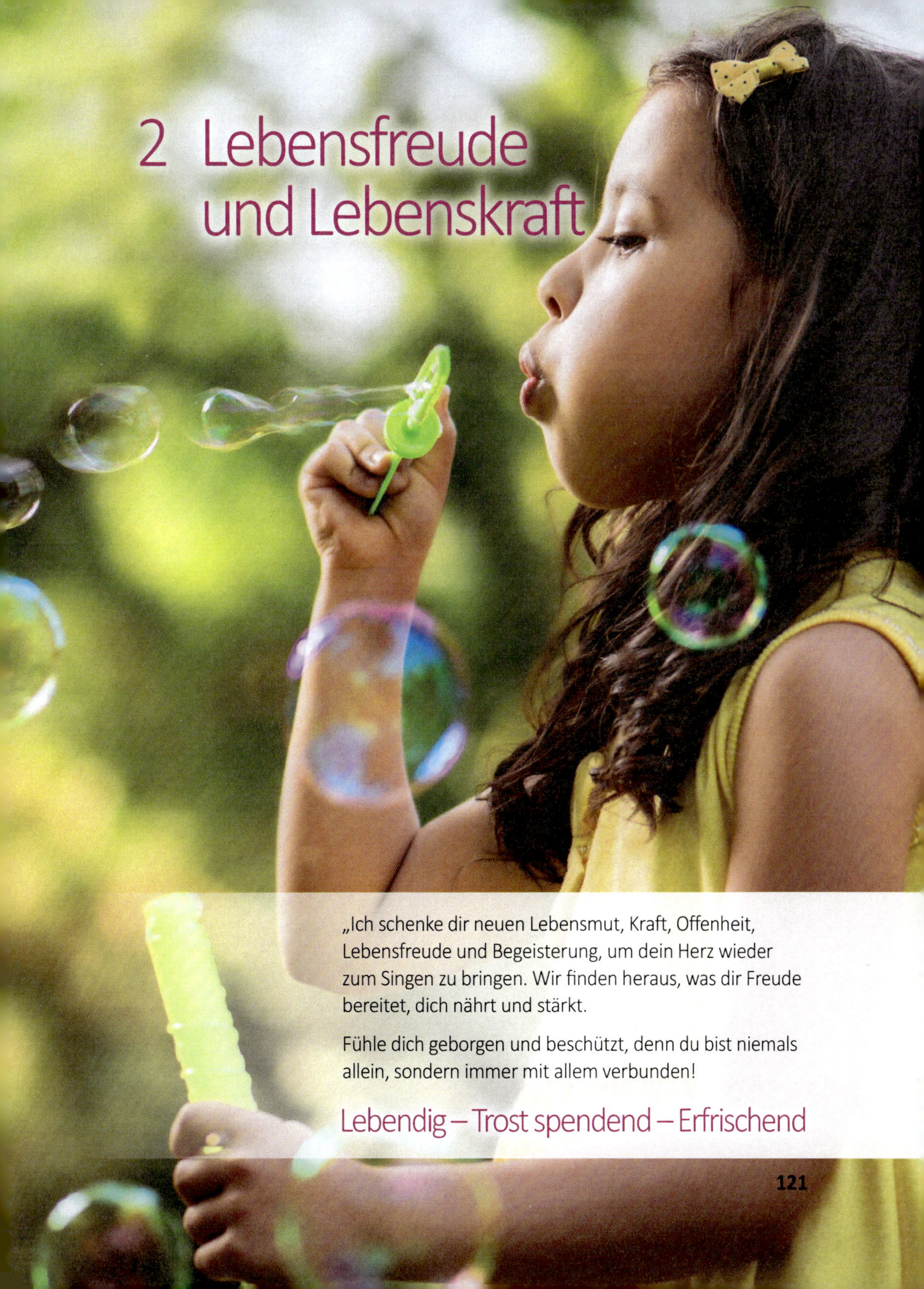

2 Lebensfreude und Lebenskraft

„Ich schenke dir neuen Lebensmut, Kraft, Offenheit, Lebensfreude und Begeisterung, um dein Herz wieder zum Singen zu bringen. Wir finden heraus, was dir Freude bereitet, dich nährt und stärkt.

Fühle dich geborgen und beschützt, denn du bist niemals allein, sondern immer mit allem verbunden!

Lebendig – Trost spendend – Erfrischend

Das Lebensthema no. 2 „Lebensfreude und Lebenskraft" schenkt uns neuen Lebensmut, Kraft, Offenheit, Leichtigkeit, Begeisterung und bringt das Herz wieder zum Singen. Lebensfreude ist ein SEINS-Zustand, diese erfrischende Energiequalität fühlt sich wie ein leises, sanftes Prickeln in deinen Zellen an, wie eine Quelle der Lebendigkeit, die in dir sprudelt.

Die Lebensfreude ist eine Erfahrung der Unbeschwertheit. Das reine Empfinden von Freude durchflutet jede Zelle mit beschwingter Energie. Ein glücklicher Tag beginnt mit einem Lächeln. Darin liegt ein Schlüssel für monumental persönliches Glück. Die Schwere ist uns so extrem gut vertraut. Wir sind Meister im „Beschweren und Lasten-Tragen". Das Geschenk dieser Qualität ist das Gegenteil. Erinnert sich dein System noch an Leichtigkeit und Begeisterung? Auch wenn Klärung und Schattenarbeit ungemein wichtig sind, so gibt es trotzdem diesen Joker, sich auch auf „leicht" zu programmieren. Das ist erlaubt! Ja!

Die Lebensfreude ist eng verbunden mit dem inneren Kind und erleidet Einbußen, wenn ein Kind lernen muss, zu früh erwachsen zu werden oder aus der Familiensituation frühzeitig lernen muss, Verantwortung zu übernehmen. Da kann sich Lebensfreude nicht mehr auf dem Niveau ausbilden, wie bei einem Kind, das neugierig, voller Freude und Unbeschwertheit das Leben entdecken darf. Ein Kind gibt sich dem Moment hin, lebt vollkommen im Hier und Jetzt. Es trägt eine pure, unbändige, innere Begeisterung in sich, freut sich, da zu sein und mit dem Leben zu experimentieren. Heute ist Blau seine Lieblingsfarbe und morgen Rot, heute liebt es Zitroneneis, morgen ist es Schokoladeneis mit Stückchen – wen kümmert das?

Wurde das Potential der Lebensfreude in Kindheitstagen nicht richtig entfaltet und konnte sich diese tiefe Freude, am Leben zu sein, herum zu albern und es in jeder Sekunde zu genießen, nicht frei entwickeln, geht das immer auf Kosten der Lebenskraft und Lebensfreude. Fühlt sich unser inneres Kind verletzt oder verlassen, beginnen wir die Welt um uns herum wie durch einen Grauschleier wahrzunehmen, wir fühlen uns oft einsam, traurig oder weinerlich, manchmal auch depressiv oder lethargisch.

Irgendwie kommt man nicht an die wahre Essenz der Lebensfreude ran. Kennt ihr den Ausspruch: „Ja ich weiß, ich sollte mich freuen, aber irgendwie kann ich mich da gar nicht so richtig freuen!" Das sind jene Zeitgenossen unter uns, denen es schlicht und ergreifend nicht möglich war, eine positive Attitude und Lebenseinstelllung zu gewinnen. Sie werden auch immer wieder Phasen der Resignation und Niedergedrücktheit erleben, weil ihnen klar ist, dass etwas Essenzielles fehlt, sie aber nicht wissen, wie sie das in sich entdecken können.

Ein anderes Thema dieser Energiequalität ist die Lebenskraft – woraus beziehst du deine Lebenskraft? Wie ernährst du dich? Was führst du dir zu? Über falsche Ernährung z.B. probiert man immer eine Form der inneren Leere zu füllen. Man versucht verzweifelt, die Freude übers Essen zu beziehen.

Finde heraus, was dir innere Freude bereitet und dich nährt. Was stärkt dich? Womit tust du dir Gutes? Und was schwächt dich? Womit tust du dir keinen Gefallen? Wenn dir etwas keinen Spaß macht, dann höre auf damit! Wenn du keine Freude an einer Sache hast, bedeutet dies, dass du nicht deiner Bestimmung folgst, denn die Erfüllung deiner Seele bringt dir immer Spaß! Sei auch einmal einfach albern und höre nicht immer darauf, was die anderen sagen oder ob das, was du tust, allgemein erlaubt ist!

Wenn du in der „Energie der Erwartung-auf-bessere-Zeiten" feststeckst und meinst, dass Erleichterung von außen kommen müsse, dann halte ein und wisse: Du bist die Erleichterung. Du bist dein eigener Lichtbringer. Wodurch kannst du Erleichterung in eine Situation bringen?

Geh dem nach, was du in deinem Herzen fühlst, mach das, was dir Freude bereitet, erlaube dir, du selbst zu sein. Auch das ist Transformation auf höchstem Niveau. Nimm deine Gefühle, Träume, Bedürfnisse und Sehnsüchte ernst und hab den Mut, deinem Herzen und deiner Intuition zu folgen. Dein Dasein hat einen Sinn, für den sich jeder Einsatz lohnt.

Schreibe eine Liste mit Dingen, die du gerne tun würdest, damit die Quelle deiner Lebendigkeit wieder sprudeln kann. Egal wie verrückt, spontan, aufregend, surreal oder unsinnig sie dir im Moment erscheinen, nimm diese Impulse wahr, schreib sie auf und überlege dir, welche davon du in der nächsten Zeit umsetzen wirst! In der Welt der Ideen herrscht immer Hochsaison.

Immer wieder im Leben machen wir Verlusterfahrungen, wenn ein liebgewonnener Mensch, ein tierischer Begleiter, ein Freund einfach nicht mehr da ist. Viele erleben dies schon in ihrer Kindheit durch Scheidung, Tod, Umzug, Neubeginn. Wenn der Partner einen verlässt oder nach langer Ehe verstirbt, wenn die Mutter oder der Vater – oft unerwartet früh – geht, wenn der geliebte Vierbeiner sich verabschiedet, dann wirkt dies wie ein Schock, dem nicht selten eine Krankheit, Schwermut oder Depression folgen. Aber auch der Verlust der eigenen Gesundheit, der Existenz, Hoffnungs- und Perspektivenlosigkeit können ohnmächtige Trauer auslösen. Mit diesem Gefühl der Trauer sind auch Gefühle wie Kummer, Zorn, Hilflosigkeit, Ohnmacht, Schuld oder Starre verbunden.

Trauern ist ein natürlicher Prozess, der einsetzt, wenn wir mit Verlust konfrontiert werden oder wenn das Leben plötzlich ins Wanken gerät und tiefe Ausweglosigkeit sich breit macht. Es wäre ungesund, das Gefühl der Trauer zu unterdrücken. Sie lebt in uns weiter, hält uns im Schmerz gefangen, blockiert unser Weiterkommen und wird uns solange begegnen, bis wir sie zulassen.

Die Essenz no. 2 „Lebensfreude" begleitet uns durch diese Trauer-, Abschied nehmen- und Heilungsprozesse. Sie legt sich wie ein heilsamer, tröstender Schutzmantel um uns und erlaubt uns, liebevoll durch die Trauer und ähnlich schwingende Gefühle hindurch zu gehen, sie zuzulassen und daran zu wachsen. Sie mildert ab und besänftigt, sie leuchtet uns den Weg durch die dunkle Nacht der Seele. Sie bringt unser inneres Licht wieder zum Strahlen und verhilft so zu neuem Lebensmut.

In der Winterzeit ist die Essenz no. 2 die Meistverkaufte. Wenn sich das Wetter im bunten Kapriolenspiel zeigt – grau in grau, eisiger Sturm, Schnee, nass, nebeltrüb – und es so scheint, als hätte sich die Sonne vom Himmel verabschiedet, kann dies unsere Stimmung beeinflussen. Wir werden müde, ausgelaugt, erschöpft. Auch hier kann die no. 2 „Lebensfreude" wunderprächtigst unterstützen. Sie stabilisiert uns, knipst unsere innere Sonne an, erlaubt uns, im Free-style durch das Weltengeschehen zu navigieren und dabei trotzdem zu lächeln.

Dieses Potential verbindet uns tief mit unserem goldenen Stern, schenkt Schutz, Inspiration, tiefe Gefühle von Freude, Glück, Wärme und hilft uns dabei, das auszustrahlen und auch zu leben. Dadurch gelangen wir zu innerem Frieden, zu einem neuen Verständnis für sich selbst und den Seelenweg des anderen. Wir zeigen klaren Lebenswillen und öffnen eine Tür für einen neuen Lebensabschnitt – bitte eintreten!

Mit der Lebensfreude im Gepäck fühlst du dich geborgen und beschützt, denn du bist niemals allein, sondern immer mit allem verbunden!

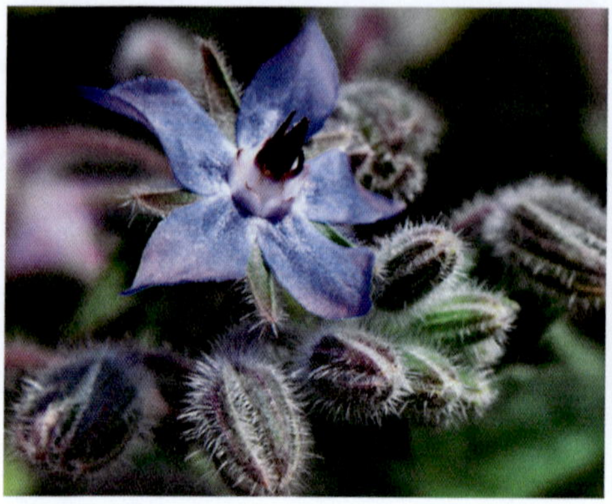

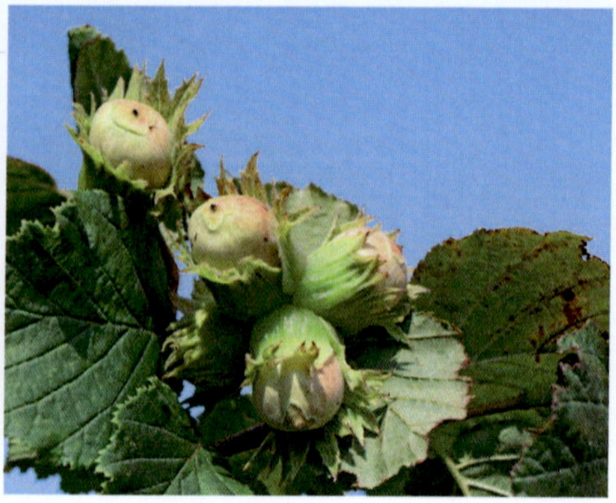

Inhaltsstoffe

Borretsch – Hilft bei Schicksalsschlägen, Tod, Verlust und dem Verarbeiten von Trauer, bringt Hoffnung, Mut zum Leben und Zuversicht in Lebenssituationen, in denen man zu Niedergeschlagenheit neigt, sich kraftlos fühlt, keinen Ausweg mehr sieht; bringt Erleichterung bei Kummer und im Herzen wahrgenommenem Schmerz.

Albit – Löst Schmerz und Trauer, bringt neue Lebensperspektiven und Trost.

Aquamarin – Lässt neue Wege und Möglichkeiten erkennen, beruhigt den Geist, öffnet das Herz und verbessert die Fähigkeit, auf spiritueller Ebene empfänglich zu werden. Steht in Beziehung zu der Symbolkraft von Delphinen.

Rutilquarz – Wirkt antidepressiv, löst Beklemmungen und hilft, die Wurzeln der Probleme zu finden. Träume und Astralreisen werden besser erinnert und helfen bei der Auflösung der Probleme.

Rosenquarz – Steigert die Liebesfähigkeit und Herzenskraft, löst Negativität auf, harmonisiert den Emotionalkörper.

Hasel – Unterstützt sämtliche Stoffwechselprozesse, Lungenerkrankungen, Asthma, Bronchitis, Emphysem, COPD, Erkrankung der Luftwege, Eisenmangelanämie

Lichtwasser Guadeloupe und Montichiari

Einsatzmöglichkeiten

Psychisch: Traurigkeit, Kummer, mangelnde Lebensfreude und –kraft, depressive Verstimmung, Lethargie, Abgeschlagenheit, Niedergedrücktheit, „Schwarzsehen", negative Lebenseinstellung, Erschöpfung, Resignation, Zurückgezogenheit, Einsamkeit, Pessimismus, Misstrauen, Antriebslosigkeit, Gleichgültigkeit, Apathie, Lustlosigkeit, Langeweile, Humorlosigkeit, Schwermut, Griesgrämigkeit

Physisch: Allergien, Asthma, Bindegewebsschwäche, Blasenprobleme, chronische Schmerzzustände, Diabetes, Hämorrhoiden, Herzjagen, Hormonschwankungen, Krampfadern, Lungenprobleme, Parkinson, Multiple Sklerose, Schilddrüsenunterfunktion, Stoffwechsel

Hinweise für Tiere: wenn sie apathisch und traurig wirken, kraftlos und müde sind, nach Trennung, Verlust vertrauter Personen/Tiere, nach belastenden Vorfällen, für Tierheimtiere, bei Sterbehilfe, fehlender Lebenskraft, selbstzerstörerischem Verhalten, für sensible, depressive Tiere mit wenig Lebensfreude und geringem Lebenswillen, bei Futterverweigerung, Rückzug und Misstrauen

Zur Wundheilung, bei ständigem Fell Lecken, Fell- und Federnbeißen, bei chronischer Krankheit, unterstützt hormonelle Balance und Lungen

Lösung

Lebensfreude, Offenheit und Kraft für Neues, Leichtigkeit, Begeisterung, Entwicklung, im Fluss sein, Ausgewogenheit, zur Veränderung bereit, neue Lebenskraft, Kreativität, leichtere Lösung aller Themen von Fruchtbarkeit und Leben schenken, Unternehmungslust, Enthusiasmus, Zuversicht, Freude, innere Heiterkeit, Optimismus

Tier: schöpft wieder Hoffnung, gewinnt Lebensfreude, Lebenskraft, Leichtigkeit

Zuordnungen

Chakra:	Sakral-, Solarplexus- und Herzchakra, Inkarnationsstern
Körper/Organ:	Dickdarm, Geschlechtsorgane, Lunge, Bronchien, oberer Rücken
Meridian:	Lunge
Farben:	Blüten – blau, Edelsteine – klar, rosa, hellblau Symbol- gelb, grün, weiß; Silber

Spezielle Anwendungen für dieses Symbol

Für pessimistische, depressive Menschen und Tiere, für Pflanzen, die alles „hängen" lassen, in der Trauer- und Sterbebegleitung, bei Einsamkeit und Entmutigung, für das weibliche und männliche Hormon- und Fortpflanzungssystem (und den vielen damit verbunden Themen), in psychiatrischen Anstalten (mit 4 & 10) oder Selbsthilfegruppen für Depressive (mit 1 & 6)

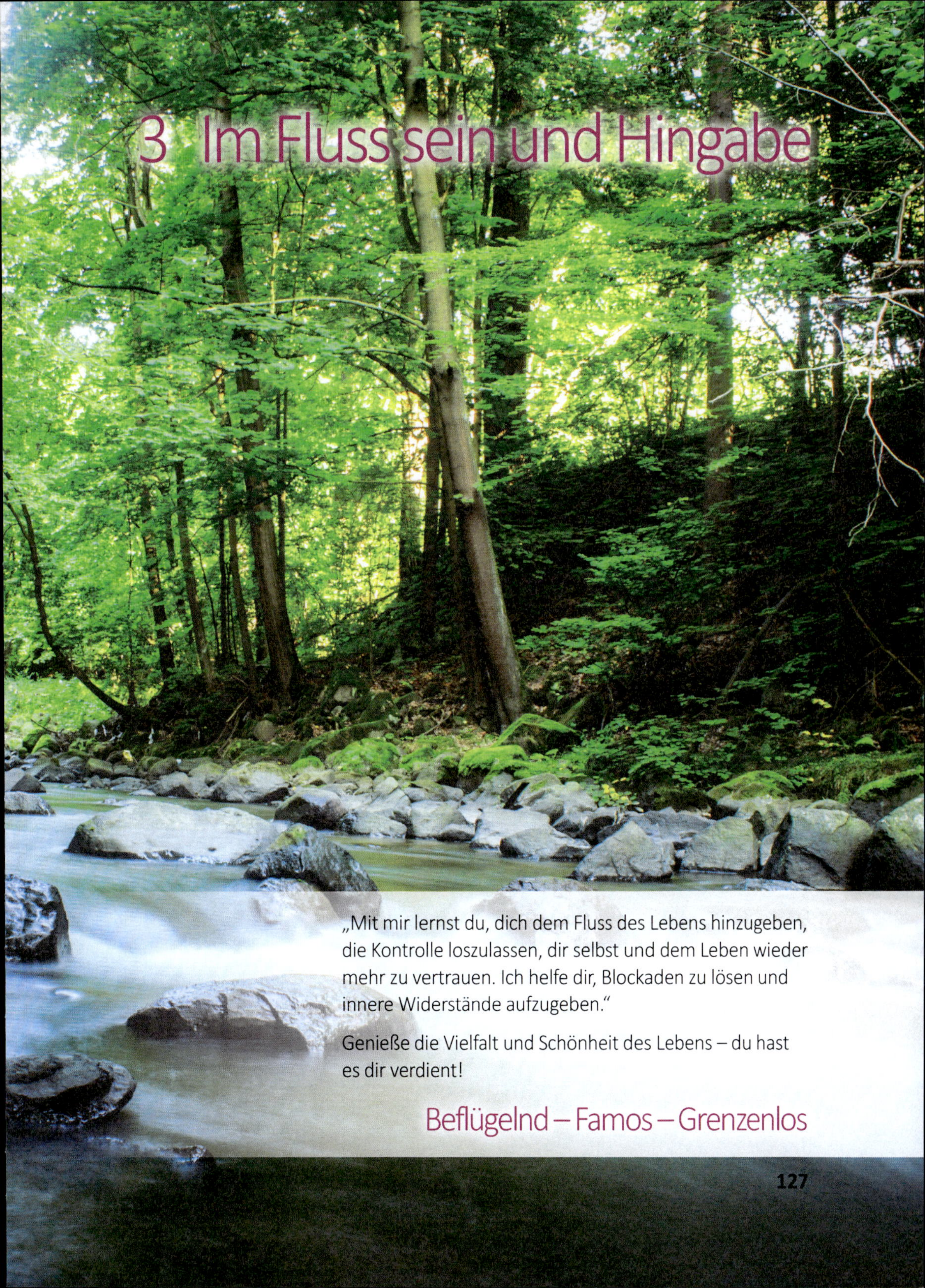

3 Im Fluss sein und Hingabe

„Mit mir lernst du, dich dem Fluss des Lebens hinzugeben, die Kontrolle loszulassen, dir selbst und dem Leben wieder mehr zu vertrauen. Ich helfe dir, Blockaden zu lösen und innere Widerstände aufzugeben."

Genieße die Vielfalt und Schönheit des Lebens – du hast es dir verdient!

Beflügelnd – Famos – Grenzenlos

Im Fluss des Lebens zu sein, bedeutet, sich seiner inneren Führung und Göttlichkeit zu „überlassen", sich dem Leben anzuvertrauen im tiefen Wissen, das wir von unserer Seele immer richtig geleitet werden. Es ist ein Hingeben an das große Ganze. Vielleicht besteht wahre Hingabe darin, entspannt und konzentriert im Jetzt zu leben. Dabei geht es nicht darum, sich sorglos treiben zu lassen oder wehmütig an der Vergangenheit festzuhalten. Nein, wahre Hingabe ist die einfache und zugleich tiefe Weisheit, jeden einzelnen Moment als einzigartig zu begreifen, seine Kostbarkeit zu erkennen und offen zu bleiben, für das, was um uns geschieht. Und vor allem hin und wieder innezuhalten und dankbar zu sein, für all die Schönheit und Liebe, die uns umgeben.

Kannst du dich als freies, göttliches Schöpferwesen dem Leben hingeben, kannst du erlauben, dass das Leben sich durch dich ausdrückt? Dazu muss das erfolgsverwöhnte Ego ein bisschen zur Seite geschoben und die Zügel der Kontrolle ein wenig gelockert werden. Und dafür bedarf es eine ziemliche Portion Mut, denn die Vorstellungen unseres Egos oder unseres Mensch-seins stehen uns da oftmals im Weg. Es gilt, sich von alten Denkmustern, Gewohnheiten, Konditionierungen oder überholten Glaubenssätzen zu lösen und mit dem Leben zu tanzen, ganz im Hier und Jetzt zu sein.

„Panta rei"- alles fließt. Leben ist Bewegung, Ausdehnung, Entwicklung. Wir genießen die Überraschungen und Synchronizitäten, die das Leben uns schenkt, zur richtigen Zeit am richtigen Ort zu sein. Wir erkennen, dass sich das Leben nicht kontrollieren lässt, sondern uns die Chance bietet, „ES" einfach zuzulassen, mit ihm zu fließen.

Oftmals jedoch unterbrechen wir diesen Fluss durch ängstliche Gedanken, durch Sturheit, Bockigkeit oder schlichtweg durch zu viel Kontrolle und Tun. Wir stehen uns dabei selbst im Weg, halten uns zurück, bremsen uns ein, kämpfen immer gegen irgendetwas. Wir treffen für uns wichtige Entscheidungen gegen unser Bauchgefühl. Wir bauen Widerstände gegen Dinge auf, die uns vielleicht gut tun würden und erschaffen dabei immer mehr Blockaden, die unser wahres Wesen überdecken. Schichtarbeit par excellence. Schicht um Schicht türmen wir über unser Wesen und zwängen uns dabei in ein starres Korsett aus Prinzipientreue und Kontrolle.

Blockaden sind ein Resultat verdrängter, unterdrückter, nicht gewollter Gefühle als Gegenpol zum Fließen. Das Ego ist trotz vielschichtiger Verteidigungsmechanismen sehr verletzbar, sehr unsicher und fühlt sich ständig bedroht.

Menschen, die Blockaden und Widerstände in sich tragen, wollen oder können sich nicht weiter entwickeln. Naturgemäß sind sie sehr verhärtet, misstrauisch allem Neuen gegenüber, verbittert in ihrer Art zu fühlen, zu denken oder zu leben.

Dazu gehört auch, dass diese Menschen immer wieder in die gleichen, unerfreulichen Situationen kommen. Sie machen immer dieselben Fehler oder ziehen dieselben

Menschentypen in ihr Leben. Nach dem Resonanzgesetz wird das solange gehen, bis sie ihre Lernaufgabe bewältigt haben, sich bewusst der Lösung gewisser Blockaden stellen, die Widerstände aufgeben, die Mauern einreißen und sich dem Leben in seiner Vielfalt und Schönheit hingeben.

Wie bemerke ich Blockaden? Blockaden sind Wiederholungstäter, sie spielen sich immer wieder ins Leben und tarnen sich als Schwierigkeiten, Probleme oder Herausforderungen, bestimmten Persönlichkeitstypen, denen man begegnet, gewissen Situationen, die sich gleichen. Alles, was sich im Leben wiederholt – sei es, dass ich mich immer bevormunden lasse oder dass ich zu wenig Wertschätzung und Respekt erhalte, dass ich mich fremdbestimmt fühle usw. – präsentiert dir eine Lernaufgabe. Erlaube dir einmal, genauer hinzusehen, was unter so manchem Verhalten versteckt sein könnte. Manchmal braucht es einfach nur unsere Akzeptanz für eine Situation, die Erkenntnis, dass Dinge oder Menschen eben so sind, wie sie sind.

Mit der no. 3 kann Gestautes oder Verhärtetes wieder ins Fließen kommen. Es kostet immense Kraft, sich gegen Veränderung zu wehren und Widerstände aufrecht zu erhalten. Das laugt vollkommen aus, da bleibt keine Kraft mehr fürs Leben übrig, wenn wir so viel Energie für eine vermeintliche Gegen- oder Abwehr brauchen. Die Folgen solch eines Verhaltens kann man im Körper über viele Symptome erkennen: Brüche, Nacken- oder Rückenprobleme, die Versteifung von Gelenken, Krampfadern, Lähmungen, Cholesterinprobleme und vieles mehr. Sehen wir uns das am Beispiel der Arteriosklerose – Arterienverkalkung an:

Die Arteriosklerose ist eine Erkrankung des Arteriensystems. Durch Bindegewebewucherung von Cholesterin oder Fetten kommt es zu einer Verhärtung und Verdickung der Gefäße, die mit Verengungen und einer abnehmenden Elastizität einhergehen. Diese Erkrankung entwickelt sich langsam – häufig über Jahrzehnte ohne Symptome, da ja unser Körper ein sehr geduldiger Zeitgenosse ist. Aber dann schlägt sie mit voller Wucht zu und kann zu einem plötzlichen Tod in Form eines Herzinfarkts, Schlaganfalls, Thrombose oder Angina Pectoris führen.

Die Arterien symbolisieren das, was wir geben oder von anderen bekommen, um die Dinge, die uns am Herzen liegen, aufrecht zu erhalten oder zu beschützen. Wir wollen die Kontrolle über das Leben aufrecht erhalten, wir wollen, dass die Dinge so weiter laufen wie bisher etc.

Nehmen wir einmal an, jemand hat ein Unternehmen von der Pike auf gegründet und zu einem „Imperium" aufgebaut. Entgegen der wirtschaftlichen Lage und aller Unkenrufe seiner Umgebung hat er seine Vision verwirklicht. Er hat unter großen Entbehrungen alles dafür unternommen, dass sein Traum wahr wird. Als Perfektionist stellte er immer hohe Ansprüche an sich, seine Familie, seine Umgebung und war überzeugt, als einziger, die richtigen Entscheidungen zu treffen. Delegieren war da eher ein Fremdwort. Er hatte halt seine Prinzipien.

Nun steht er vor der Pensionierung oder der Übernahme durch einen Konzern, er hat Angst, dass sein Lebenswerk zerstört und nicht mehr in seinem Sinne weitergeführt wird. Die Nachkommen bedrängen ihn, endlich abzudanken und seinen Ruhezustand zu genießen. Doch das kann er nicht, bis er einen Herzinfarkt erleidet. Diese Anhäufungen von Befürchtungen, seine Unabhängigkeit, seine Freiheit oder sein Territorium, seine Kontrolle zu verlieren, trägt zur Bildung von Plaques und Einlagerungen bei und verhärtet auf der Gefühlsebene gegenüber der Umwelt und dem Leben selbst.

In solch einem Fall kann die no. 3 wahre Wunder wirken, wir werden ein bisschen lockerer, heben unsere Kontrolle auf, lassen von unseren öden Grundprinzipien ab, können wieder auf das Leben vertrauen. Wir erleben so etwas wie eine Hochstimmung in uns. Etwas Neues beginnt. Türen schließen sich und wir werden fähig, die neue, geöffnete Tür wahrzunehmen. Ein Füllhorn voller Kreativität erwartet uns. Wir spüren es, auch wenn das meiste davon erst später im sichtbaren Raum offiziell wahrgenommen wird. Und sollten wir fallen, dann stehen wir einfach auf, richten unser Krönchen und ziehen weiter.

Die no. 3 im Delila System unterstützt dich, Blockaden zu lösen, blinde Flecken zu entdecken, innere Widerstände aufzugeben, alte festgefahrene Strukturen und Gefühlsmuster aufzubrechen und Veränderungen auf allen Ebenen einzuleiten. Sie schenkt dir Demut, dich dem Fluss des Lebens anzuvertrauen und deine Wahrheit zu leben. Du lernst, die Kontrolle aufzugeben, dir selbst und dem Leben zu vertrauen und die Leichtigkeit des Seins zu genießen.

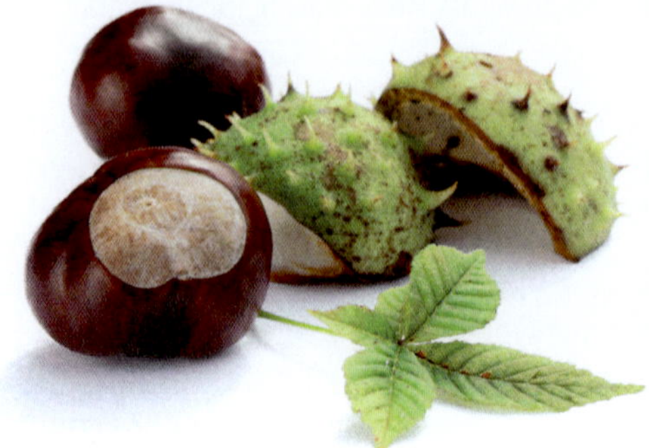

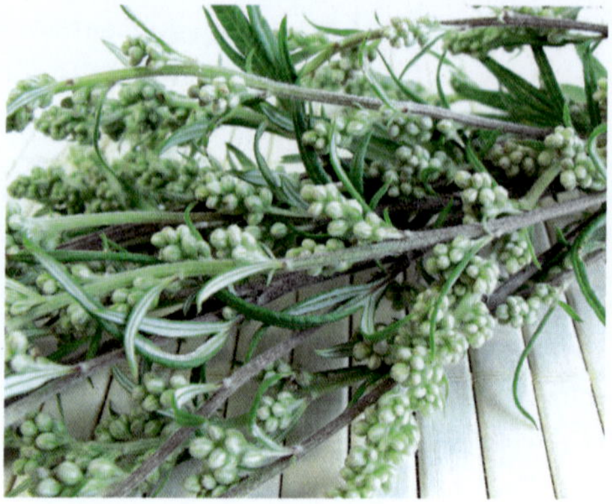

Inhaltsstoffe

Beifuss – Stärkt das Weibliche, fördert das Traumbewusstsein, öffnet unsere Intuition und Wahrnehmungen. Er schenkt innere Klarheit und unterstützt bei jeder Veränderung im Leben. Hilft bei „Gefühlsstau" und schenkt Vertrauen.

Diamant – Fördert alle Reinigungsprozesse im Körper, hilft Blockaden aufzulösen, bringt Klarheit im Denken und Handeln, unterstützt die Persönlichkeitsentwicklung.

Helle und dunkle Perle – „Emotionale Ausgeglichenheit", Harmonisierung von Gefühlszuständen, Anpassung an natürliche Rhythmen, gleicht das Herzchakra aus. Verstärkt Sensibilität und Intuition. Gut bei Schmerzen, Trauer, Unzufriedenheit.

Silber – Bringt Flexibilität, fördert die Fähigkeit, den Rhythmus des Lebens zu akzeptieren, wirkt beruhigend und ausgleichend, fördert das spirituelle Wachstum und Aufbauprozesse, wirkt wie ein zweites Immunsystem und unterstützt bei entzündlichen Prozessen, vermittelt die Lebenskräfte des weiblichen Urprinzips, des Mondes, des YIN (Rhythmus, Regeneration, Wachstum, Aufnahme, Empfänglichkeit, Fruchtbarkeit, Fortpflanzung).

Edelkastanie – Wichtiges Drainagemittel des venösen Systems, entstaut und regt das Lymphsystem an, fördert den Blutfluss in den Venen, Ödeme, Krampfadern, Venen, Wadenkrämpfe, gut zum Entgiften.

Lichtwasser Efeso und Kaliumwasser (Medjugorje)

Einsatzmöglichkeiten

Psychisch: Seelische und körperliche Blockaden, immer-Wiederkehren von Problemen, Angst vor den eigenen Gefühlen, Festhalten an Menschen und Situationen, nicht offen für neue Ansichten sein, immer die gleichen Fehler machen, sich sträuben, innere Widerstände, nicht vergeben und verzeihen können, Prinzipienreiter, mangelndes Vertrauen in das Leben, keine Veränderung, Verbissenheit, Unnachgiebigkeit, übertriebenes Pflichtgefühl, Starrheit

Physisch: Arteriosklerose, Atemprobleme, Brüche, Cholesterinprobleme, Gelenksprobleme, Krampfadern, Nacken- und Rückenprobleme, Tumore, Verstauchungen, Verhärtungen und Steifheit, Stottern, Wasseransammlungen

Hinweis für Tiere: Protestpinkeln, Unsauberkeit, übertriebener Schutztrieb, lehnen andere Tiere oder Menschen ab, bei unkontrollierten Temperamentsausbrüchen (rühren von versteckten Ängsten her), sich sträuben, für dickköpfige, schnell beleidigte Tiere, Alters-Starrsinn

Bei Arthrose und Steifheit der Gelenke, löst Stau, Wasseransammlungen und Ödeme

Lösung

Im Fluss sein, Geben und Vergeben lernen, Hingabe an das Leben, Energie und Ausgewogenheit, Bereitschaft zur Veränderung, sich öffnen können, Flexibilität, Toleranz, Verständnis, Kompromissbereitschaft, Nachgiebigkeit

Tier: passt sich gut an, ist voller Energie und in Balance, wird selbstsicherer, Kränkungen und Verletzungen werden gut verdaut

Zuordnungen

Chakra: Solarplexus- und Kronenchakra, Fußchakren
Körper/Organ: Nervenbahnen, Membrane, Staus, Steinbildung, Schultern, Steißbein
Meridian: Gallenblase
Farben: Blüten – gelb, Edelsteine – weiß, silbergrau, silber
Symbol – orange, türkis, weiß; Silber

Spezielle Anwendungen für dieses Symbol

Sehr gut bei widerspenstigen Kindern und Tieren, wenn in Räumen oder im Körper Energiestau herrscht oder Gefühle nicht angemessen ausgedrückt werden können. Bei Strahlung und Mobilfunk, für freien Geld- und Gedankenfluss, sehr gut auch im Auto für freie Fahrt (verstärkt mit 7 & 8).

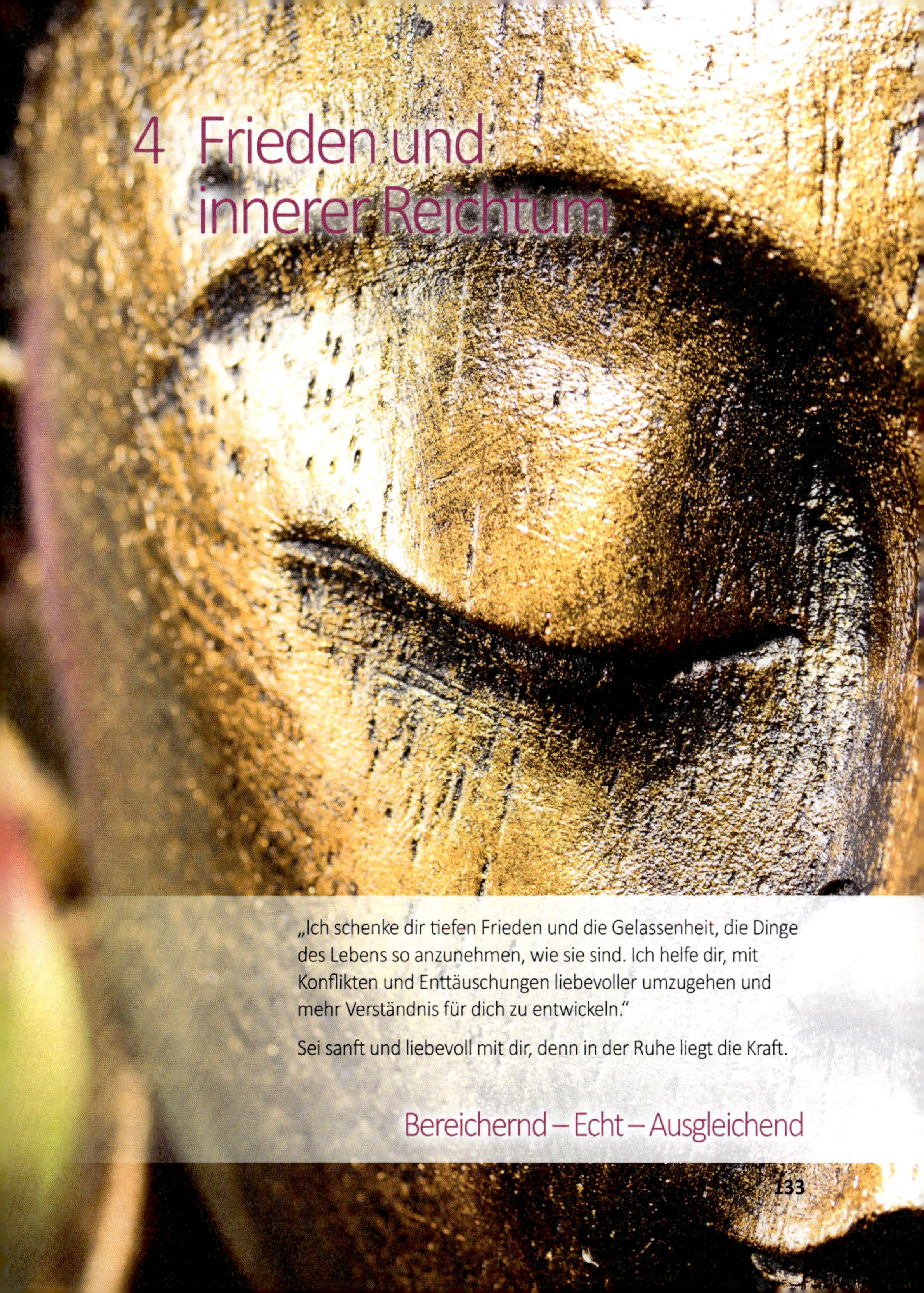

4 Frieden und innerer Reichtum

„Ich schenke dir tiefen Frieden und die Gelassenheit, die Dinge des Lebens so anzunehmen, wie sie sind. Ich helfe dir, mit Konflikten und Enttäuschungen liebevoller umzugehen und mehr Verständnis für dich zu entwickeln."

Sei sanft und liebevoll mit dir, denn in der Ruhe liegt die Kraft.

Bereichernd – Echt – Ausgleichend

Die Qualität der no. 4 „Frieden und innerer Reichtum" schenkt uns die Gelassenheit und den tiefen Frieden, die Dinge des Lebens so anzunehmen, wie sie nun einmal sind. Wir erwachsen aus den Zuständen von Leiden, Langeweile, Unzufrieden, Ruhelosigkeit sowie Unbehagen heraus und öffnen uns für Freude, Freundlichkeit, Verständnis, Sanftheit, Glück, Geistesruhe und Gleichmut.

Dieses Potential hilft dir, mit Konflikten und Enttäuschungen liebevoller umzugehen, deine vermeintlich negativen Gefühle wie Wut, Ärger, Groll und Frustration bejahend anzunehmen und sie klar zu kommunizieren. Du erlaubst dir, deine Gefühle „wieder zu fühlen" und nicht hinunter zu schlucken

Viele Menschen leiden oft an chronischer Unzufriedenheit, obwohl es ihnen an materiellem Wohlstand nicht mangelt. Sie nörgeln, jammern, klagen und beschweren sich über Andere und über das Leben selbst. Hass, Selbstmitleid, Schuldbewusstsein, Kränkung, Eifersucht, Enttäuschung und Frust sind alles sehr mächtige Begleiter, die ein negatives Energiefeld erschaffen, die deinem Körper und dir schaden.

Innehalten, entschleunigen, ruhig werden- diese Momente der Bedachtsamkeit haben viel mit Gelassenheit zu tun und sind der Beginn eines guten Weges. Gelassenheit ist eine anmutige Form des Selbstbewusstseins. Um Glück, Zufriedenheit, Harmonie und inneren Frieden zu erleben, müssen wir unserer innere Befindlichkeit, den Signalen und Symptomen unseres Körpers, unseren grundlegenden Gedanken über uns selbst, über das Leben und ganz besonders unseren Gefühlen Zeit schenken. Achte auf jedes Gefühl, auf jedes Zeichen wie Verärgerung, Wut, finstere Stimmung, Ungeduld, das Bedürfnis nach Drama. Beobachte deine Gefühle, deine Stimmungen, schenkt ihnen deine Aufmerksamkeit und du wirst sehen, wie schnell sie sich wandeln.

Die wesentlichen Fragen in der 4er Qualität lauten: Wie gehst du mit deinen vermeintlich negativen Emotionen um? Was machst du, wenn sich die Aggression durch die Zellen noch oben kurbelt? Wie reagierst du, wenn du ganz furchtbar enttäuscht wirst? Wenn dich der Frust übermannt oder plötzlich Wut und Ärger da sind?

Wut z.B. ist eine sogenannte Sekundäremotion. Wenn du wütend bist, weil du dich ungerecht behandelt fühlst oder dir etwas angetan wurde, dann liegt unter dieser Wut immer ein Schmerz, eine Angst, eine Verletzung oder die große Sehnsucht, endlich wahrgenommen zu werden. Wut ist eigentlich eine herrlich, warme, powermäßige Liebesenergie, die dir hilft, alte Wunden in dir zu heilen.

Was immer in dir gärt, brodelt, glüht oder brennt, erlaube dir, die hochkommenden Emotionen zu fühlen. Tust du das, nimmst du sie an oder beginnst du um des lieben Friedens willen, gute Miene zum bösen Spiel zu machen, deine Gefühle runter zu schlucken, in dich hinein zu fressen oder abzulehnen? Es ist ein Trugschluss, dass sie dann verschwunden sind, ganz im Gegenteil. Du verdrängst sie nur in die Tiefen deines Unterbewusstseins.

Jedes negative Gefühl hat seine Berechtigung, aber du kannst nicht dagegen ankämpfen, indem du es negierst. Allein der Versuch würde einen inneren Konflikt entfachen. Es gibt Bereiche, in denen sich der Mensch sehr leicht tut, in die Konfrontation zu gehen und sich zur Wehr zu setzen (man wird leicht zornig, wütend usw.), aber dann auch Ebenen, in denen man komplett verstummt, sich umdreht und geht, wenn man wirklich gekränkt oder verletzt ist.

Wenn jemand „Harmonie-bedürftig“ ist, ist die Gefahr des „Runterschluckens“ besonders groß. Dieser Mensch mag keine Konflikte, keinen Streit und scheut somit jede Konfrontation. Die „Vermeider“ und „Verdränger“ gehören da auch dazu, weil sie aus lauter Angst, sich mit ihren eigenen Gefühlen auseinander zu setzen und sie anzunehmen, diese lieber weit wegschieben und in einer Schublade verstecken, um sich dem nicht stellen zu müssen.

Aber jeder Unfriede mit einer Person oder jedes negative Ereignis aus deiner Vergangenheit lebt in deinem Unbewussten weiter, holt dich irgendwann wieder ein und macht sich in erneuten Konflikten, Mangelzuständen oder körperlichen Beschwerden bemerkbar. Dabei entwickeln sich alle entzündlichen Prozesse in unserem Körper, alle Krankheiten mit „–itis-Endungen“ wie Bronchitis, Neurodermitis, Hepatitis usw. entstehen, weil wir unsere Emotionen gegen uns selbst richten.

Richte die Aufmerksamkeit auf das Gefühl, akzeptiere und nimm wahr, dass es da ist. Denke nicht darüber nach, lass das Fühlen nicht zum Denken werden. Urteile und analysiere nicht, sei einfach nur da mit deiner Stimmung und beobachte, was in dir vorgeht.

Ganz gleich, was es auch ist, lerne, deinen Gefühlen Raum zu geben, einfach indem du sie so annimmst, wie sie kommen. Annehmen bedeutet nicht, sie sofort am nächsten auszulassen – auch wenn dies eine verlockende Vorstellung sein mag. Die Zauberformel lautet zulassen, fühlen und einverstanden sein. Fühle, was da ist – schreie, tobe, weine, aber bleib immer präsent mit dem Gefühl. Allmählich wandelt es sich und aus Wut wird Verständnis, aus Enttäuschung wird Gleichmut, aus Ärger wird Gelassenheit. Das ist es, was die Alchemisten meinen, wenn sie Blei zu Gold wandeln, eine Transformation des Bewusstseins.

Ein weiterer Aspekt dieser Energiequalität ist der innere Reichtum. Viele Menschen wissen, wie es sich anfühlt, wenn der Monat unendlich lange dauert und das Geld immer knapper wird. Innerer Reichtum bedeutet, dass wir uns nach innen richten, dass wir wahrnehmen, welch große Schätze in uns wohnen. Die Gaben, Talente und Geschenke, die wir in dieses Leben mitgenommen haben und sie in das Weltenspiel einbringen.

Erinnere dich daran, da ist die volle Fülle in dir und um dich herum, ein Meer an Möglichkeiten. Du bist innerlich reich und kannst im Außen überleben- Meisterleistung. Was dein Herz wärmt, sind die einfachen Dinge. Sie sind verborgen in dem, was die Natur zu bieten hat, in einer Liebkosung, einem freundlichen Wort, einem Kinderlachen, einem treuen Blick deines Tieres, ein Danke aus tiefstem Herzen, ein wunderbares Kompliment.

Das Potential des Friedens schenkt dir Ruhe und Gelassenheit. Es verstärkt deine Fähigkeit, Prozesse zu durchschauen, Hintergründe, Verbindungen und Zusammenhänge zwischen den Dingen zu verstehen und aus einem völlig neuen Blickwinkel zu begreifen.

Es unterstützt dich dabei, dich von der Vergangenheit zu befreien und bringt ein tiefes Verständnis für dich und dein Gegenüber. Du verstehst intuitiv andere Sichtweisen, kannst besser damit umgehen, annehmen und in Frieden wandeln. Du nimmst deinen inneren Reichtum wahr und erkennst, wie viel dir geschenkt wurde.

Wer Freude und Liebe empfindet, ist innerlich reich. Wer sich innerlich reich fühlt, ist erfüllt. Wer erfüllt ist, hat eine gesunde Identität, ein bemerkenswert wunderbares Ich-Gefühl. Diese wohltuende Identität erlaubt dir, ein harmonisches, friedliches Leben zu führen.

Das Leben ist manchmal eine Herausforderung, aber indem du es annimmst, so wie es ist, kannst du dich an seinen Schönheiten erfreuen. Du findest die Wahrheit deines Herzens und folgst ihr.

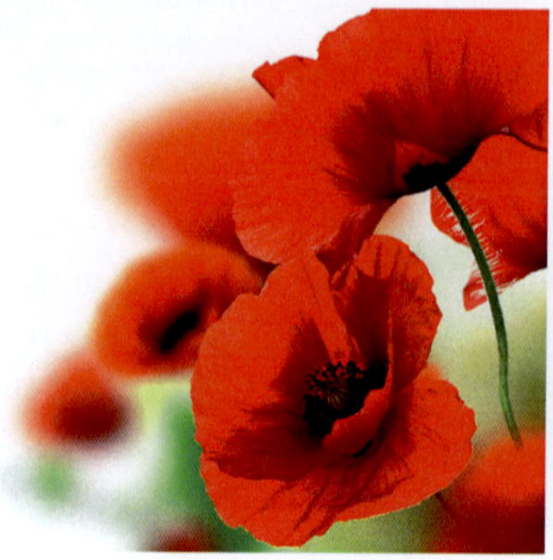

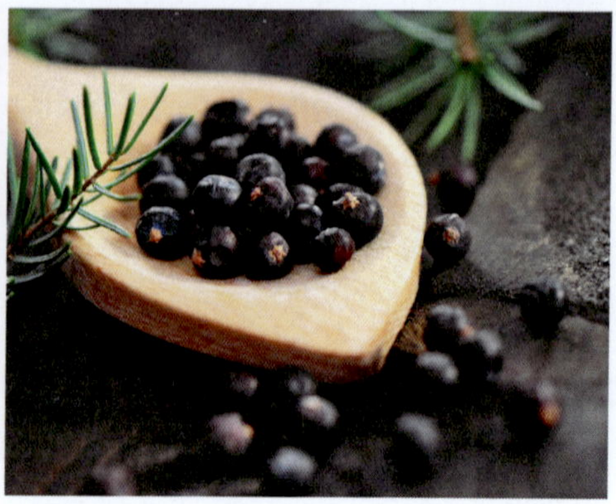

Inhaltsstoffe

Roter Mohn – Schenkt innere Ruhe und Herzenswärme, löst Anspannung und Aggressivität, unterstützt die innere Verbindung mit Mitmenschen, erwärmt Kälte und Härte in der Persönlichkeit.

Lepidolith – Gleicht Stimmungen aus, hilft bei Wut und Feindseligkeit, unerklärlichen Ängsten und Phobien, wandelt negative Energie.

Andenopal – Bringt Gelassenheit in alle „heißen" Wutthematiken, Gereiztheit, Depressionen.

Chrysopras – Schenkt Vertrauen, heitere Gelassenheit und Humor, bei Fruchtbarkeits- und sexuellen Problemen, hilft, friedvolle Lösungen zu finden, körperlich entgiftend, befreit auch von belastenden Bildern bzw. hilft, diese zu verarbeiten.

Peridot – Löst aufgestauten Ärger, Wut, Trauer und Neid, vermittelt Freude, Toleranz und Gelassenheit, Negatives kann in Positives gewandelt werden, befähigt, aus allem das Beste zu machen und unterstützt dabei, Selbstvorwürfe und Schuldgefühle aufzulösen.

Prasem – Kühlt hitzige Gemüter, fördert Selbstbestimmung und Beherrschung seiner Emotionen.

Wacholder – Tiefwirkendes Tonikum, entzündungshemmend, unterstützt die Leber, bei Leberzirrhose, Milzerkrankungen, Inkontinenz bei der Frau, Rheuma, Sterbebegleitung

Lichtwasser Lourdes und Santa Maria alla Fontana

Einsatzmöglichkeiten

Psychisch: Aggressivität, Wut, Zorn, Ärger, Frustration, in-sich-hineinfressen, Beziehungsprobleme, Einsamkeit, Rachsucht, Bitterkeit, Enttäuschung, Hemmungen, seine Gefühle auszudrücken, Verlust der Lebensfreude, Autoaggressivität, nicht annehmen können, Reizbarkeit, Hassgefühle, Eifersucht, Neid, Vorwürfe, Unversöhnlichkeit

Physisch: Entzündungsprozesse, Koliken, Abszesse, Allergien, Bulimie, Übergewicht, Gicht, Hepatitis, Juckreiz, Magersucht, Psoriasis, Zellulitis, Ekzeme, Kopfschmerzen

Hinweise für Tiere: bei Eifersucht, Frust, Bissigkeit, Aggressivität, Zerstörungswut, extremen Stimmungsschwankungen, unkontrollierten Reaktionen und Angriffen (meist, wenn es nicht nach ihrem Willen geht), für angriffslustige, leicht reizbare Tiere

Bei Vergiftung, Entzündungen, zur Entgiftung, unterstützt Leber und Galle

Lösung

Annehmen der Umstände, Lebensfreude, liebevoller Umgang mit sich selbst und anderen, Sanftheit, Verständnis, innerer Frieden, Unbehagen und Gefühle zum Ausdruck bringen können, Fülle, innerer Reichtum, Geduld, Einfühlungsvermögen

Tier: friedliebendes Gemüt, Akzeptanz von Menschen und anderer seiner „Sippe", Gelassenheit, Dankbarkeit

Zuordnungen

Chakra: Solarplexus-, Herz- und Halschakra
Körper/Organ: Leber, Gallenblase, Dickdarm, Magen, Haut, Entzündungen, Sinnesorgane, Kopf
Meridian: Leber
Farben: Blüten – rot, Edelsteine – grün, violett
Symbol – grün, violett, gelb-weiß; Silber

Spezielle Anwendungen für dieses Symbol

In Räumen mit hitziger Atmosphäre, wo es öfters Streit und Konflikte gibt (wobei mit 3 & 9 verstärkt), spirituelle Öffnung und Förderung, 3. Auge, in Banken und bei Geldangelegenheiten, wirtschaftlichen Belangen (Geschäftsgebaren mit friedvollem Hintergrund, gut mit 1 & 3).

5 Loslassen und Frei sein

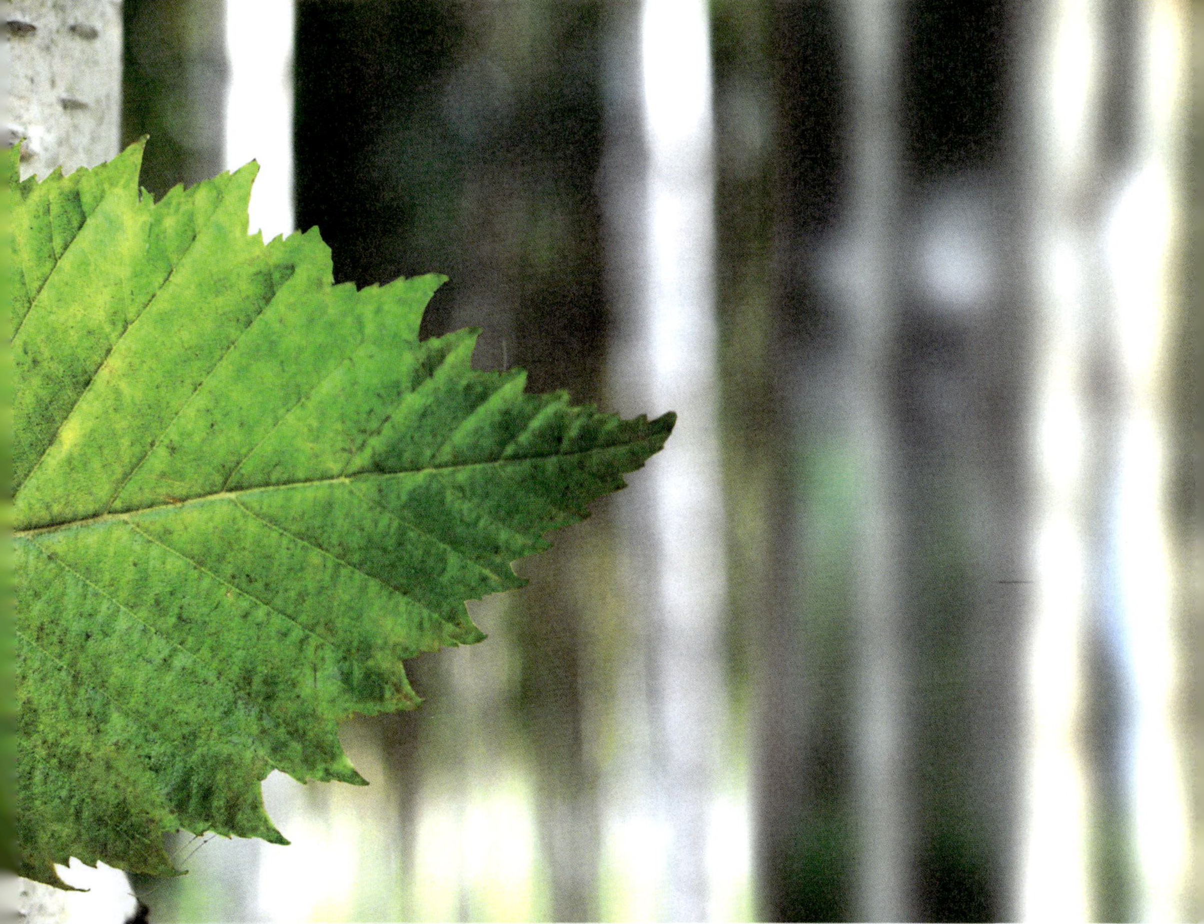

„Ich schenke dir Zuversicht, Offenheit, Flexibilität, Anpassungsfähigkeit und den Mut, dich von Menschen und Situationen zu befreien, die dir nicht mehr gut tun. Altes verabschiedet sich, Beziehungen wandeln sich, Neues kommt in dein Leben."

Lass los, lebe frei und unverschämt, lebe voll und ganz!

Abenteuerlich – Smart – Freiheitsliebend

Für mich ist die Energiequalität der no. 5 „Loslassen und Frei sein" eine der interessantesten Delila Lebensthemen. Zuversicht, Vertrauen, Neugierde, Offenheit, Flexibilität, Anpassungsfähigkeit und der Mut, sich auf Unbekanntes und Veränderung einzulassen, sind Schlüsselworte für das große Abenteuer der no. 5. Altes verabschiedet sich, Begrenzungen werden gesprengt, Beziehungen wandeln sich, Neues kommt in dein Leben.

Dieses Potential unterstützt dich bei Anfängen, Übergängen und Veränderungen jeder Art und auch dabei, sie anzunehmen. Veränderung und Transformation fallen immer leichter, wenn wir dem Leben vertrauen, wenn wir diese innere Sicherheit spüren, dass wir versorgt sind. Neues kann erst dann in unser Leben kommen, wenn wir Platz dafür schaffen und Altes Loslassen. Wenn etwas endet, beginnt etwas Neues.

Manchmal enden Dinge einfach, verändern sich, entwickeln sich in unterschiedliche Richtungen oder machen einen Polaritätswechsel durch. Aus einer glücklichen Beziehung wird ein lustloses Nebeneinander, aus der abwechslungsreichen Karriere wird ein sinnentleerter Zeitfresser, aus einer tiefen Freundschaft wird ein langweiliges Oberflächengeplänkel, aus einer freiwilligen Hilfeleistung wird eine zunehmende Belastung. Diese Liste könnte endlos weitergeführt werden.

Kleine und größere Veränderungen gehören zu unserem Leben. Es macht keinen Sinn, sich deswegen verrückt zu machen, dagegen anzukämpfen oder zu verzweifeln. Im Rückblick entpuppen sich nämlich viele Dinge als Glücksfall und Wegbereiter für etwas Neues und Besseres, selbst wenn es im Augenblick der Veränderung gar nicht danach aussieht.

Jede Veränderung beginnt mit einem Funken, sie beginnt in unserem Herzen. Ein leiser innerer Impuls meldet sich, dass es so nicht weiter gehen kann, dass etwas nicht mehr stimmig ist. Wir spüren das, die innere Stimme flüstert es uns zu, „hey, irgendwie macht das Ganze keinen Spaß mehr, es bereitet mir keine Freude, es fühlt sich nicht mehr gut an...", aber oft wollen wir es nicht wahrhaben. Lieber quälen wir uns mit Unbehagen ab, als einen klaren Schlussstrich zu ziehen. Wir müssen uns „nur" für das JA zur Veränderung im Inneren entscheiden, dann folgt das Außen ohnehin.

Viele Menschen haben extreme Angst vor Veränderung, sie weigern sich einfach, gewisse geistige Lernprozesse zu vollziehen. Sie halten an Dingen, Situationen oder Personen fest, die ihnen nicht mehr gut tun und irgendwann wird aus purer Bequemlichkeit fast schon Resignation nach dem Motto:

„Lieber das bekannte Unglück als das unbekannte Glück, lieber nicht fliegen als einen Absturz zu riskieren, lieber die vertraute Angst als das beängstigende Vertrauen, lieber sich verschließen als wieder verletzt zu werden...". Wer in dieser Schiene denkt, hat aufgehört zu leben. Warten wir zulange, entscheidet das Leben für uns und das ist dann meist nicht sehr angenehm.

Hast du dir schon einmal vorgestellt, woran du in deinem Leben festhältst, was du unbedingt zum Leben brauchst? Was passiert, wenn die äußeren ‚Sicherheiten' wegbrechen? Wer bist du und was bleibt dir, wenn du im Außen etwas verlierst, z.B. deinen Job, dein Geld, deinen Partner, deine Freunde, deine Gesundheit... wie würdest du darauf reagieren?

In der Qualität des Loslassens geht es auch um geistige Einstellungen. Wie flexibel begegne ich dem Leben, wie anpassungsfähig bin ich, wie sehr kann ich Veränderung begrüßen? Ist das, was ich vor 10 Jahren gedacht und geglaubt habe, noch aktuell oder könnte ich es adaptieren? Sind meine Einstellungen von früher noch angemessen oder darf ich sie jetzt wandeln?

Geistige Fixierungen lösen sich mit der no. 5 auch bei jenen, die lange festgehalten haben. Wenn diese Festhaltekräfte den Geist aufgeben, können wir nicht mehr an das glauben, was bisher gültig war. Das ist sowas von erleichternd! Wir hören zu analysieren auf, der Satz „ich weiß, dass ich nichts weiß" gewinnt eine neue Bedeutung. Wir haben die Chance, etwas neu zu begreifen, eine heilsame Neu-Orientierung zu vollziehen.

Wir klammern uns oft an das Äußere und haben vergessen, dass wir geistige Wesen sind, die eine menschliche Erfahrung machen und keine Menschen, die eine geistige Entwicklung gen Erleuchtung zelebrieren. Die meisten Menschen tragen zu viel Widerstand in sich, zu viel Angst, sie hängen zu sehr an ihren Besitztümern, an ihrem Prestige, ihrem Ruf, ihrer Macht, ihren Werten.

Ist dir bewusst, dass wenn du aus diesem Körper gehst, du nichts mitnehmen kannst außer dem, was du erfahren, erlebt und geliebt hast, dein Bewusstsein? Öffne dich dem Gedanken, dass das, was du wirklich bist, unsterblich ist. Dann verlierst du die Angst vor dem Sterben.

In letzter Konsequenz führt uns die Qualität der no. 5 in die absolute Freiheit, indem wir uns von allen menschlichen Anhaftungen los sagen. Wahre Erlösung ist ein Zustand der Freiheit. Freiheit von Angst, von Leiden, Freiheit von allem „Wollen, Müssen, Brauchen", von allen Konventionen, von der Vergangenheit und der Zukunft.

In dem Maße, wie wir unseren Kopf von alten, längst durchlebten Geschichten leeren, können neue Räume entstehen und eine geheimnisvolle Freude dort hineinfließen. Unsere Intuition entwickelt sich, wir werden mutiger, riskieren mehr, tun, was uns in den Sinn kommt, ohne lange zu fragen, ob es richtig oder falsch ist. Die 5er Qualität lädt dich immer wieder ein, deine Perspektive zu wechseln, Neues auszuprobieren, alte Gewohnheiten hinter dir zu lassen. Es gibt so unendlich viele Ebenen des Erlebens und des Tuns.

„Ver-rückung" wirkt Wunder und sei es nur, dass du einmal einen anderen Weg in die Arbeit nimmst als sonst. Füttere dein Gehirn mit der Information des Ungewohnten. Dinge anders zu machen als bisher kann richtig elektrisierend wirken. Raus als den alten ausgetretenen Pfaden und zähen Gewohnheiten, hinein ins Vergnügen des Neuen. Jegliches Festhalten, an das wir uns so sehr gewöhnt haben, kann sich schwächend auf unser Immunsystem auswirken.

Sorge dafür, dass du der König in deinem Inneren bist und bleibst. Lass los, lebe frei und unverschämt, lebe voll und ganz!

Ich habe lange überlegt, in welchem Themenbereich die Auseinandersetzung mit Süchten anzusiedeln ist. Eine Sucht ist so vielschichtig und komplex, dass man sie nicht nur mit einem einzigen der Delila Themen verknüpfen kann.

Eine Sucht ist das unbändige Verlangen nach einem bestimmten Gefühl, einem bestimmten Erleben oder auch einem bestimmten Bewusstseinszustand, der hilft, sich aus der normalen Realität zu befreien. Es ist eine Flucht aus dem Leben. Die augenblickliche Realität ist für einen Süchtigen zu schwer zu ertragen.

Süchtige sind also nicht nach Alkohol, Arbeit, Drogen oder Sex süchtig, sondern nach dem Glücksgefühl, welches sie im Kontakt mit ihrem Suchtmittel erfahren. Es kann hier um Entspannung und Euphorie, um Befriedigung, um Ablenkung, aber auch um Macht und Anerkennung gehen. Die Gründe sind individuell völlig unterschiedlich.

Wissenschaftler sehen in einer Suchterkrankung einen Zusammenhang mit dem Belohnungssystem im Gehirn. Es wird der Botenstoff Dopamin freigesetzt, der dafür bekannt ist, das Wohlbefinden zu steigern. Jede Sucht sorgt dafür, dass sich der Mensch besser fühlt, dass sich berauschende Glücksgefühle einstellen. Diese feel-good vibes programmieren das Gehirn und wollen immer mehr.

Im ersten Schritt zur Abhängigkeit konsumiert das Opfer mehr, als sein unvorbereiteter Hirnstoffwechsel verkraftet. Das Gehirn reagiert darauf, indem es abstumpft. Das Suchtmittel wirkt jetzt nur noch in immer höheren Dosen, in immer kürzeren Zeitabständen. Was jedoch schlimmer ist: Die Schaltungen für die guten Gefühle werden insgesamt unempfindlicher für die schönen Dinge im Leben. Ein Lächeln auf einem Kindergesicht, ein gutes Essen, freundliche Worte erreichen Menschen auf dem Weg in die Sucht immer weniger. Ihr Leben wird grau, trübe, nur noch das Suchtmittel kann die Trostlosigkeit für ein paar Stunden verscheuchen.

Es gibt keinen typischen Süchtigen und nicht jeder Süchtige hatte eine schwere Kindheit. Süchte sind nicht „vererbbar" (maximal die Verträglichkeit von Suchtmitteln). Sie entwickeln sich langsam und schleichend. Natürlich neigen einige Menschen eher zu einer Sucht, da in ihrer Persönlichkeitsstruktur ein Suchtpotential angelegt ist. Wobei es meist um eine Wechselwirkung der Persönlichkeit des Betroffenen, seinem sozialen Umfeld, sowie der Beschaffenheit und Verfügbarkeit des Suchtmittels geht.

Menschen fühlen sich einsam, allein gelassen in einer für sie unverständlichen Welt, die sie nicht verkraften. Sie haben das Gefühl, nicht zu genügen, sie sehnen sich nach Harmonie, nach Wohlbefinden, nach Liebe, nach innerer Ruhe, wollen einem Idol nacheifern oder sind einfach neugierig – was es auch immer ist, das einen Menschen in die Sucht schlittern lässt, genau da muss man in der Therapie ansetzen.

Wichtig, um nicht wieder in die alte Rolle zurück zu fallen, ist die Aufarbeitung der Konflikte und Erfahrungen, die zur Sucht geführt haben. Verbesserung und Genesung können nur gelingen, wenn der Süchtige selbst den Wunsch entwickelt, sich von der Abhängigkeit zu befreien und aktiv auf dieses Ziel hin arbeitet.

Die Delila Lebensthemen, die bei jedem Suchtverhalten unterstützen können, sind die folgenden: 5 Loslassen, 6 Selbstvertrauen, 9 Wahre Liebe, 0 Ganzheit, 10 Mitgefühl.

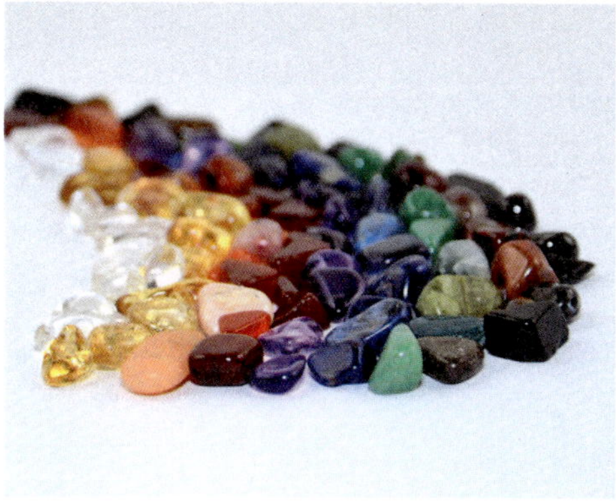

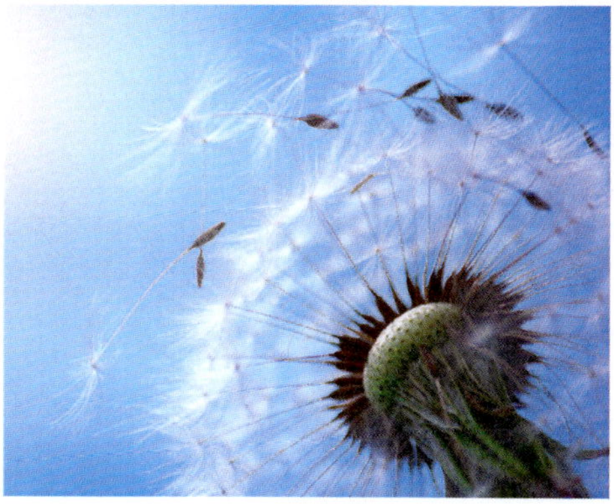

Inhaltsstoffe

Löwenzahn – Löst und entspannt, verbessert den Energiefluss im Körper, verbindet Erdung mit Leichtigkeit, hilft, innere Impulse wahrzunehmen und damit umzugehen, anstatt sie zu unterdrücken.

Aventurin – Unterstützt beim Loslassen von Sorgen, hilft bei psychosomatischen Störungen und Ängsten, schenkt geistige Freiheit, Stärke und Geduld, um mit Veränderungen umzugehen.

Diopsid – Erlaubt alte Schmerzen und Verletzungen zu wandeln, hilft beim Loslassen und Verzeihen von Unbewältigtem, unterstützt dabei, auf andere zuzugehen und Frieden zu schließen.

Moosachat – Hilft, sich von Verhaftungen zu lösen und Prioritäten zu setzen, gut für mentale und emotionale Ausgeglichenheit, befreit von geistigen Verstrickungen und verhilft zu neuer Initiative nach langem Zögern, steigert die Inspiration und macht Mut, immer wieder neu anzufangen.

Silberauge – Wirkt krampflösend, fördert inneres Gleichgewicht, Harmonie und Ausgeglichenheit, Anti-Aging für die Haut.

Topas – Regt Verdauung und Stoffwechsel an, fördert Offenheit, hilft, Änderungen und Umstellungen im Leben besser anzunehmen und zu integrieren, stärkt jene, die sich von Suchterkrankungen befreit oder abgenommen haben und hilft dabei, Rückfällen zu widerstehen, schafft Charisma, harmonisiert und klärt die gesamte Aura.

Silberbirke – Akute Allergie, Heuschnupfen, Nierenerkrankungen, Harnsäure im Blut, Gicht, Arthritis, sexuelle Schwäche, Kalziummangel, blutreinigend, entzündungshemmend, Herpes, Stärkungsmittel bei Müdigkeit, Osteoporose, Arthrose, Wachstumsbeschwerden, Hautkrankheiten

Lichtwasser Lourdes und Montichiari

Einsatzmöglichkeiten

Psychisch: Starre, Festhalten am Alten, Heimweh, Liebeskummer und nicht bewältigte Trennungen, Trauer, schlechte Gewohnheiten, Süchte, nicht älter werden können, sich zu sehr um andere sorgen, Lebensübergänge (Ortswechsel, Geburt, Pubertät, Wechseljahre, Tod), Trauer, Nostalgie, Wehmut, Bindungsängste, Unnahbarkeit, Bindungen an die Vergangenheit, Abhängigkeit, Kompromisslosigkeit, schwelgen in Erinnerungen

Physisch: Blasen-, Darm- und Drüsenprobleme, chronischer Husten, Gallensteine, Hämorrhoiden, Ödeme, Nierensteine, Pilzerkrankungen, Verspannungen, Osteoporose, Wirbelverschiebungen

Hinweise für Tiere: für Welpen nach zu früher Trennung, bei schlechten Angewohnheiten, Besitzer- oder Umgebungswechsel, anderen starken Veränderungen, nach belastenden Vorfällen, wenn sie interesselos wirken, bei Kontaktschwierigkeiten, Isolation, Geburt, Sterbebegleitung, Verlust vertrauter Personen/Tiere, für angespannte Tiere, denen neue Situationen zu schaffen machen, Tierheimtiere

Bei Nahrungsverweigerung, unterstützt Blase, Verdauung, Nieren und Lunge

Lösung

Frei sein für Neues, Vertrauen, Loslassen, Offenheit, Selbständigkeit, Flexibilität und Anpassungsfähigkeit, Übernehmen von Verantwortung, erkennen, was man wirklich braucht, energetische Entstörung, ins Hier und Jetzt kommen, mit neuem Lebensmut auf die Gegenwart einlassen

Tier: Bereitschaft zur Veränderung, Vertrauen, besserer Umgang mit neuen Situationen, Freiheitsgefühl, auch wenn das Tier nicht im Freien sein kann

Zuordnungen

Chakra:	Basis-, Solarplexus,- und Stirnchakra
Körper/Organ:	Darm, Niere, Gallenblase, Lymphe, Nebenhöhlen, Magen
Meridian:	Dickdarm
Farben:	Blüten – gelb, Edelsteine – klar, grün Symbol – violett, lila, weiß; Kupfer

Spezielle Anwendungen für dieses Symbol

Kann bei allen Lebensübergängen angewendet werden, da die Energie des Loslassens und Befreiens aktiviert wird, gut auch bei Kindern, die nicht allein sein möchten oder klammern. Entgiftung von chemischen Belastungen, Lebensmitteln, Medikamente, um die Nebenwirkungen zu mildern. Herstellen einer natürlichen Ordnung von manipulierten oder veränderten Zellen, gut nach Bestrahlung (mit 3 & 10) und Chemotherapie (mit 3 & 0).

6 Selbstvertrauen und Selbstwert

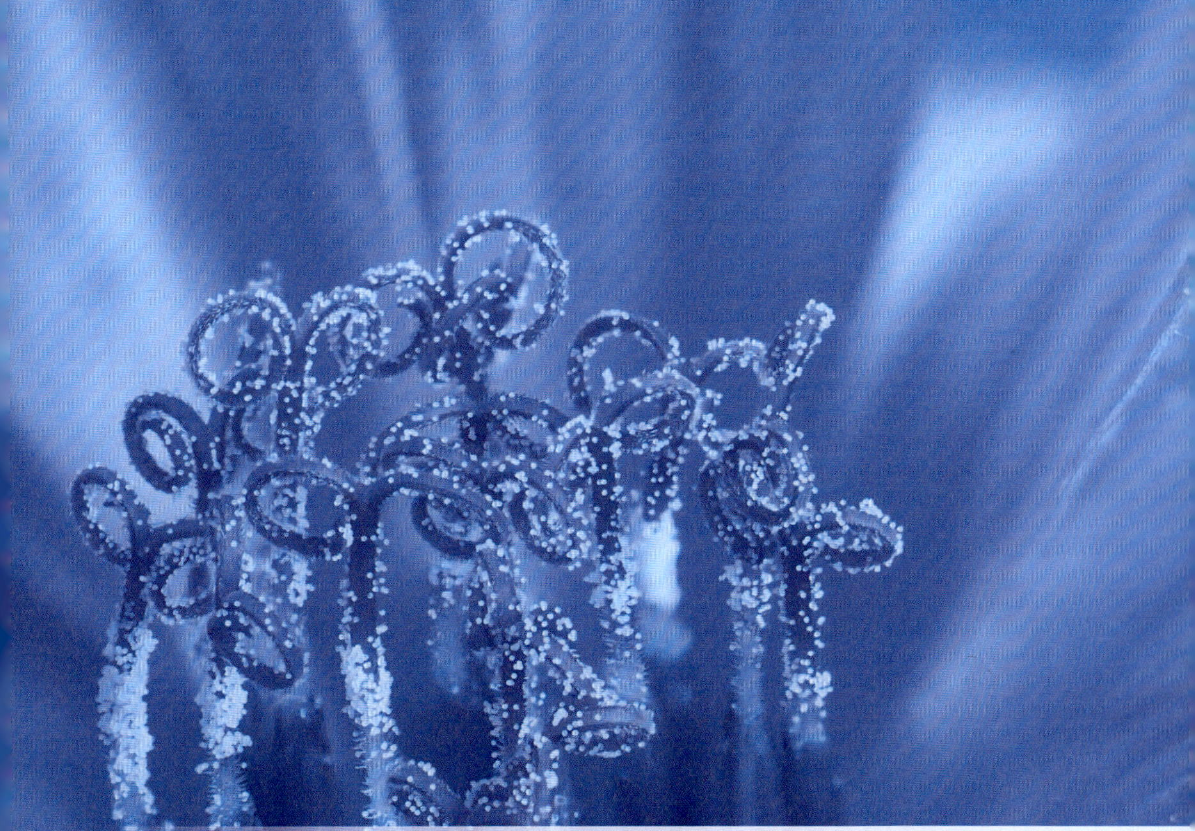

„Ich schenke dir Selbstakzeptanz, Freude und Selbstbewusstsein, um dich mit dir selbst wohl zu fühlen und deine Wahrheit zu leben. Ich stärke deine Fähigkeit, Grenzen zu setzen, NEIN zu sagen und deine Bedürfnisse zu erfüllen."

Du bist einzigartig und der wichtigste Mensch auf dieser Welt, tu dir einfach Gutes!

Grandios – Wertschätzend – Brillant

Eines der wichtigsten und schönsten Energiefelder ist das der no 6 – SELBSTVERTRAUEN UND SELBSTWERT. Dieses Potential sagt ganz klar: „Geht es mir gut, geht es auch allen anderen gut!". Meist jedoch handeln wir nach dem Prinzip, „Ich muss mal gucken, dass es allen anderen gut geht und dann irgendwann, wenn überhaupt, darf ich auch...".

Selbstachtung, Sicherheit, Eigenakzeptanz, Selbstbewusstsein, Charisma, Wertgefühl, soziale Kompetenz, Unabhängigkeit, auf seine Fähigkeiten und Stärken verlassen können, Respekt, Wertschätzung, Anerkennung, Erfolg - all dies sind Schlüsselworte in der Energieformation der no 6. Herausgefordert werden wir meist von der dualen Opposition dieser Qualität: Selbstzweifel und Unsicherheit wechseln sich mit Opferdenken, Mangelbewusstsein, Helfer-Syndrom und Trauer über verlorene Chancen ab.

Aus meiner Erfahrung als Reinkarnationstherapeutin kann ich bestätigen, dass ca. 95% aller Probleme, die wir als Menschlein so mit uns herum schleppen, an einer Selbstwertthematik liegen. Auch wenn darüber wie in Schichten andere Emotionen liegen, landet man am Schluss immer bei unserem Unvermögen, unseren wahren Wert zu erkennen, sich selbst zu lieben, so wie man ist, seiner Urteilskraft und inneren Stimme zu vertrauen, die richtigen Entscheidungen zu treffen oder die Verantwortung für sich und sein Leben zu übernehmen.

Wenn ich selbst meine eigene Wertigkeit in mir nicht spüre, das Vertrauen in mich nicht fühle, kann ich weder Nein sagen noch Grenzen setzen, denn ich bin immer davon abhängig, wie mich die anderen wahrnehmen! So kommt es, dass ich immer am Ja-Sagen, am „Gefallen-Tun" für andere, am „Sich-Kümmern" am „es anderen Recht machen" bin...

Ich betüttle mein gesamtes Umfeld und vergesse dabei ständig auf mich in dem Trugschluss: wenn es denen gut geht, geht es auch mir gut!

Warum ist das so?

Wir werden vom ersten Atemzug an von unseren Eltern, unserer Umgebung und der Gesellschaft geprägt und beeinflusst. Sie geben dir vor, wann du wie zu fühlen hast, was gezeigt werden darf und was nicht, was gut oder schlecht, richtig oder falsch, schön oder hässlich ist. Und irgendwann kommt der Zeitpunkt, wo du all diese Glaubenssysteme unbewusst übernimmst. Dann glaubst du tatsächlich, dass dies deine ganz eigenen Wertvorstellungen sind.

Glaubenssätze, die wir uns irgendwann zugelegt haben und die wie eine Suggestion auf uns wirken, tun ihr Übriges dazu:

„Ich bin nicht gut genug"
„Die anderen sind sowieso immer wichtiger als ich"
„Ich kann das nicht"

„Ich schaffe das nicht“
„Ich hasse mein Spiegelbild“
„Warum immer ich?“
„Alle gehen auf mich los“
„Ich hab sowieso kein Glück im Leben“
„Der böse Chef ist schuld an meiner Misere“ usw.

In unserer Kindheit haben wir die Aufmerksamkeit von mindestens einem Menschen, einer Bezugsperson gebraucht. Ein Kind will geliebt, gesehen, bemerkt, wahrgenommen, angesprochen und berührt werden. Diese Aufmerksamkeit ist Seelennahrung und drückt sich in Liebe, Wertschätzung, Anerkennung, Lob und Bestätigung aus. Zu oft jedoch sind wir kritisiert, herabgesetzt, ausgegrenzt, belogen oder nicht beachtet worden. Wir sehnen uns nach Wertschätzung, wollen es anderen Recht machen, sie beeindrucken, um von ihnen anerkannt, gelobt und geliebt zu werden.

Eines der Verhaltensmuster, das wir seit der Kindheit in uns tragen und das über viele Generationen weitergegeben wurde, heißt: „Ich darf nicht so, wie ich will, ich muss es anderen Recht machen“. Wir glauben dies, weil wir Angst haben, dass andere uns verlassen oder beleidigt sein, sich verletzt fühlen oder böse auf uns sein könnten.

Es ist das verletzte, ängstliche Kind in uns, das uns drängt, faule Kompromisse einzugehen. Wir haben Schuldgefühle gegenüber anderen, die uns erpressbar machen, und verraten dabei unser eigenes Herz. Dies ist die größte aller Süchte, die den äußeren Süchten zugrunde liegt.

Hand aufs Herz – wie viele von uns versuchen immer noch, anderen zuliebe etwas zu tun, was sie eigentlich nicht wollen, was sich im Herzen nicht stimmig anfühlt – aus Angst, wir könnten die andere Person mit unserem Verhalten verletzen?

Manchmal werden wir schmerzhaft dazu aufgefordert, Grenzen zu setzen und NEIN zu sagen. Jedes NEIN zu einem anderen kann ein liebevolles JA und ein Neuanfang für dich selbst sein. Hab den Mut, zu dir zu stehen, lass dich nicht drängen, auch wenn andere versuchen, dir ein schlechtes Gewissen zu machen oder dich emotional zu erpressen versuchen.

Was wäre, wenn du dich selbst an die erste Stelle rücken würdest? Was wäre, wenn du es dir selbst Recht machst und dir die Aufmerksamkeit schenkst, die du dir so sehr von anderen wünschst?

Ooooh jaaaa unsere inneren Glaubensmuster würden ausflippen und laut rumtoben, „ja was, ich darf doch nicht so egoistisch sein, ich darf doch nicht so selbstsüchtig denken...

Doch du darfst! Es ist dein Leben und du bestimmst, du bist der Boss! Du übernimmst die Verantwortung für deine innere und äußere Wirklichkeit. Du entscheidest – bewusst oder unbewusst – jeden Morgen darüber, wer du hier sein willst und welche Welt du erschaffst. Dabei kann dich unsere no. 6 wunderbar unterstützen.

Ein weiteres sehr beliebtes Mittel, um vermehrte Aufmerksamkeit oder Zuwendung zu gewinnen, ist es, sich in die Opferrolle zu flüchten. So sind es die Umstände, das Schicksal oder andere Menschen, die jenen übel mitspielen. Sie verlieren Geld, ihren Job oder Freunde, sie werden krank oder arm und andere bringen sie dazu, etwas zu tun oder zu sein, obwohl sie das eigentlich nicht wollen. Sie werden verlassen und sind unglücklich und "können gar nichts dafür".

Das Gefühl, ein Spielball des Schicksal zu sein und zu glauben, wir hätten schlechte Karten für unseren Lebenspoker erhalten, ist vielen vertraut. Dabei haben wir es selbst in der Hand, ob wir leiden wollen oder nicht. Das mag manche verärgern, denn dadurch verlieren sie die vielen kleinen oder großen Entschuldigungen für alles Mögliche, z.B. dafür etwas nicht geschafft zu haben.

Die Lösung liegt immer in dir selbst. Die Qualität der no. 6 schenkt dir das nötige Selbstbewusstsein und stärkt deine Fähigkeit, Grenzen zu setzen, NEIN zu sagen, dich aus der Opferrolle zu befreien und eigenverantwortlich dein Leben zu bestimmen. Sie erweckt deinen Selbstwert aus dem Dornröschenschlaf und webt Selbstakzeptanz begleitet von heiterer Freude in dein emotionales Sein, um dich mit dir selbst wohl zu fühlen und deine Wahrheit zu leben.

Dieses Potential hilft dir, dich lieb zu haben, deine eigene Wertigkeit wieder wahrzunehmen und in dir zu spüren. Du erkennst, wer du wirklich bist und erlaubst dir, deinem ureigenen Weg zu folgen und deine Bedürfnisse zu erfüllen. Denk immer daran: Du bist einzigartig und der wichtigste Mensch auf dieser Welt, denn DU spielst die Hauptrolle in DEINEM Leben. Gönn dir einfach Gutes, du hast es dir verdient!

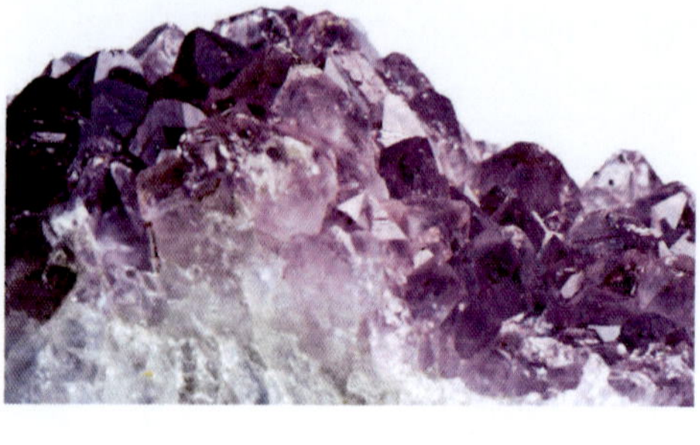

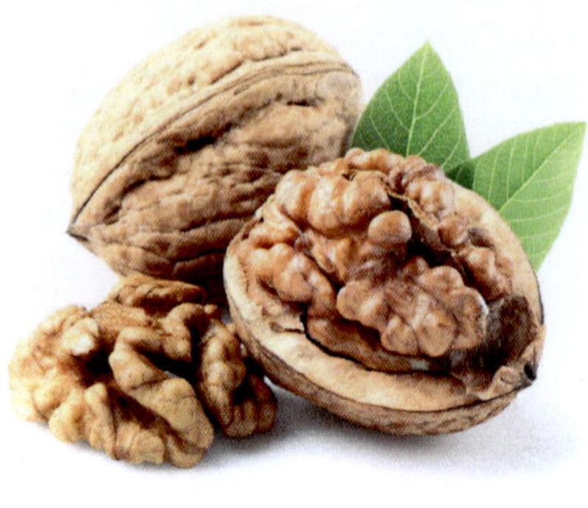

Inhaltsstoffe

Wegwarte – Öffnet das Herz und unterstützt bei Minderwertigkeitsgefühlen, hilft, sich selbst zu lieben ebenso wie andere – selbstlos, bedingungslos, verbindet mit der inneren Quelle.

Amethyst – Erhöht das Selbstwertgefühl, wirkt beruhigend, harmonisierend, ausgleichend, schenkt Wohlbefinden und fördert spirituelle Entwicklung, Fantasie, Gerechtigkeitssinn.

Saphir – Sorgt für vermehrten Persönlichkeitsausdruck, für Klarheit und Inspiration, stimuliert alle Meridiane, gut bei Spannungszuständen, Depressionen und für die Hypophyse.

Gold – Stärkt den eigenen Wesenskern, hebt das Energieniveau des gesamten Körpers an („euphorisierend"), verbessert die Konzentrationsfähigkeit und Gedächtnisleistung, stärkt das Nervensystem, schärft den Verstand, vermittelt die Lebenskraft des männlichen Urprinzips, der Sonne, das Yang (Energie, Belebung, Vitalität, Aktivität, Schöpfungskraft, Selbstbewusstsein, Durchsetzung und Ich-Stärkung).

Kupfer – Fördert die Liebe zu allen Wesen, hilft, Gefühle zu zeigen, stimuliert das Gehirn, reinigt die Venen und Arterien, erhöht die Elastizität der Haut, regt Selbstheilung an, vitalisiert.

Walnuss – Regulierende Wirkung auf die Bauchspeicheldrüse, unterstützt die Leber, wirkt entzündungshemmend (besonders an der Haut), entgiftend, bei Diabetes und Reizmagen, zur Verstärkung der Darmflora und Unterstützung des Immunsystems

Lichtwasser Montichiari, San Damiano

Einsatzmöglichkeiten

Psychisch: Selbstzweifel, mangelndes Selbstvertrauen und Selbstwertgefühl, keine Selbstakzeptanz, braucht immer Bestätigung im Außen, Opferhaltung, sich selbst nichts gönnen, schüchtern, übergroße Selbstkritik, Helfersyndrom, Ablehnen von Verantwortung, Verleugnung der eigenen Bedürfnisse und Sehnsüchte, Selbstablehnung, schnell beleidigt sein, Selbstmitleid, Nachgiebigkeit, zu gutmütig, Schuldgefühle, Selbstvorwürfe, sich für alles entschuldigen, schlechtes Gewissen, Ichbezogenheit

Physisch: Akne, Bandscheibenprobleme, Candida, Diabetes, Frauenleiden, Neuralgien, Süchte, Migräne, Kreislaufprobleme, Schilddrüsenprobleme, Erkrankungen des Knochenmarks und im Genitalbereich, Blutarmut

Hinweis für Tiere: bei Gefühl der Ablehnung, für Tiere, die immer im Mittelpunkt stehen müssen und die nach viel Aufmerksamkeit suchen, übertriebene Anhänglichkeit, extrem gutmütige Tiere, die sich zu leicht beeinflussen lassen, starke Besitzerfixierung, willensschwach, unterwürfige Tiere, die sich nicht behaupten können und von ihren Artgenossen angegriffen werden, scheinen ständig ein schlechtes Gewissen zu haben, nach schlechten Erfahrungen mit Vorbesitzern

Zur Entgiftung, unterstützt Milz, Bauchspeichel- und Schilddrüse, Entwurmung, bei Leberproblemen, langer Erkrankung, Neigung zu Parasitenbefall

Lösung

Selbstakzeptanz, seinen eigenen Wert, seine Kraft und Macht wahr- und annehmen, in die Eigenverantwortung kommen, Selbstbewusstsein, wissen und lieben, wer man ist, sich selbst vertrauen, seinem eigenen Weg folgen und seine Bedürfnisse verantwortungsvoll (im Einklang mit allem Leben) befriedigen, Lebensbejahung, Zuversicht, innere Stabilität, Mut, Bereitschaft, mehr Eigenverantwortung zu übernehmen

Tier: die eigene Stellung in der Familie oder der „Sippe" einnehmen, mehr Selbstvertrauen, sich mehr zutrauen und mutiger werden

Zuordnungen

Chakra: Sakral-, Solarplexus- und Herzchakra, Meisterchakra
Körper/Organ: Milz, Pankreas, Lunge, Herz, Haut, Blut- und Immunsystem
Meridian: Milz-Pankreas
Farben: Blüten – blau, Edelsteine – violett, blau, gold, kupfer
Symbol – koralle, rosa, grün, weiß; Gold

Spezielle Anwendungen für dieses Symbol

Platzheilung, Plätze an das neue Erdgitternetz anschließen, sehr gut als Hilfestellung bei Krebs und schweren Krankheiten (mit 9 & 10). Am Arbeitsplatz zur Unterstützung mit 4 & 8.

7 Kraft und Mut

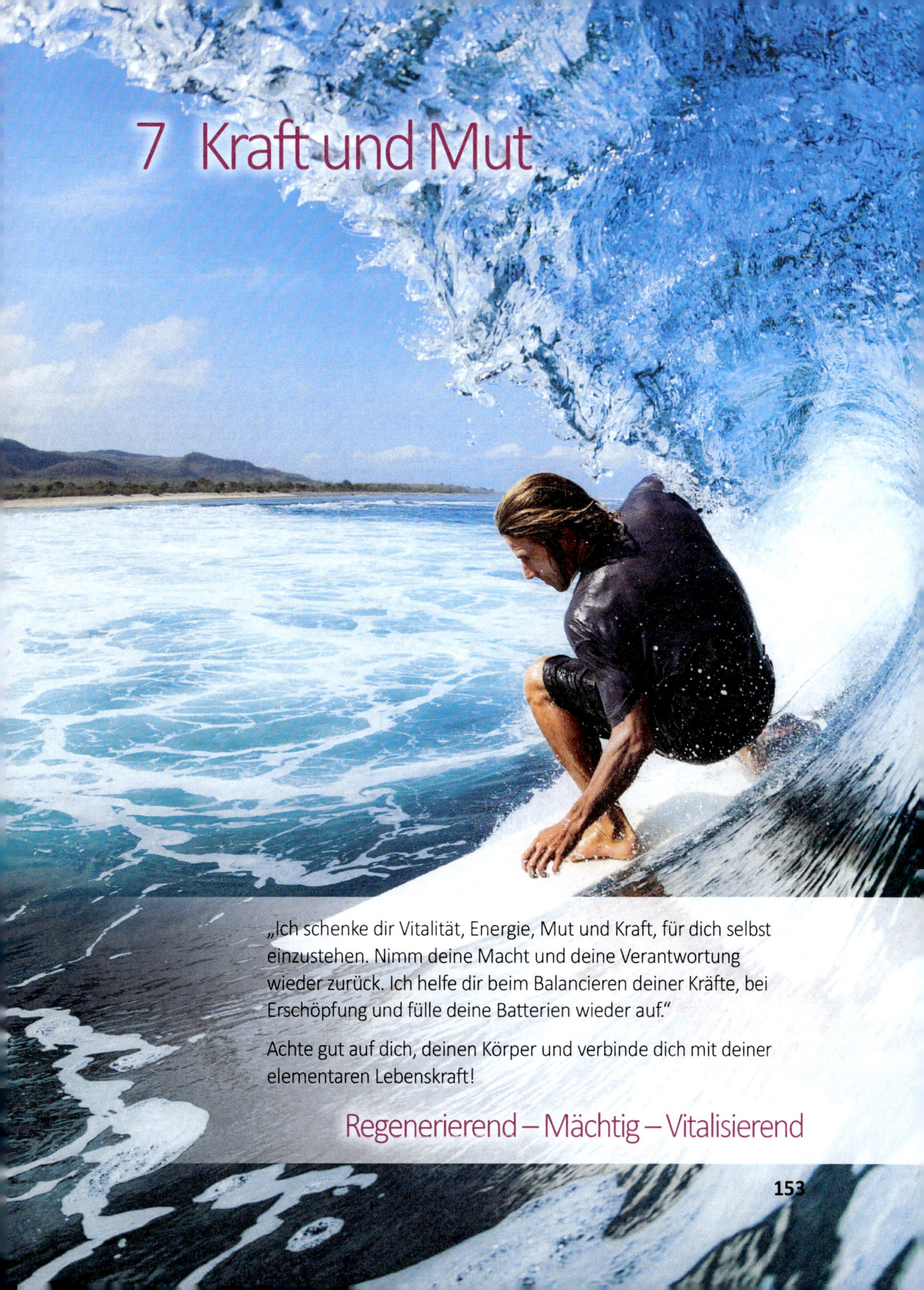

„Ich schenke dir Vitalität, Energie, Mut und Kraft, für dich selbst einzustehen. Nimm deine Macht und deine Verantwortung wieder zurück. Ich helfe dir beim Balancieren deiner Kräfte, bei Erschöpfung und fülle deine Batterien wieder auf."

Achte gut auf dich, deinen Körper und verbinde dich mit deiner elementaren Lebenskraft!

Regenerierend – Mächtig – Vitalisierend

FASTEN YOUR SEAT BEALTS – los geht´s! Diese no. 7 „Kraft und Mut" ist eine wirklich powervolle Energieschwingung, die alles umwälzt, neu ausrichtet und an seinen angestammten Platz bringt.

Die heilige Sieben ist DIE Verwirklichungskraft schlechthin – es geht nicht nur um Erfolg, Gewinn, Ernte, sondern auch um Würde und die Herrscherkraft im eigenen Reich! Die 7 ist eine souveräne Königszahl, sie führt, regelt, steuert, lenkt, prüft und ordnet. Diese Energiequalität ist beides: Sieg, Erfolg, Herrschaft, aber auch Untergang, Verlust, „Knechtschaft", und agiert immer auf der materiellen Ebene. Auf der persönlichen Ebene geht es die Balance zwischen Geben & Nehmen, Aufwand & Ertrag.

Im Grunde genommen ist der Zustand der Kraft, den wir verspüren, ein Prüfstein für die Art, wie wir leben. Wobei verwende ich sehr viel Kraft, die mir auf einer anderen Seite fehlt? Wo mache ich Dinge, die weit über meine Kräfte gehen?

Das ist wie Achterbahn-fahren, wir machen, tun, powern uns für andere aus. Für den Körper bedeutet dies Stress – neben Trinken, Essen und Schlafen sind innere Ruhe und Entspannung seine wichtigsten Grundbedürfnisse. Hier muss die Bilanz stimmen, um gesund zu bleiben. Rutscht die Gesamtbilanz jedoch durch zu große körperliche und seelische Belastung ins Minus, gerät unser Körper in eine anhaltende innere Spannung, die ihm auf die Dauer schadet. Dieses Ungleichgewicht führt oftmals zu Erschöpfung, Antriebslosigkeit, Müdigkeit, Motivationslosigkeit und im schlimmsten Fall ins Burn-Out. Spätestens dann weiß ich, dass ich meine Kraft „miss"-braucht habe, weil ich sie nicht für mich eingesetzt habe. Das Burn-Out als letzte Option unserer Seele, um uns aus dem Spiel zu nehmen.

Alles Stopp – Stillstand – nichts geht mehr! Wir werden vom Leben einfach „flach" gelegt, damit wir nach innen gehen und uns neu orientieren können. Erschöpfungszustände sind einer der wichtigsten Einsatzbereiche der no. 7. Nach überstandenen Krankheiten und kräftezehrenden Krisen begleitet diese Qualität zurück ins Alltagsleben, besitzt sie doch die Eigenschaft eines Kraftdepots, revitalisierend und dynamisch.

Aber müssen wir wirklich so lange zusehen und zögern, bis es anfängt, weh zu tun?

Nein, es darf auch anders gehen. Die Gretchenfragen lautet: wie sehr lebst du dein eigenes Ding? Wie viel Macht hast du und wann wendest du sie an? In welchen Bereichen fühlst du dich fremdbestimmt? Was hält dich noch im Zustand der Abhängigkeit? Wie gehst du mit deinen eigenen Energiereserven um und wofür setzt du deine Kraft ein?

Alles Fragen dieser wundervollen Energiequalität, die uns beim Balancieren unserer Kräfte, bei Erschöpfung, Ermüdung hilft und unsere Batterien wieder auffüllt.

Hier spielen sich auch alle Ohnmachts- und Machtthematiken rein. Leider manövrieren wir uns immer wieder selbst in diese Macht/Ohnmacht Spielchen, gerade dieses „nicht-nein-sagen-können" oder die Opferrolle (aus dem Selbstwertthema), treibt uns in ein Hilflosigkeitsgefühl. Wir merken genau, ich bin nicht in meiner Kraft.

Das Potential der no. 7 weist uns immer wieder darauf hin, in welche Abhängigkeiten wir uns verstricken, wie und ob überhaupt wir uns im Leben durchsetzen. Überlege dir doch einmal, wem du in deinem Leben Macht über dich gibst. Schuldgefühle können beispielsweise ein sehr machtvolles Instrument sein, um Menschen zu manipulieren. Kaum etwas macht gefügiger als der Hinweis, man habe an etwas Schuld, vorgetragen im bemitleidenswerten „Seufzerton".

„Wenn du es nicht machst, dann muss ich es halt selbst machen".
„Na, dann kommst du eben nicht. Ich werde mich schon alleine zurechtfinden."
„Von dir hätte ich das am allerwenigsten erwartet..."
„Ich bin total enttäuscht von dir"
„Das ist so gemein, wie du dich mir gegenüber verhältst"
„Dass ausgerechnet du mich so im Stich lässt..."

Beobachte einfach mal, was diese Sätze in dir auslösen?

Höchstwahrscheinlich etwas Unbehagen und ein ungutes Gefühl. Es gibt unzählige Strategien, wie andere versuchen, uns zu beeinflussen, uns herabzusetzen und in eine bestimmte Richtung zu drängen. Sie pflanzen in uns einfach ein schlechtes Gewissen mit einer dieser Aussagen oder ähnlichen.

Oder darf es ein wenig subtiler sein? Nonverbales Verhalten wiegt ungleich schwerer. Ignorieren, Anschweigen oder Liebesentzug waren bewährte Mittel aus der Kindheit. Dies führt zu Selbstzweifel und lösen ein Gefühl, nicht geliebt zu werden und der Hilflosigkeit in uns aus. Durch ein schlechtes Gewissen lassen wir uns nur allzu leicht manipulieren. Wir fühlen uns eingeengt, unter Druck gesetzt und sind meist bereit, klein beizugeben. Doch meist brodelt in unserem Inneren auch der Widerstand. Erinnert ihr euch an den Eurovisions SongContest und das Siegerlied von der österreichischen Künstlerin Conchita Wurst „Rise like a phoenix"?

Genau darum geht es in dieser Frequenz. Zu transformieren, zu wandeln, neu zu gestalten, wieder geboren zu werden und wie ein Phoenix aus der Asche aufzusteigen. Die no. 7 entfacht den Funken. Wir gehen durch die reinigenden Feuer, die alles verbrennen, was unwirklich in unserem Leben ist.

Die Qualität der no. 7 ist eine ziemlich feurige Frequenz, die uns immer wieder überprüft und uns in unser Kraftzentrum führt. Sie bündelt Lebenskräfte, schenkt uns Vitalität, Energie, Lebensfreude, Mut und Stärke, für uns selbst einzustehen – erlaubt uns aber auch gleichzeitig, vermeintliche „Schwäche" zeigen und erleben zu dürfen, indem sie uns das Ungleichgewicht zwischen Geben und Nehmen, zwischen Tun und Ruhen aufzeigt.

Was du an dir selbst oder anderen ablehnst, dem gibst du Macht und ziehst es weiter an. Was wäre denn, wenn du dir in Zukunft erlaubst, dich schwach und ohnmächtig zu fühlen – dieser Satz „ich bin stark und ich darf AUCH gleichzeitig schwach sein" wird dich in eine unglaubliche Balance bringen. Denn nur, wer die Polaritäten in sich verbindet, ist stabil.

Unsere eigene Kraft wächst durch den Glauben an uns und unsere Fähigkeiten, durch den Willen und durch die Liebe. Hab den Mut, zu dir zu stehen. Dein Herz ist frei und du kannst in jedem Augenblick selbst wählen, was in deinem Universum Gültigkeit hat.

Tue dir selbst Gutes und gehe achtsam mit deinen Energieressourcen um. Hol dir deine persönliche Macht zurück, höre auf das Lied in dir, das dir sanft deinen Lebensrhythmus zuflüstert und schwinge im Gleichklang deiner Seele. Verbinde dich mit deiner elementaren Lebenskraft, nutze sie, dann fließt dir alles zu, was du brauchst.

Glaube an deine Großartigkeit - ein Leben voller Freiheit und Schöpferkraft wartet auf dich!

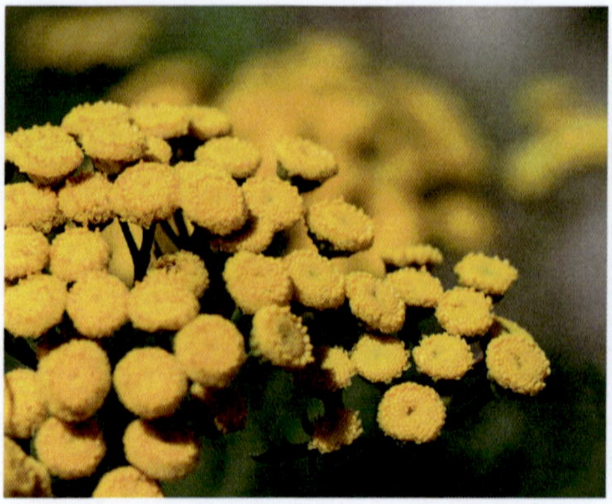

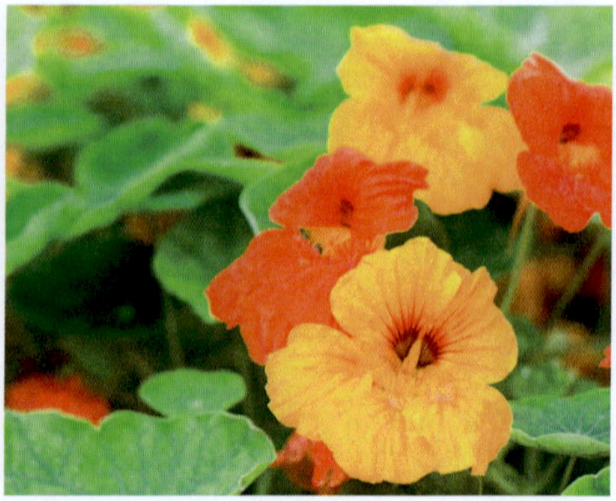

Inhaltsstoffe

Kapuzinerkresse – Schenkt Lebensfreude, Ausgelassenheit und Fröhlichkeit, hilft, wieder Lebensmut zu tanken, zu lachen und das Leben nicht so ernst zu nehmen, für kopfbetonte Menschen und bei mangelnder Vitalität.

Rainfarn – Bringt Stärke und Entscheidungsfreudigkeit, hilft bei Lethargie, Trägheit, Lustlosigkeit und Desinteresse, schenkt Motivation, Willenskraft und Tatkraft.

Bergkristall – Vitalisiert und belebt, verschafft Klarheit auf geistiger Ebene, löst Energieblockaden, stärkt den eigenen Standpunkt und fördert die Entwicklung, die unserem inneren Wesen entspricht.

Rote und weiße Koralle – Regen den Stoffwechsel an, kräftigen, bringen energetische Stimulierung und Lebenskraft, helfen Blockaden zu lösen, fördern Selbstheilungsprozesse und wirken aufbauend. Die weiße Koralle stärkt die Zähne und hilft bei Knochenkrankheit. Die rote Koralle hilft bei Menstruationsproblemen, Unfruchtbarkeit, Durchblutungsstörungen und Kreislaufbeschwerden, gilt als Schutzstein in der Schwangerschaft für das ungeborene Leben, kann Missbildungen vorbeugen und erleichtert die Geburt.

Rubin – Bringt Vitalität und Dynamik ins Leben, regt energetisch die Vital- und Sexualkraft an, macht leistungsfähig, schenkt jugendliche Lebenskraft und Harmonie, Selbstbewusstsein, Liebe, Leidenschaft und wahre Liebe.

Johannisbeere – Kraftvolles Tonikum mit effektiver Wirkung auf alle physiologischen Systeme des Körpers, erhöht Anpassungsfähigkeit und Abwehrkräfte des Organismus sowie körperliche und geistige Leistungsfähigkeit, wirkt wie ein pflanzliches Cortison bei entzündlichen und allergischen Erkrankungen, Heuschnupfen, chronischer Schnupfen, Nasennebenhöhlen, stärkt Nieren- und Blasensystem, entgiftet, Asthma, stimuliert die endokrinen Drüsen und Leber

Lichtwasser Lourdes und Medjugorje

Einsatzmöglichkeiten

Psychisch: Antriebsschwäche, geistige Ermüdung, große Anforderungen, Burn-Out, Energiemangel, Kraftlosigkeit, unharmonische Kräfteverteilung, Mutlosigkeit, Lethargie, Müdigkeit, Erschöpfung, innerer und äußerer Stillstand sich ausgelaugt fühlen, Gefahr des geistigen oder körperlichen Zusammenbruchs, Stress, Überforderung, Ehrgeiz, Entmutigung, Resignation, Schwächezustände, Kraftlosigkeit, Machtlosigkeit, Verzweiflung, Hilflosigkeit, Rekonvaleszenz

Physisch: Allergien, Blutkrankheiten, Denkprobleme, Ermüdung, Herz- und Immunschwäche, übergroßes Schlafbedürfnis, schlecht funktionierender Darm

Hinweis für Tiere: hilft Tieren, die schwach sind, keine Anteilnahme mehr zeigen, sich zurückziehen oder die sich nach langem Leiden völlig aufgegeben haben, bei Folgen schlechter, nicht artgerechter Haltungsbedingung, Regeneration nach langer Krankheit oder Überanstrengung, bei Antriebsschwäche, wenn das Tiere müde und kraftlos wirkt, für erschöpfte, an der Grenze ihrer Belastbarkeit stehende Tiere

Unterstützt Kreislauf, Herz, Gehirn und stärkt die Immunkraft

Lösung

Zur eigenen Kraft finden, Mut, Vitalität, Leichtigkeit, Energie, Lebensfreude, Kreativität, Immunsystem und Körpermotoren (Herz – Hirn – Darm) stärken, Kräfteverteilung balancieren, neue Perspektiven, Lebensschwung, Optimismus, neue Kräfte aktivieren

Tier: richtige Energieverteilung, Regeneration, Beweglichkeit, Kraft, Antrieb, Mut, Leichtigkeit

Zuordnungen

Chakra:	Basis-, Sakral-, Hals- und Kronenchakra
Körper/Organ:	Brust, Bauch, Becken, Eierstöcke & Gonaden, Gehirn, „Bauchhirn“, Hypothalamus
Meridian:	Dreifach Erwärmer
Farben:	Blüten – orange, gelb, Edelsteine – klar, weiß, rot Symbol – rot, goldgelb, orange; Gold

Spezielle Anwendungen für dieses Symbol

Wasserbelebung (mit 8 & 0), kann als kleines „Kraftwerk“ für alle möglichen Probleme genutzt werden, wo Energie (Power) benötigt wird z.B. im Auto, in Räumen mit schlecht zirkulierender Energie oder in denen gelernt und gearbeitet werden soll.

8 Klarheit und Konzentration

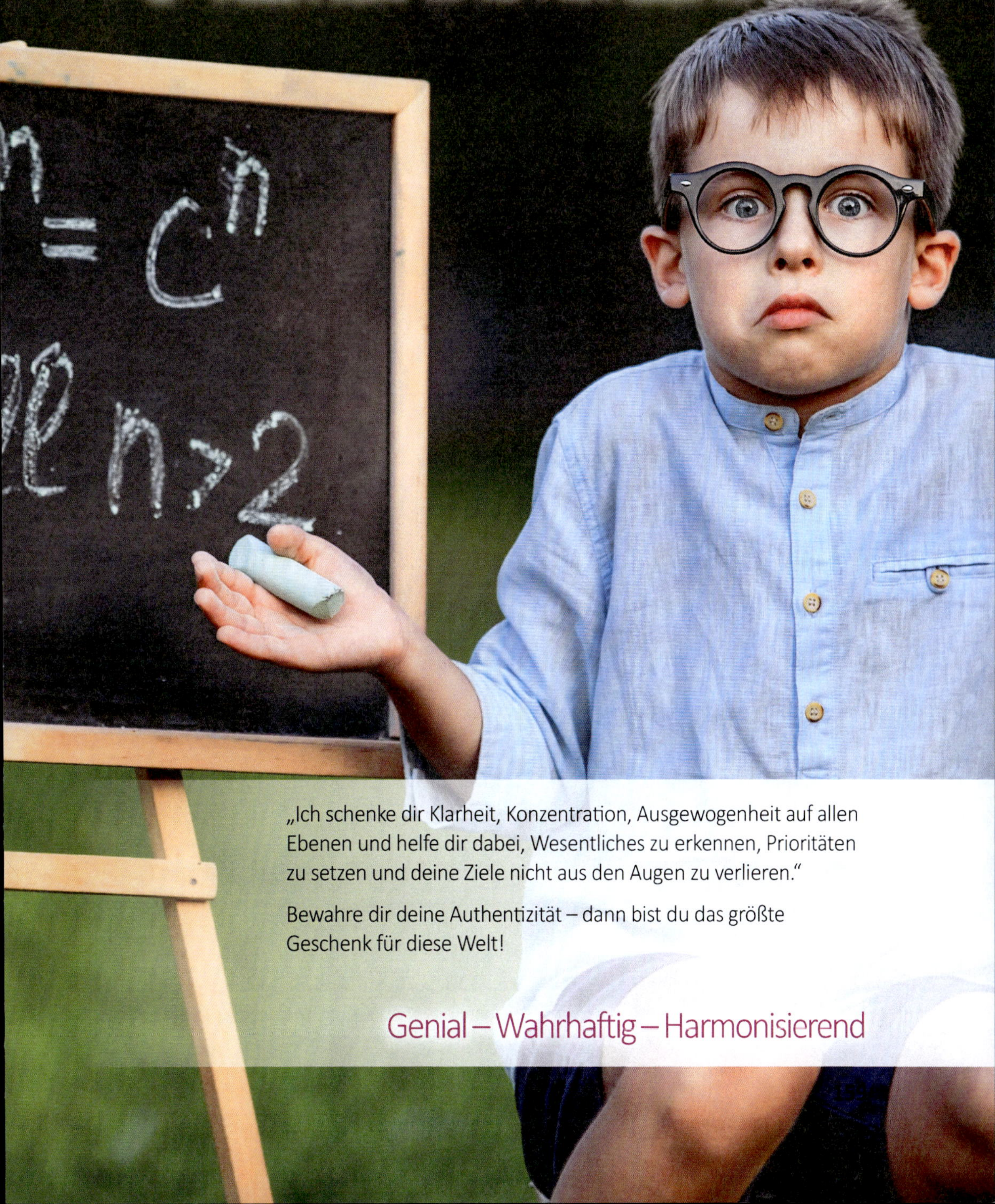

„Ich schenke dir Klarheit, Konzentration, Ausgewogenheit auf allen Ebenen und helfe dir dabei, Wesentliches zu erkennen, Prioritäten zu setzen und deine Ziele nicht aus den Augen zu verlieren."

Bewahre dir deine Authentizität – dann bist du das größte Geschenk für diese Welt!

Genial – Wahrhaftig – Harmonisierend

Das Thema der no. 8 „KLARHEIT UND KONZENTRATION" ist eines der komplexesten und eindrücklichsten in der gesamten Delila Familie. Wir treffen auf eine unglaublich kristalline Energie-Schwingung – die der Klarheit, der Reinheit und Konzentration. Begleitet werden wir dabei von einem turbulenten Gefühlsmix, enormen Antriebskräfte voller Leidenschaft und Power, bei denen es ganz schön menscheln kann.

Zum einen geht es um Klarheit, Zentrierung, um deine innere Kraftquelle, deine Balance. Der Zustand der Klarheit entspringt immer der eigenen inneren Mitte, dem Zusammenspiel von Kopf und Herz und der Fokussierung auf das Wesentliche. Klarheit entsteht, wenn Verstand und Gefühl in unserer Mitte im Einklang sind. Bin ich klar, kann ich mich auf das konzentrieren, was ich tue.

Wenn wir aus diesem Zustand fallen, dann beginnt das Ganze geistig zu entgleisen. Wir fangen bei „L" an, stehen auf einmal beim „O", tänzeln zum „V" und erwischen uns schließlich beim „E". Wir haben 137 895 Projekte am Laufen, bringen nichts fertig und sind geistig immer in einem Zustand der Verwirrung, der Zerstreuung, der Entkoppelung.

„Hast du es eilig, nimm dir Zeit und trinke eine Tasse Tee", sagt ein asiatisches Sprichwort.

Dieses Potential unterstützt geistig-spirituelle sowie körperliche Reinigungs- und Klärungsprozesse. Es durchbricht alte Strukturen, um sie neu zu ordnen, und balanciert sowohl deine Gehirn- als auch deine Körperhälften aus, d.h. es verkabelt Denken und Fühlen, bringt Kopf und Herz zusammen.

Prüfungen sind ein fester Bestandteil unseres Lebens. In der Schule, der Ausbildung, im Beruf, im Studium oder dem Führerschein – überall begegnen wir Prüfungssituationen. Viele Menschen tun sich extrem schwer, das Gelernte „runter" zu transformieren. Bei großer Anspannung ist die Informationsübertragung zwischen den Nervenzellen blockiert und es kommt zum gefürchteten Black-Out. Plötzlich herrscht im Kopf gähnende Leere, das absolute Nichts – Nada. Man bringt keinen Piep heraus, fängt zu schwitzen oder zu zittern an und fühlt sich blamiert bis auf die Knochen. Für Kids und Menschen mit Lernschwierigkeiten oder Examensängsten ist die no. 8 ein absolutes „must have". Sie verkabelt die Gehirnhälften, lässt das Gelernte durch und verhilft zu stressfreien Prüfungen.

Die 8er Essenz stiftet anfangs immer Verwirrung, sie kann zu Beginn das blanke Chaos auslösen, sie wirbelt alles durcheinander, was geordnet und neu strukturiert gehört. Von der Wirkung her so, als lasse ich eine Handvoll bunter Mikado-Stäbe fallen und schaue völlig irritiert auf den Haufen, der sich da gebildet hat. Wo fange ich an? Nehme ich das blaue Stäbchen zuerst oder wage ich mich lieber an das mit den grünen Linien? Keine Sorge, das kreative Chaos ordnet sich relativ rasch!

Unzählige Menschen leiden unter Unklarheit. Sie sagen zwar, was sie nicht wollen, aber selten wissen sie, was sie und wohin sie wollen. Das ist meist etwas nebulös. Öffne den Raum in dein Inneres und befrage dein Herz, was dir das Wichtigste in deinem Leben sein soll, welche Qualitäten, welche Richtung dein Denken, Sprechen und Handeln nehmen soll. Projekte, Visionen, Träume, Wünsche, Ideen...was immer aus dem Herzen strömt.

Entscheide dann, in welche Themen und Szenen du zukünftig im Alltag tiefer eintauchen magst. Entscheide selbst. Diese Wahl hast du. Wenn du das nicht tust, entscheidet dein Unbewusstes über deinen Weg und du erschaffst Zustände und Ereignisse, die du nicht wirklich willst und unter denen du dann leidest.

Erlaube deinem Herzen, der Führer zu sein und nicht deinem Kopf. Der Verstand hat nicht das Unterscheidungsvermögen des Herzens.

Das Potential der no. 8 „Klarheit" unterstützt dich dabei, klare Entscheidungen zu fällen und zu wählen, wer du sein und welchen Weg du gehen willst. Du beginnst, Prioritäten zu setzen, dich auf das Wesentliche zu konzentrieren, Ziele zu fokussieren und den Weg dorthin voller Freude zu genießen.

Ein weiterer Aspekt dieser Energiequalität ist dein persönliches Kommunikationsfeld. Wie begegne ich dem anderen? Wie bringe ich mich selbst und meine Bedürfnisse zum Ausdruck? Wie spreche ich über meine Gefühle? Wie authentisch bin ich in meinem So-Sein? Wie klar teile ich mich mit? Wie sehr lebe ich meine Wahrheit?

Authentisch sein bedeutet, dass wir aufrichtig sind und sagen, was wir denken, dass wir nach unseren Überzeugungen handeln, dass wir keine Kompromisse eingehen, nur um es irgendjemanden recht zu machen. Wir stehen zu unseren Werten, unseren Ansichten und spielen uns frei von gesellschaftlichen Normen. Authentisch sein heißt einfach du selbst zu sein.

Es ist wichtiger denn je, dich klar zu artikulieren, deinen Gefühlen Ausdruck zu verleihen, dich selbst und die eigenen Bedürfnisse zu offenbaren. Sei es über Sprache, Kunst, Musik, Kreativität und vieles mehr.

Belege einen Sprachkurs, offenbare dein Talent in einer Theatergruppe, lerne ein Musikinstrument, besuche einen Tanz-Workshop, starte einen Blog, male, zeichne, nähe, stricke, werde ein Origami-Meister. Lausche in dich hinein, was in dir nach Ausdruck verlangt und lasse es zu.

Nur die Fragen, die uns die Acht stellt, führen uns zu unserer eigenen inneren Wahrheit. Das Kostbarste liegt jetzt nicht hinter dem Horizont, am Ende des Regenbogens auch nicht am Wegesrand, sondern in der Mitte, ganz bei dir. In der Ruhe liegt die Kraft.

Öffne dich für himmlische Inspirationen und einen klaren Ausdruck. Erlaube dir, zu sein, wer du in Wahrheit bist und bewahre dir deine Authentizität, dann bist du das größte Geschenk für diese Welt!

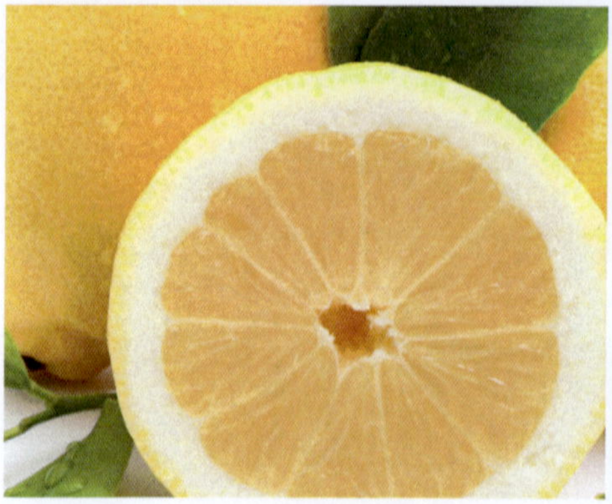

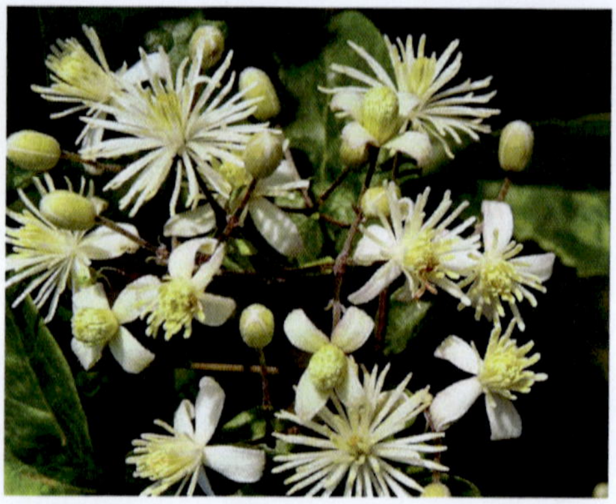

Inhaltsstoffe

Waldrebe – Bringt Wachheit, Aufmerksamkeit und Konzentration, hilft bei geistiger Abwesenheit, Tagträumerei und Konzentrationsschwäche, unterstützt die Lebensfreude, erdet, zentriert und fördert eine gewisse Wachheit.

Zitrone – Schenkt Klar- und Wachheit, unterstützt Reinigungs- und Loslassprozesse, schärft den Verstand, steigert das Gedächtnis und aktiviert unseren Geist. Sie schenkt Wachheit, Leichtigkeit sowie Frische und fördert die Konzentration.

Turmaline – Verbinden Körper, Geist und Seele, gleichen männliche und weibliche Qualitäten aus.

Blauer Turmalin – Löst gestaute Emotionen im Solarplexusbereich, die über die Sprache zum Ausdruck kommen, erweitert den Horizont, stärkt Toleranz und Verantwortungsgefühl

Grüner Turmalin – Wirkt auf das Herz und die Emotionen, schützt vor Abhängigkeit und Manipulation, hilft bei Entscheidungen, fördert die Entgiftung und aktiviert den Dickdarm

Schwarzer Turmalin – Wirkt krampflösend und baut negative Schwingungen ab, hilft, uns abzugrenzen, fördert Gelassenheit, lindert Stress, verbessert den Schlaf, macht nüchtern, klar und rational

Rosa Turmalin – Befreit das Herzchakra von Stauungen, die auf negativen Erfahrungen beruhen, aktiviert Durchblutung und Blutreinigung

Wassermelonen Turmalin – Begünstigt die Zellerneuerung, fördert Selbstheilungskräfte und regeneriert das Nervensystem

Turmalinquarz – Öffnet das Kronenchakra und fördert spirituelles Verständnis

Edeltanne – Fördert das Mineralgleichgewicht und die Kalziumaufnahme, wichtiges Heilmittel gegen Karies und Osteoporose, harmonisiert Säuren-Basen-Gleichgewicht, wirkt bei Asthma, Allergien, Anämie und Leukämie, entzündungshemmend bei Schleimhautproblemen

Lichtwasser Medjugorje und San Damiano

Einsatzmöglichkeiten

Psychisch: Konzentrationsmangel, Zerstreutheit, Entscheidungsschwäche, Verwirrung, Disharmonie, Machtdenken, mangelnde Zentrierung, Unklarheit, schlechte Merkfähigkeit, nicht bei sich bleiben können, keine klare Ausrichtung haben, leicht ablenkbar,

Sprunghaftigkeit, innere Zerrissenheit, Labilität, Zögerlichkeit, Unentschlossenheit, Unzuverlässigkeit, Chaos, Ausdrucksschwäche, Stottern, Wankelmut

Physisch: Augenprobleme, Gleichgewichtsstörungen, Knochenprobleme, Koordination und Balance von linker und rechter Gehirnhälfte, Wirbelsäulenprobleme, Prüfungsschwierigkeiten, Lerndefizite, Schwindelgefühle, Sprachprobleme, Zahnprobleme (Fehlstellungen), verschleimter Dickdarm

Hinweis für Tiere: bei Nervosität, Überreizung, extremen Stimmungsschwankungen, Tiere lernen langsam und machen immer die gleichen Fehler, sind unkonzentriert, nicht bei der Sache, wirken unentschlossen und fahrig, haben ständigen Bewegungsdrang, können dabei ängstlich erscheinen, sind unausgeglichen und dadurch unsicher, bei Unruhe, hoher Anspannung

Unterstützt die Reinigung aller Körpergewebe, Skelett, Knochen, Wirbelsäule, bei Schwindel, Wetterfühligkeit und Zähneknirschen

Lösung

Gute Konzentration, Klarheit bei Entscheidungen, balanciert die Gehirn- und Körperhälften, Reinigung, Aufmerksamkeit, Gleichgewicht, lässt das Wesentliche erkennen, Entschlossenheit, Zielstrebigkeit, Authentizität, Ordnung, Balance, Harmonie, klarer Ausdruck, zur eigenen Wahrheit stehen, Zentriertheit, innere Ruhe

Tier: Balance, Aufmerksamkeit, ausgewogene Bewegung, Ruhe und Klarheit

Zuordnungen

Chakra: Basis-, Herz- und Halschakra, Meisterchakra
Körper/Organ: Hormone, Dünndarm, Wirbelsäule, Knochen, Bandscheiben, Nervensystem, Rücken
Meridian: Blase
Farben: Blüten – weiß, Edelsteine – klar, weiß, blau, grün, rosa, schwarz
Symbol – dunkelblau, gelb, weiß; Gold

Spezielle Anwendungen für dieses Symbol

Gehirn- und Organbalance (bei paarigen Organen), bei allen Gehirnerkrankungen und Tumoren (auch mit 0 & 10), sehr gut auch für Erkrankungen der Wirbelsäule, Dysbalancen im Bewegungsapparat. Hilfreich in Klassenzimmern oder Räumen, wo Prüfungen und Lernaufgaben stattfinden.

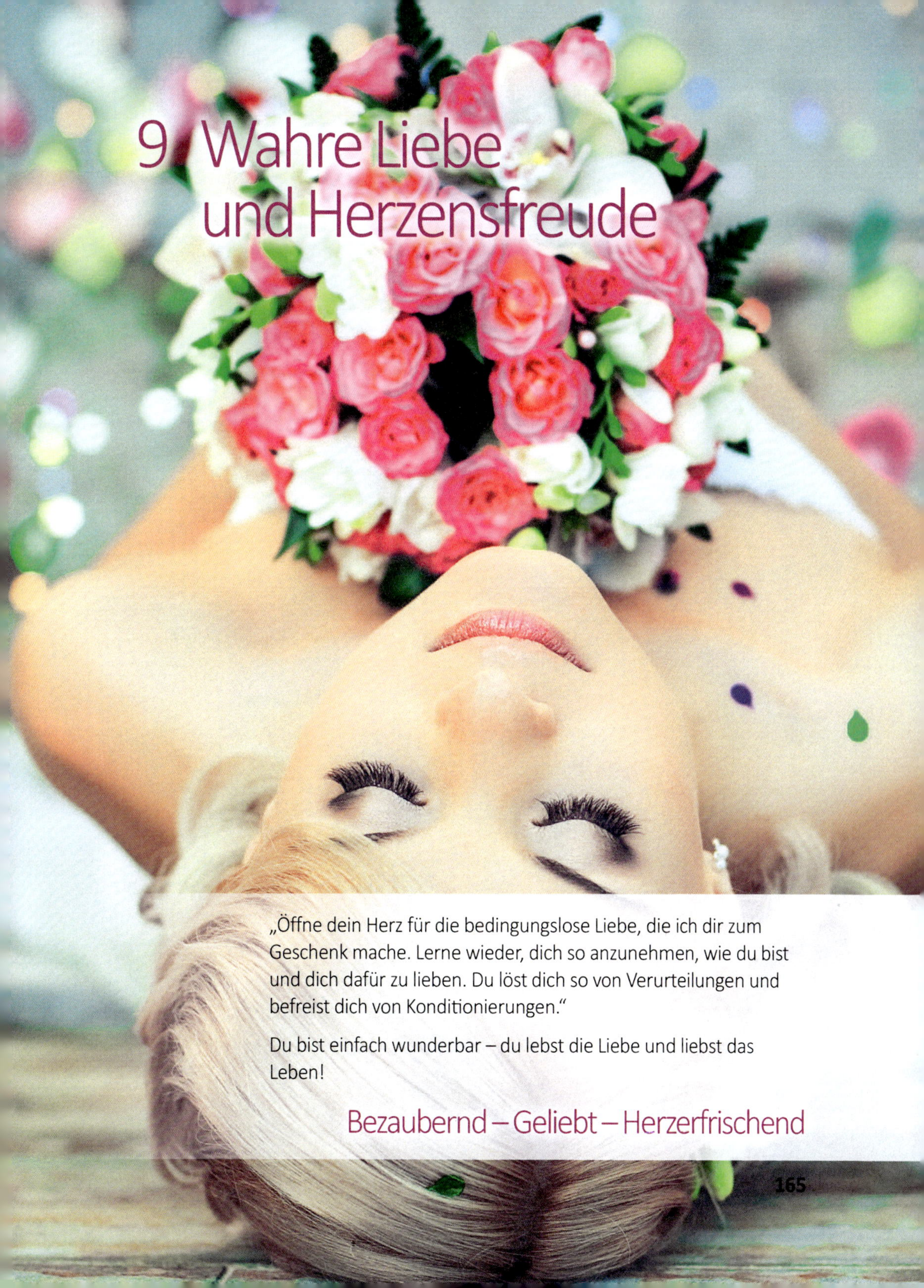

9 Wahre Liebe und Herzensfreude

„Öffne dein Herz für die bedingungslose Liebe, die ich dir zum Geschenk mache. Lerne wieder, dich so anzunehmen, wie du bist und dich dafür zu lieben. Du löst dich so von Verurteilungen und befreist dich von Konditionierungen.“

Du bist einfach wunderbar – du lebst die Liebe und liebst das Leben!

Bezaubernd – Geliebt – Herzerfrischend

Das Thema der „Wahren Liebe und Herzensfreude“ ist eine unglaublich schöne Energiequalität, die unser Herz für die bedingungslose Liebe öffnet. Das 9er Potential ist kraftvoll und doch behutsam, unabhängig und doch fürsorglich, stark und doch zärtlich, außergewöhnlich und doch so alltäglich.

Diese Essenz bringt uns die Herzensfreude zurück, vermittelt den Zugang zu unserer inneren Weisheit, schenkt Gefühle der Geborgenheit und des Geliebt-Werdens. Wir fühlen uns getragen, beschützt, umarmt und erahnen, wie es sich anfühlt, sich bedingungslos anzunehmen und zu lieben. Einfach so – ohne jegliches Wenn und Aber – ohne jede Konditionierung. UNCONDITIONAL – bedingungslos.

Jaaa, richtig. In diesem Thema geht es um unsere Konditionierungen und frei davon zu werden. Das kann manchmal richtig schwer sein, denn wir werden vom ersten Atemzug an von unseren Eltern, der Umgebung und der Gesellschaft geprägt und beeinflusst. Sie geben uns vor, wann wir wie zu fühlen haben, was gezeigt werden darf und was nicht, was gut oder schlecht, richtig oder falsch, schön oder hässlich ist.

Wir waren den Erwartungen, Forderungen und Wünschen jener Menschen ausgesetzt, von denen wir abhängig waren und konnten uns diesen Energien nicht entziehen.

„Sei normal, pass dich an, lass doch deine ewigen Hirngespinste, aus dir wird nie etwas, wenn du so weiter machst..., wie kann man nur so blöd sein, kannst du denn gar nichts richtig machen....“. Diese Aussagen haben sich in uns eingegraben und so haben wir unseren Lebensstil an die Gepflogenheiten unseres Umfelds angepasst.

Wir wurden von unserer frühesten Kindheit an mit jedem Satz aus unserem Umfeld beeinflusst: „Wenn du heute brav bist, dann darfst du am Abend noch fernsehen“. „Wenn du viel arbeitest, dann wirst du es später einmal besser haben“ bis hin zu „Wenn du dich nicht benimmst, dann hab ich dich nicht mehr lieb“ uvm.

Wir sind mit diesen „Wenn, dann-Sätzen“ aufgewachsen und irgendwann, wenn wir sie oft genug gehört haben, kommt der Zeitpunkt, wo wir all diese Glaubenssysteme unbewusst übernehmen. Dann glauben wir tatsächlich, dass dies unsere ganz eigenen Wertvorstellungen sind.

Wir sind davon überzeugt, dass an jede Belohnung, Freude, Anerkennung, Wertschätzung oder Liebesbeweis eine Bedingung oder Erwartung geknüpft ist. So haben wir ihre Erwartungen an uns zu unseren eigenen Erwartungen gemacht und ihre Kritik an uns zur Selbstkritik.

In dir wohnen viele Teile deiner Persönlichkeit, Aspekte aus früheren Existenzen, verdrängte Anteile....Sie kalkulieren, werten, bilanzieren fortwährend.

Da gibt es eigenständige, autonome Persönlichkeitsaspekte aus früheren Leben, die zusammen mit deiner aktuellen Lebensrolle in real live an deinen Wahrnehmungen beteiligt sind. Dieser innere Clan wertet alle Aspekte aus, sowohl die der Seele, als auch die organischen Umstände des Körpers. Krankheiten, Schwachstellen, Alters- oder Persönlichkeitserscheinungen werden ebenso in die Waagschale geworfen wie Schuld- oder Versagensgefühle.

Und jede einzelne deiner inneren Persönlichkeiten hat abhängig von ihren eigenen Erfahrungen oftmals ein abweichendes Bild vom Geschehen, eine andere Wertung, eine gänzlich unterschiedliche Wahrnehmung. Im Laufe der Zeit entstehen so in uns innere Figuren. Innere Anteile wie der Antreiber, der Richter, der Perfektionist, der Kontrolleur oder der „Disziplinierer", denen wir ziemliche Macht eingeräumt haben und die in uns Zweifel hochkommen lassen, da die Urteile und Bewertungen so grundverschieden sind.

Wenn du kritisierst, beurteilst, verurteilst, kategorisierst und schubladisierst, beschränkst du den Fluss der göttlichen Liebe zur ganzen Schöpfung. Die Selbstliebe fristet im Herzensraum ein Schatten-Da Sein und wird unverstanden. Wir können Worte wie Liebe, Mitgefühl, Bedingungslosigkeit, Wertschätzung, Respekt kaum mehr erfassen, geschweige denn in uns spüren. Deshalb wird es Zeit, diesen inneren Anteilen die Macht zu entziehen und uns für ein neues Leben zu entscheiden.

Es beginnt mit einem einfachen JA zu uns selbst, dem Loslassen alter Begrenzungen und den Fragen: Was will ich eigentlich? Wie fühlt sich das für mich an? Beginnt mein Herz dabei zu singen? Allein sich darüber bewusst zu werden, kann schon wahre Wunder wirken.

Selbstliebe ist die wohl komplizierteste Beziehung der Welt. Da spielen wir in der Meisterliga. Denn diese Beziehung zu uns selbst ist geprägt von überhöhten Ansprüchen, Ängsten, Schuld- oder Schamgefühlen und getrübt von alten Verletzungen sowie Herzenswunden. In unserer heutigen Gesellschaft ist so vieles auf Leistung, Druck, Konkurrenz und Trennung ausgerichtet. Die Angst, diesen Ansprüchen nicht zu genügen, ist riesig, selbst wenn uns das nicht bewusst ist.

In uns liegen ganze Landkarten von Gefühlen und Eigenschaften, die wir für liebenswert, erträglich oder eher gruselig halten. Wir alle haben Stärken und Schwächen, positive, konstruktive Fähigkeiten und weniger schöne Seiten, mit denen wir manchmal hadern. Spür einmal in die beste Ausgabe deines Selbst rein und nimm die Details wahr. Wie könnte diese Person aussehen? Sich anspüren? Sich anhören?

Entscheidend dabei ist, dass du all dies zulässt. Wir heißt es doch so schön, in guten wie in schlechten Zeiten. Ich nehme mich genauso an, wie ich bin, ob ich nun vollkommen ausgeglichen, buddha-gleich in mir ruhe oder gerade ein kleiner Stinkstiefel bin. Selbstannahme ist die Devise. Ein JA zu all unseren vermeintlichen Fehlern und Schwächen, zu unseren Ängsten und Unzulänglichkeiten, zu unseren „Schattenseiten". Das, was wir nicht so sehr an uns mögen, von dem wir glauben, es sei nicht liebenswert.

In dem Augenblick, wo du aus tiefster Überzeugung JA zu allem sagst, was ist – unabhängig vom Aussehen, Ansehen und der Meinung anderer – auf jedes „aber" verzichtest und dich immer wieder für dich und das Leben in all seiner Buntheit entscheidest, beginnt Freiheit – dein größtes Geschenk. Dir erschließen sich völlig neue Wege und du wirst merken, wie dir neue Anerkennung und Liebe begegnen werden.

Von nun an musst du nicht mehr darauf warten, dass deine Umwelt dir das gibt, wonach du dich innerlich verzerrst, wonach du dich sehnst. Du erkennst, wer du wirklich bist und immer schon warst. Und dass alles, was du brauchst, stets in dir war. Dein Herz öffnet sich und Liebe strömt in jede deiner Zellen. Viele Probleme lösen sich dann wie von Zauberhand auf, der innere Kritiker verstummt und an seine Stelle tritt ein liebevoller, neutraler Beobachter. Wir sind nicht mehr süchtig danach, besser als unsere Umwelt zu sein. Wir geben unser Bestes, weil wir es so wollen.

Wir können zwei plus zwei auch mal fünf sein lassen und streichen die ständigen Wettkämpfe aus unserem Repertoire, da sich auch der innere Perfektionist verabschiedet. Wir begrenzen uns nicht und versuchen auch nicht mehr, es allen recht zu machen, weil wir dazugehören wollen. Wir gehen keine faulen Kompromisse mehr ein, weil wir gemocht werden wollen.

Dies ist auch der Schlüssel zu erfüllenden Beziehungen. Ich persönlich glaube ja nicht an eine perfekte Partnerschaft. Es gibt bewusste Partner und unbewusste Partner, unreife Menschen und reifere Menschen. Die Grundursache für das Leid vieler Partnerschaften ist, dass da zwei Menschen zusammen sind, die sich selbst nicht lieben. Sie mögen voneinander fasziniert, angezogen, begeistert sein, sie entdecken im anderen, was ihnen vielleicht fehlt. Sie sind verliebt und sehen den Partner meist so, wie sie ihn gerne haben möchten. Anfangs hängt der Himmel voller rosaroter Geigen, doch dann tauchen die ersten Schwierigkeiten auf: Verletzungen, Machtspiele, Gefühlsdemontagen, Verlustängste usw.

Wer von der „wahren Liebe" spricht, meint oft unausgesprochen die „Ware Liebe", eine Art Tauschgeschäft. Eine solche Beziehung funktioniert ganz klar nach dem Prinzip der wechselseitigen Bedürfnisbefriedigung. „Wenn du mich liebst, dann liebe ich dich auch!" „Erfüllst du mir meinen Wunsch, dann erfülle ich dir deinen!" Solange jeder der beiden Beteiligten vom anderen bekommt, was seinen Wünschen und Bedürfnissen entspricht, funktioniert die Beziehung gut. Ist das nicht mehr der Fall, wird der Partner ausgetauscht und der ewige Kreislauf von Verliebtheit, Idealisierung, Enttäuschung und Trennung beginnt von neuem.

In der Liebe aus der no. 9 hingegen ist genau das undenkbar, denn sie sagt ganz klar: „Ich liebe dich, und was geht es dich an!“. Wir empfinden Liebe, die bedingungslos, rein, stark, mächtig und absolut ist. Liebe wird geschenkt, ohne eine Gegenleistung zu erwarten. Leichtigkeit in der Liebe entsteht aus gegenseitiger Toleranz, Akzeptanz und dem Aufgeben von Erwartungshaltungen. Die no. 9 lässt das „Bedingungslose“ in die Liebe zu deinen Mitmenschen fließen.

Liebe mag Langsamkeit, Achtsamkeit, Wertschätzung und einen Raum, in dem sie sich wie eine Lotusblüte entfalten darf. Das zu erleben ist ein Geschenk für unsere Seelen!

Selbstliebe hat übrigens nichts mit Egoismus oder Narzissmus zu tun. Es bedeutet, dir selbst zu vertrauen, dich zu achten und wertzuschätzen. Selbstliebe ist dein Maßstab zur Nächstenliebe und eine wichtige Voraussetzung für die Beziehungen zu anderen Menschen und zur Welt. Ein sich selbst liebender Mensch ist stets bemüht, sein Ich, seine Wünsche und Bedürfnisse mit seinem Umfeld in Einklang zu bringen. Nicht weil er muss, sondern aus Achtsamkeit und Freundlichkeit dem Leben gegenüber.

Sobald du dich auf die Qualität der no. 9 „Wahre Liebe“ einlässt, beginnt das größte und schönste Abenteuer deines Lebens: eine liebevolle Reise zu dir selbst. Diese Schwingung verwandelt negative Energie auf allen Ebenen in positive Energie. Du wirst offener für deine wahren Bedürfnisse, spürst deine tiefe Herzensfreude und sorgst für dein eigenes und das Wohlergehen anderer. Die LIEBE hat Hochsaison.

Gäbe ich der Energiefrequenz eine Stimme, würde sie dir folgendes sagen:

Öffne dein Herz für die bedingungslose Liebe,
die ich dir zum Geschenk mache!
Ich lehre dich die Kunst des wahren Liebens,
des freundlichen Miteinanders und vermittle
dir einen Zugang zu deiner Herzensweisheit,
ein Gefühl der Geborgenheit und des Geliebt-Werdens.
Ich helfe dir, dich aus Konditionierungen und
Co-Abhängigkeiten zu befreien
und alte Herzenswunden zu wandeln.

Du bist einfach wundervoll!
Du lebst die Liebe und liebst das Leben.

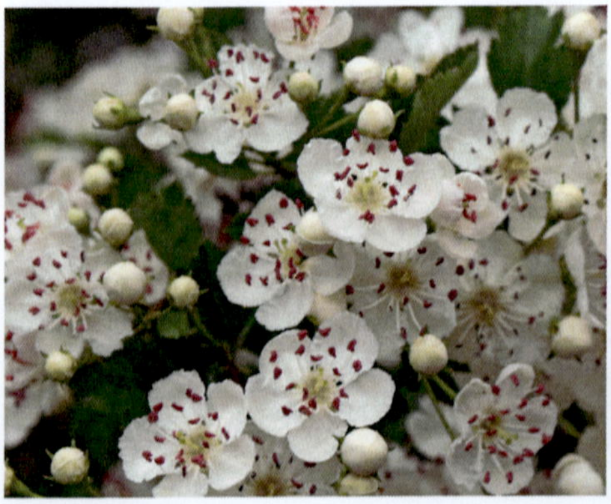
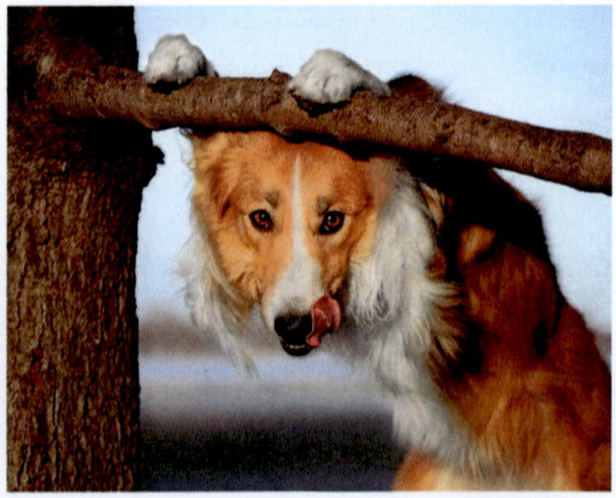

Inhaltsstoffe

Wegwarte – Öffnet das Herz und unterstützt bei Minderwertigkeitsgefühlen, hilft, sich selbst zu lieben ebenso wie andere, selbstlos, bedingungslos, verbindet mit der inneren Quelle.

Jade – Fördert bedingungslose Liebe und Selbstverwirklichung, hilft das Leben spielerischer zu gestalten, ausgleichende Wirkung, beruhigt, macht gerecht und zufrieden.

Edelserpentin – Schenkt inneren Frieden, lindert Ängste und Paranoia, verbessert Meditation, gut für Herz, Nieren, Thymus und Lunge.

Gold – Stärkt den eigenen Wesenskern, hebt das Energieniveau des gesamten Körpers an („euphorisierend"), stärkt das Nervensystem, verbessert die Konzentrationsfähigkeit und Gedächtnisleistung, schärft den Verstand, vermittelt die Lebenskraft des männlichen Urprinzips, der Sonne, das Yang (Energie, Belebung, Vitalität, Aktivität, Schöpfungskraft, Selbstbewusstsein, Durchsetzung und Ich-Stärkung).

Rubin – Bringt Vitalität und Dynamik ins Leben, regt energetisch die Vital- und Sexualkraft an, macht leistungsfähig, schenkt jugendliche Lebenskraft und Harmonie, Selbstbewusst-sein, Liebe, Leidenschaft und wahre Liebe.

Smaragd – Fördert geistiges Wachstum, öffnet das Herz für die Vielfalt des Lebens, aktiviert das 3. Auge, verbindet mit dem Höheren Selbst, energetische Klärung von Ängsten.

Weißdorn – Stärkt und schützt das Herz, beruhigt das zentrale Nervensystem, erhält einen richtigen Blutdruck, gut bei Herzrhythmusstörungen, Herzschmerz, Beinödemen, Schilddrüsenüberfunktion

Lichtwasser Lourdes und Fatima

Einsatzmöglichkeiten

Psychisch: Freudlosigkeit, tiefe Kränkung, alte Herzenswunden, Hoffnungslosigkeit, Materialismus, mangelndes Urvertrauen, Sinnlosigkeit, Misstrauen, Mut- und Orientierungslosigkeit, Sehnsucht nach Liebe, Trennungsbewusstsein von Persönlichkeit und Seele, Egozentrik, Schuldgefühle, Perfektionszwang, Zynismus, Nörgelei, Intoleranz, Schulmeisterei, Kritisierwut, Übereifer, Geltungsbedürfnis

Physisch: Alzheimer, Kreislaufprobleme, Drogensucht, Dünndarm-, Herz- und Nierenprobleme, schwere Erkrankungen wie Krebs, AIDS, Tinnitus, Taubheit

Hinweis für Tiere: nach schlechten Erfahrungen mit Vorbesitzern oder anderen Tieren, für unsichere und unterwürfige Tiere, die ständig ein schlechtes Gewissen zu haben scheinen, bei intoleranten Tieren, die keine Artgenossen dulden und Menschen ablehnen, bei Protestpinkeln, Unsauberkeit, Leck- und Putzzwang, übertriebenem Reinlichkeitsverhalten, aufdringliche und überanhängliche Tiere, schlecht behandelten oder Tierheimtieren

Unterstützt Herz und Gefühle, Entgiftung, Leberprobleme, Juckreiz, Hautpilz, Leckekzem

Lösung

Innere Freude, Herzöffnung, allumfassende Liebe, Vertrauen ins Leben, in Gott und die Liebe, Einheitsgefühl, Lebensbejahung unter allen Umständen, bedingungslos lieben, die Einsicht, dass niemand frei von Fehler ist, Toleranz, Sanftmut, liebenswerter, Selbstzufriedenheit, Gelassenheit, Freundlichkeit

Tier: fühlt sich geliebt und angenommen, hat wieder Vertrauen zu „seinen" Menschen, toleriert Artgenossen, kann Kränkungen leichter verarbeiten

Zuordnungen

Chakra:	Nabel-, Sakral- und Herzchakra, Meisterchakra, Handchakren
Körper/Organ:	Schultern, Arme, Schilddrüsen, Herz, Nieren, Dünndarm, Kreislauf
Meridian:	Herzbeschützer (Pericardium)
Farben:	Blüten – blau, Edelsteine – grün, rot, gold
	Symbol – alle Regenbogenfarben; Gold und Silber

Spezielle Anwendungen für dieses Symbol

Sorgt für Heilung von Herzenswunden, kann verlorene Seelenanteile zurückbringen, sehr gut für alle „Zentren“ wie Regierungsgebäude, Magistrat, Verwaltung uvm., da es Politik in der „neuen Ordnung“ unterstützt. Bei schweren Erkrankungen, Trauer oder in der Begleitung von Sterbenden kann die no. 9 sehr tröstend wirken.

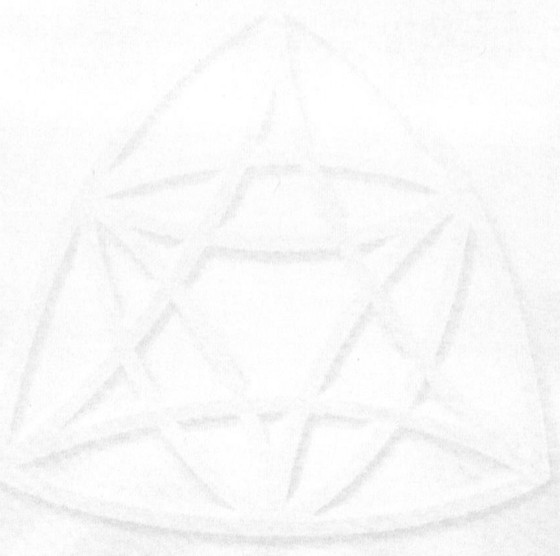

10 Mitgefühl und Notfall

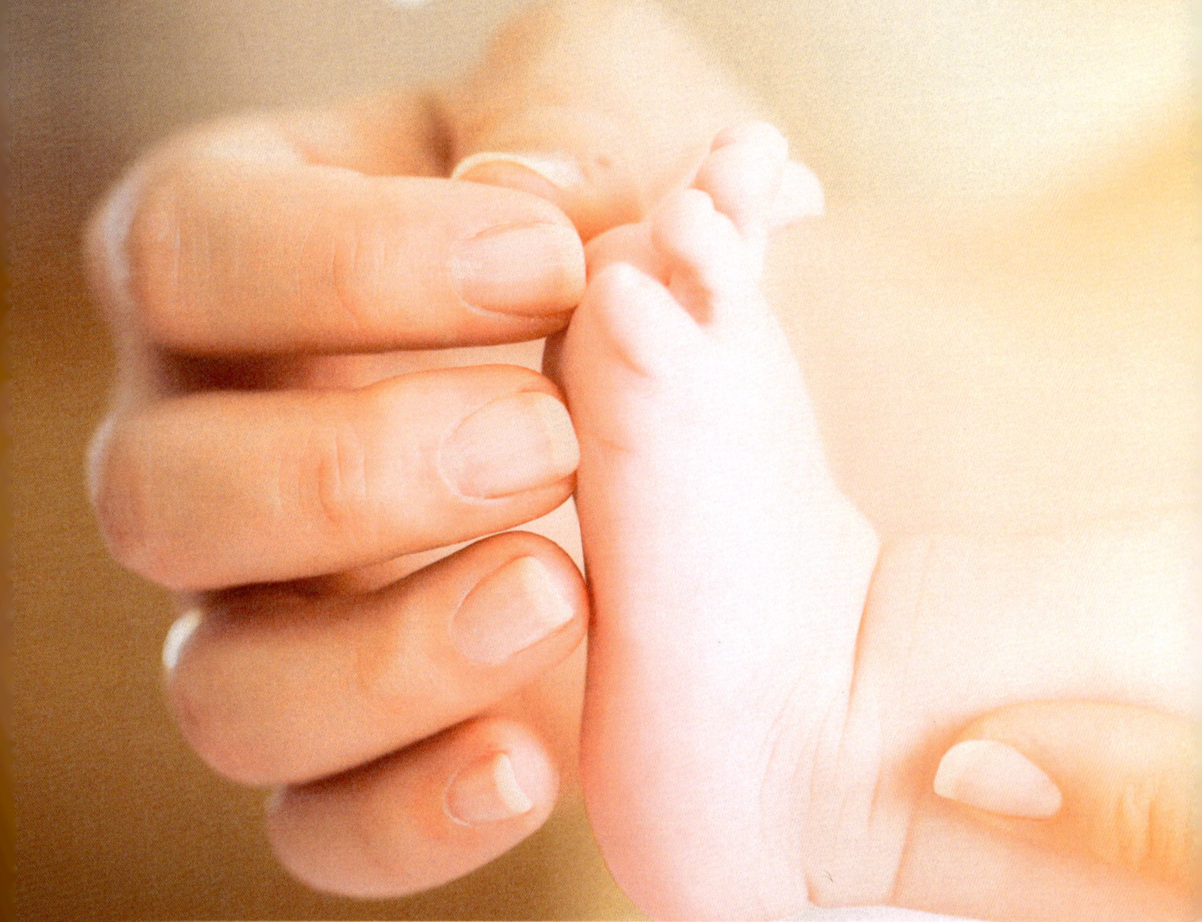

„Ich bin dein emotionaler, körperlicher, geistiger und seelischer „Notfallsfreund“. Wann immer dir Unangenehmes widerfährt, bin ich an deiner Seite, hülle dich in einen Schutzmantel und aktiviere deine Selbstheilungskräfte.“

Lade das Gute, Wahre und Schöne in dein Leben ein, sodass tiefes Mitgefühl entstehen kann!

Einfühlsam – Beschützend – Heilsam

Die nächste Energiequalität aus dem Kreis der Delila Lebensthemen ist die no. 10 „Mitgefühl und Notfall". Sie repräsentiert deine Verbindung zu Mutter Erde und zeigt auf, wie gerne du hier auf diesem Planeten lebst.

In diesem Potential dreht sich alles um das Heil-Sein, dein Körperbewusstsein, der Balance zwischen Geist und Materie, Erdung und Abgehoben Sein, Verantwortung und Eigenermächtigung sowie den gesunden Umgang mit deinen empathischen Fähigkeiten, wie z.B. die des Mit-Fühlens versus Mit-Leidens, Helfen und (er)-Retten wollen.

In diesem Potential finden wir das sogenannte Helfersyndrom. Hilfsbereitschaft ist ohne Zweifel eine gute Sache. Im richtigen Moment zu helfen, kann Leben retten. Wie jede gute Absicht kann aber auch diese in ihr Gegenteil umschlagen. Wird das Helfen zum Zwang und in jeder erdenklichen Lebenslage forciert, verliert es seinen eigentlichen Zweck. Menschen mit einem ausgeprägten Helfersyndrom beziehen ihr Selbstwertgefühl daraus, anderen zu helfen. Zu helfen verschafft ihnen das Gefühl, ein besserer Mensch zu sein. Der strahlende Held in der Geschichte. Wird ihre Hilfe nicht gebraucht, fühlen sie sich im Grunde genommen wertlos. Manche gehen so sehr in der Rolle einer Florence Nightingale auf, dass sie sich für andere aufopfern, ungefragt helfen und die Verantwortung für Dinge übernehmen, die gar nicht ihre eigenen sind. Sie gehen nicht mehr auf die Wünsche des Hilfsbedürftigen ein, sondern decken ihn zu mit ihrem „heile-heile-Segen".

Wer sich für andere auf solche Weise aufopfert, handelt auch durchaus eigennützig. Er sucht unbewusst nach Dankbarkeit, Aufmerksamkeit und Anerkennung, nach einem besseren Selbst. Allerdings übersieht er dabei immer mehr seine körperlichen Grenzen, vernachlässigt seine eigenen Wünsche und gibt weit mehr als er bekommt. Hier stimmt die Bilanz zwischen Geben und Nehmen nicht.

Manche Menschen in sozialen Berufen ergreifen diesen Job, weil etwas in ihnen heilen will, weil sie selbst nach Hilfe suchen, nach mehr Selbstvertrauen. Solange wir unsere inneren Baustellen aber nicht geklärt haben, geben wir unsere Kraft beim Helfen an andere ab, dadurch verlieren wir Energie und irgendwann sind wir leer, erschöpft und ausgelaugt.

Mitleid ist eine falsch verstandene Empathie. Mit jemandem mit zu leiden, dem es nicht gut geht, hilft weder diesem Menschen noch der Welt. Im Gegenteil, es zieht dich hinunter und macht dich unglücklich Das Mitleid ruft dem anderen zu, „mein Gott, du Armer!". Es macht ihn kleiner und hält ihn in seinem Leidens- und Opfer-Bewusstsein.

Mitgefühl hingegen transformiert deine Energie nach oben, es lässt dir Wege offen, Anteil zu nehmen, ohne dich zu identifizieren – es ist eine stille Form des Trostes. Mitgefühl ist kreativ. Mitgefühl lässt sich etwas einfallen, um das Leid des Leidenden zu lindern anstatt es zu teilen und damit zu vergrößern.

Es hilft einem Menschen mehr, wenn du in deiner Kraft, Freude und Frequenz bleibst und ihm zeigst, wie du dahin gekommen bist. Glückliche, lächelnde Menschen wirken ansteckend und vorbildhaft.

Es gibt im Leben Situationen, wo man das Gefühl hat, es wird einem der Boden unter den Füßen weg gezogen. Das kann der plötzliche Tod eines geliebten Menschen sein, eine Hiobsbotschaft, eine ungewollte Trennung, ein Unfall mit schwerwiegenden Folgen, eine Krankheitsdiagnose oder auch Misshandlungen. Das sind Ausnahmezustände, die einen Menschen voller Bestürzung in eine Starre verfallen lassen.

Das Leben läuft aus dem Ruder und an einen normalen Tagesablauf ist in solchen Momenten nicht mehr zu denken. Hier kann die no. 10 wahre Wunder wirken. Sie stabilisiert uns im Inneren, gibt Halt, spannt einen energetischen Schutzbogen um uns und tröstet in Krisensituationen.

Auch alte, im emotionalen Gedächtnis, im Zellbewusstsein, im Unterbewusstsein gespeicherte, schmerzvolle Erfahrungen und Schocks können damit wirkungsvoll ins Bewusstsein geholt werden und leichter gelöst, integriert oder akzeptiert werden. Die 10er Qualität hilft uns dabei, Traumata, Abhängigkeiten und Enttäuschungen auf allen Ebenen aufzulösen. Tiefe Verletzungen und Verzerrungen werden abgefedert, gemildert und nach oben geschleust, um sie zu wandeln. Nach jeder Form von Missbrauch oder Gewalteinwirkung erschafft die no. 10 ein schützendes Auffangnetz.

Das 10er Potential hilft gegen Schock nach einem schweren Verkehrsunfall ebenso wie gegen die Angst vor einem Zahnarztbesuch oder einem bevorstehenden Gehaltsgespräch mit dem Chef, bei einem Wespenstich ebenso wie vor einer Schulaufführung. Auch kränkelnde Zimmerpflanzen oder neurotische Haustiere reagieren positiv auf ein paar Tropfen der Notfallessenz. Sie ist wirklich universell einsetzbar und sollte in keinem Haushalt fehlen.

Die no. 10 unterstützt auch sämtliche körperliche Heilungsprozesse, aktiviert die uns innewohnenden Selbstheilungskräfte, unterstützt die körpereigene Abwehr und bringt aus der Balance geratene Abläufe im Organismus wieder in ihr natürliches Gleichgewicht.

Nach der offenen Herz-Operation meiner Mutter, die nicht nur ein körperlich schwieriger, sondern auch ein unvorstellbar emotionaler Eingriff war, habe ich ihr diese Essenz gegeben. Sie hat den Heilungsprozess wirkungsvoll unterstützt, meine Mutter emotional ausgeglichen und ihr geholfen, die OP seelisch zu verkraften und traumatische Ängste zu verarbeiten.

Das Potential der no. 10 unterstützt alle Lebensübergange, bringt Frieden und Neubeginn, bricht alte festgefahrene Strukturen und Gefühlsmuster auf und leitet tiefgreifende Veränderungen ein. Es schenkt Herzenswärme, Fürsorge sowie Mitgefühl zum Trösten und hilft, die Welt zu einem besseren Ort zu machen.

Eine Schwangerschaft und „Mutter werden" verändert das Leben einer Frau. Eine Zeit, in der das Leben ganz normal weitergeht und doch alles ganz anders ist, steht bevor. Lächelnde Gelassenheit, Aufregung, Glückseligkeit und Besorgnis – viele Empfindungen werden neu erlebt und intensiver. Während der Schwangerschaft und vor allem beim Geburtsvorgang leistet die Qualität der no. 10 emotionalen Beistand und ist ein wichtiger Wegbegleiter.

Für jeden Menschen ist das Gleichgewicht zwischen Materie und Geist, Körper und Seele, Erde und Kosmos wesentlich. Während uns die no. 0 „Ganzheit" mit Vater Kosmos verbindet, verbindet uns die no. 10 „Mitgefühl" als kongeniale Schwester der 0er Frequenz mit Mutter Erde.

Die Erdung ist immer Sinnbild deiner Verbundenheit zur Erde und damit auch zur materiellen Welt. Magna Mater - die Große Mutter. Wenn Energie durch dich fließen soll, wenn du Unterstützung vom Kosmos möchtest, wenn du das, was du dir wünschst, physisch auf dieser Erde manifestieren möchtest, dann musst du dich erden.

Ohne gute Erdung neigen wir dazu, geistig abzuheben und mehr vom Leben zu träumen als unser Träume zu leben. Wir fühlen uns leer und instabil, sind unorganisiert und bekommen nichts auf die Reihe. Uns fehlen die Bodenständigkeit und der innere Halt, um die Dinge im Hier und Jetzt anzupacken. Jeder Windstoß von außen bringt uns aus dem Gleichgewicht.

Gaia, Mutter Erde hält die „Mama-Frequenz", die Wurzel-Energie für uns bereit. Wenn wir uns mit ihr verbinden, ist sie augenblicklich da, lässt den Rest der Welt stehen und hält uns bei Bedarf ganz fest im Arm. „Liebes, ich bin da, ich trage dich, ich halte dich. Alles wird wieder gut."

Die no. 10 „Mitgefühl" ist dein emotionaler, körperlicher, geistiger und seelischer „Notfallsfreund" und Schutzpatron aller Regenbogen-Krieger. Wann immer dir Unangenehmes widerfährt, ist sie an deiner Seite, hüllt dich in einen Schutzmantel und aktiviert deine Selbstheilungskräfte.

Dieses Potential hilft dir, alte Schocks, Traumata, Enttäuschungen und Schmerzen auf allen Ebenen aufzulösen, in den Ausgleich zu bringen und innere Ruhe zu gewinnen. Außerdem unterstützt es dich in allen Lebensübergängen und ist ein hervorragender Geburtshelfer – auch im wahrsten Wortsinn zu verstehen. Mitgefühl rocks!

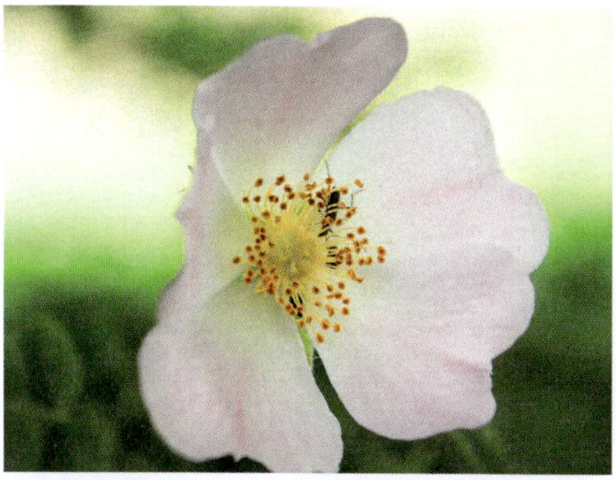

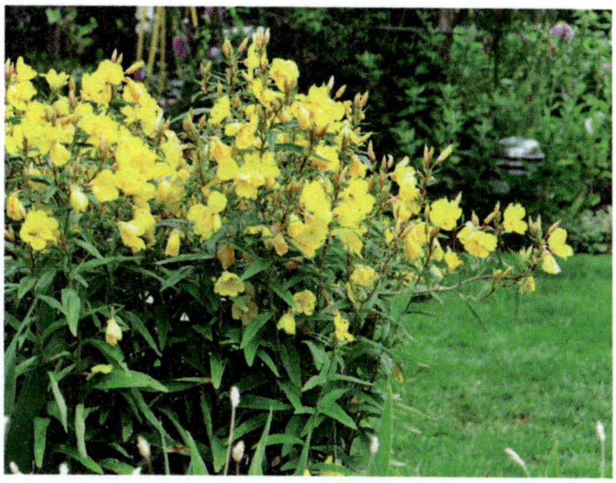

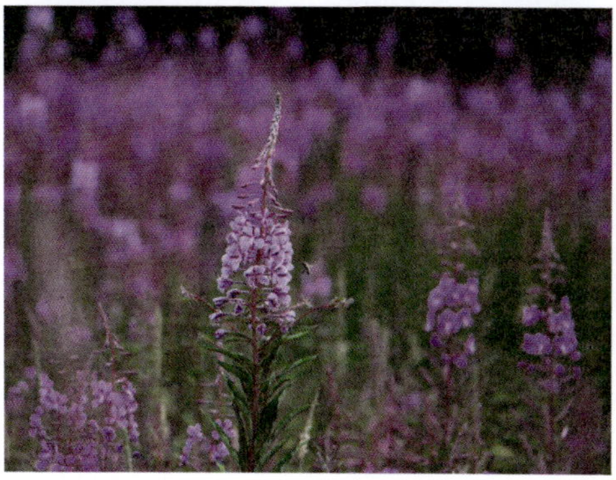

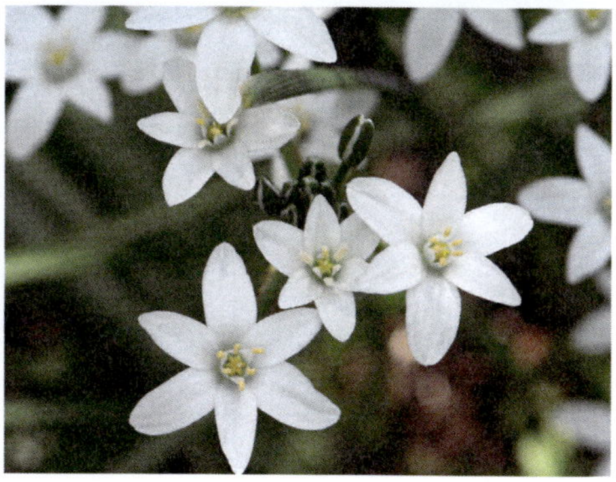

Inhaltsstoffe

Fünffingerkraut – Hilft, alte Verletzungen und Traumata loszulassen, unterstützt bei extremer Angst, Panik, Horror, bei Angst um das eigene Leben oder den Verlust der eigenen Identität.

Kleine Braunelle – Regt Selbstheilungskräfte an, löst Selbstzweifel auf, fördert Selbstakzeptanz, verstärkt Reinigungsprozesse (sowohl mental als auch körperlich), befreit von alten emotionalen Mustern, unterstützt unseren inneren „Arzt".

Kleine Nachtkerze – Lässt Licht und Dunkel annehmen, schafft Vertrauen in die Ganzheit, die alles umfasst: weiblich/männlich, gut/böse, hell/dunkel- sie lässt uns Illusionen erkennen und Schattenseiten integrieren. Sie macht Mut, gibt Sicherheit und ermöglicht überängstlichen Menschen, Selbstbewusstsein und inneren Frieden zu erleben.

Doldiger Milchstern – Ermöglicht das Lösen von Schocks, gleicht aus bei Schockzuständen, Schreck und Unfällen, spendet Trost, Erleichterung und neue Hoffnung, hilft, alle Persönlichkeitsanteile und die Auswirkungen überwältigender Erfahrungen zu integrieren.

Rosa Schafgarbe – Schenkt emotionalen Schutz, Sicherheit und innere Abgrenzung, um nicht die Stimmungen und Emotionen der Umgebung aufzunehmen. Hilft uns, in unserer Mitte zu bleiben.

Schmalblättriges Weidenröschen – Heilt Verletzungen der Seele, des Unbewusstseins, der verletzten Weiblichkeit, schenkt Vertrauen in die eigene positive Entwicklung, stärkt Selbstwertgefühl, fördert den Mut, Neues zu beginnen, durchbricht Isolation.

Herkimer Diamant – Kann Traumata an die Oberfläche bringen und Körper/Geist/Seele ausbalancieren, reinigt die Aura, reduziert Stress, verbessert das Erinnerungsvermögen, unterstützt Ganzwerdung und luzides Träumen.

Helle und dunkle Perle – „Emotionale Ausgeglichenheit", Harmonisierung von Gefühlszuständen, Anpassung an natürliche Rhythmen, gleicht das Herzchakra aus. Verstärkt Sensibilität und Intuition. Gut bei Schmerzen, Trauer, Unzufriedenheit.

Silber – Bringt Flexibilität, fördert die Fähigkeit, den Rhythmus des Lebens zu akzeptieren, wirkt beruhigend und ausgleichend, fördert das spirituelle Wachstum und Aufbauprozesse, wirkt wie ein zweites Immunsystem und unterstützt bei entzündlichen Prozessen, vermittelt die Lebenskräfte des weiblichen Urprinzips, des Mondes, des YIN (Rhythmus, Regeneration, Wachstum, Aufnahme, Empfänglichkeit, Fruchtbarkeit, Fortpflanzung)

Heckenrose – Wichtiges Heilmittel des Hals-Nasen-Ohren Bereiches, fördert die Immunabwehr, wirkt gegen Migräne ebenso wie bei entzündlichen Hauterkrankungen (Herpes, Ekzeme), hilft bei Nieren- und Blasensteinen, Schlaflosigkeit, Magen-, Darmbeschwerden sowie Gelenkserkrankungen, Neurodermitis, Neuralgien, Hashimoto

Lichtwasser Lourdes, Chalice Well

Einsatzmöglichkeiten

Psychisch: Auswirkungen von schlechten Nachrichten, Familienstreit, seelische Erschütterung, in Krisensituationen, bei der Auflösung alter Traumata, fehlende Erdung, bei Prüfungen, Misshandlungen, vor unangenehmen Terminen, leichteres Bewältigen aller Lebensübergänge, Angst, Furchtsamkeit, Sorgen, Selbstaufopferung, übertriebene Fürsorge und Selbstlosigkeit, Alpträume, Aufopferung

Physisch: Unfälle, Verbrennungen, Schocks, Operationen, Erfrierungen, Eingriffe wie Zahnextraktion, Geburt, Bewusstlosigkeit, nach Schlägen und Schmerzen, während des Sterbeprozesses

Hinweis für Tiere: Bei Stress, Unfall, Verletzungen, Operationen, für Beißer, bei der Geburt, auch bei verlorenem Jungen, zur Sterbehilfe, bei epileptischer Anfall, Hitzschlag, Sonnenstich, Bewusstlosigkeit, Vergiftung, Kreislaufkollaps, Wunden, Blutungen, Panik beim Autofahren, Erbrechen, Allergien, Ortswechsel, Schmerzen, Angst, jede Form des Transports, Verlust der Bezugsperson, für traurige, traumatisierte Tiere, bei Unsauberkeit, Apathie und Schockerlebnis, in Krisensituationen, bei Lahmheit

Zur Abwehrsteigerung, unterstützt Immunkraft und aktiviert Selbstheilungskräfte, bei Juckreiz, Kahlstellen, aufgekratzten Stellen, Ekzemen, Insektenstichen, zur Narbenheilung

Lösung

Energetische Schocklösung, emotionaler Schutz, Trauma- und Schmerzlösung, innere Ruhe, Harmonisierung, Auflösung von Stress, Notfall- und Geburtshilfe, Aktivierung der Selbstheilungskräfte, leichteres Bewältigen aller Lebensübergänge, Erdung, Beschleunigung des Heilungsprozesses, Seelentröster

Tier: wie beim Menschen

Zuordnungen

Chakra:	Basis- und Sakralchakra, die drei Sterne und Fußchakren
Körper/Organ:	Nieren, Zentrum der Geschlechtsorgane, Nabel, Steißbein, Bewegungsapparat, Füße
Meridian:	Nieren
Farben:	Blüten – gelb, violett, weiß, rosa, Edelsteine – klar, weiß, silber Symbol – dunkelrot, violett, orange, weiß, lila; Kupfer

Spezielle Anwendungen für dieses Symbol

Heilung, Erdung für alle Orte, die die Verbindung mit „Mutter Erde" verloren haben, in Krankenhäusern (auch mit no. 4 & 5), in belastenden Räumen, bei schwer traumatisierten Lebewesen uvm.

11 Inneres Kind

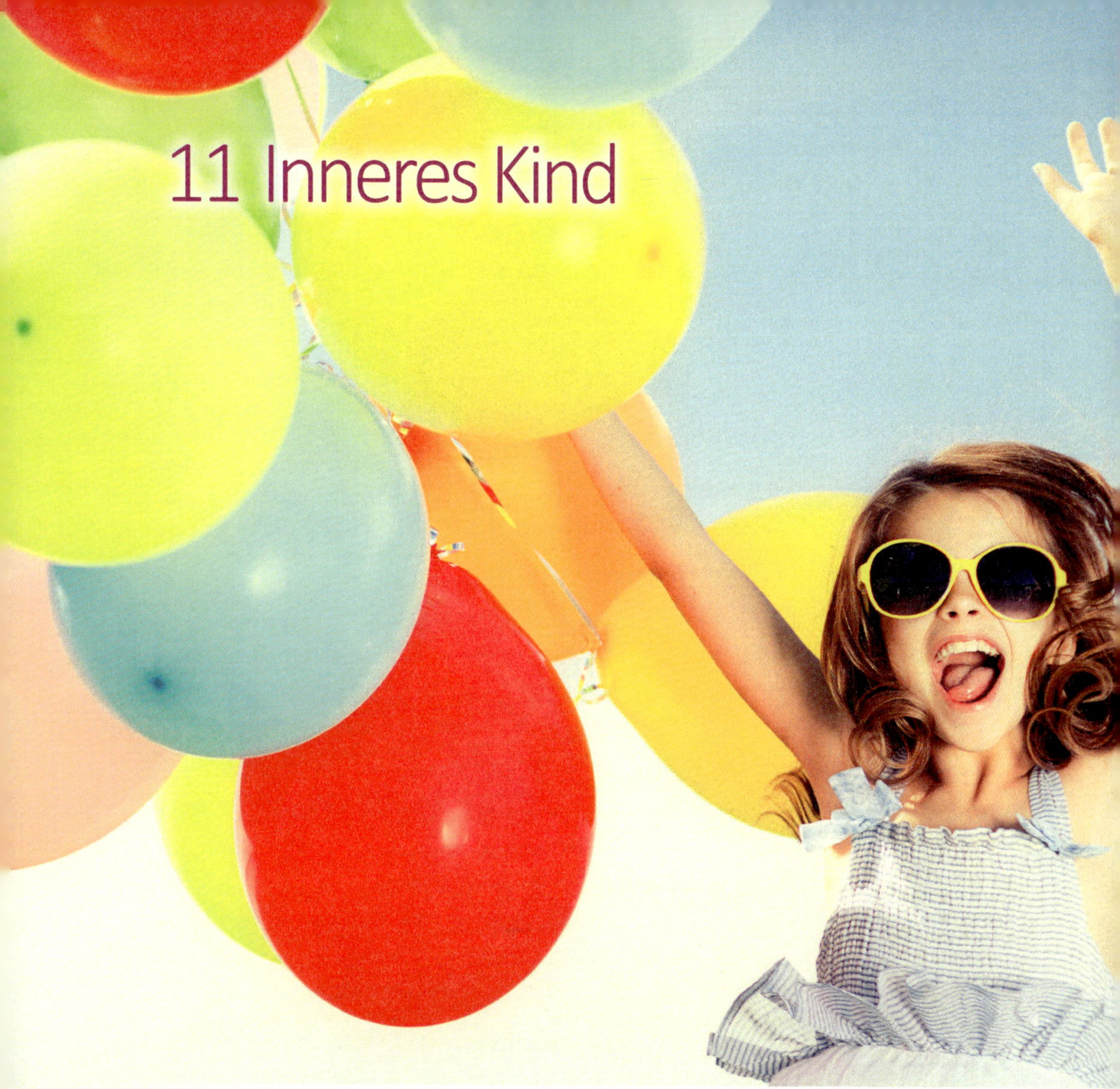

„Freude, Schönheit, Unbeschwertheit, Urvertrauen und Leichtigkeit sind dein Lohn, wenn du mich annimmst. Ich bestärke dich, deine Widerstände aufzugeben und dich von deiner inneren Stimme leiten zu lassen.

Genieße dein Leben mit jeder Faser deines Seins, du wirst zutiefst geliebt für alles, was du bist!

Inspirierend – Kreativ – Erheiternd

Mit dieser Energiequalität sind wir mitten drinnen im „Großen Leben". Gemeinsam mit der „Inneren Frau" und dem „Inneren Mann" bildet das innere Kind unsere innere Familie.

Das innere Kind ist dieser unschuldige, zauberhafte Aspekt von uns, der uns lehren soll, wieder in die Leichtigkeit des Seins zu kommen. Es ist unsere kindliche, lebendige, spontane, impulsive Seite, die ein unglaublich kreatives Schöpferpotential bereitstellt. In diesem Potential sind Qualitäten wie Urvertrauen, Freude, Begeisterung, Neugierde, Lebendigkeit und Unbeschwertheit beheimatet.

Ist man mit seinem inneren Kind ausgesöhnt, dann betrachtet man die Welt mit den staunenden Augen eines unschuldigen Kindes, offen, zuversichtlich, im absoluten Vertrauen, dass man versorgt, beschützt und geliebt wird. Man macht sich keine Gedanken um die Existenz oder das Überleben.

Wenn du Kinder beobachtest, siehst du genau, dass sie völlig im Hier und Jetzt aufgehen. Kinder leben immer nur im Moment. Sie interessiert kein gestern und kein morgen, weil sie einfach noch keinen Zeitbegriff haben. Sie halten nichts fest, bis man ihnen – dank der Erziehung – beginnt, anderes zu lehren. Somit entwickeln sich, je nach Umfeld, Lebensmuster, die unser Verhalten bis heute beeinflussen.

Läuft alles wunschgemäß, machten wir als Kinder positive Erfahrungen mit Eltern, Lehrern, Geschwistern und anderen Verwandten. Wir wurden bedingungslos geliebt, fühlten uns wohl, geborgen, ernst genommen, angekommen, wertgeschätzt und konnten uns individuell entfalten. Wir durften unsere Sehnsüchte ausleben, sind über die Wiese gelaufen, haben mit Schmetterlingen gespielt, Erdbeereis genascht, geträumt und Wolken beobachtet. Wir wurden geliebt, ohne je etwas leisten zu müssen.

Aber leider sieht die Realität oft anders aus und viele von uns mussten erleben, dass sie den Wünschen der Eltern nicht gerecht werden konnten. Sie fühlten sich alleine und im Stich gelassen, wurden verletzt oder lernten, dass sie lieb und angepasst sein mussten, um dazu zu gehören.

Jedes Kind versucht natürlich, ein Maximum an Aufmerksamkeit von seiner Mutter, seinen Eltern oder Lehrern zu bekommen. Aufmerksamkeit ist Energie, es ist die feinstoffliche Nahrung, die es zum psychischen Überleben braucht. Ein Kind will bemerkt, beachtet, gesehen, angesprochen und wichtig genommen werden. Unbewusst wählt das Kind eine Kombination verschiedener Strategien, um ganz viel dieser „Aufmerksamkeits-Energie" zu erhalten.

Zu diesen Strategien zählen:

- Sich anpassen
- immer brav, lieb und nett sein, damit es die anderen auch lieb haben
- durch besondere Leistungen in der Schule oder im Sport glänzen
- perfekt sein, keine Fehler oder alles richtig machen wollen
- öfters mal krank werden
- zum Rebellen, zum Verweigerer, trotzig werden und Nein sagen
- immer lächeln, obwohl es nichts zum Lächeln gibt
- Mama oder Papa retten, weil es ihnen nicht gut geht
- zu einem Menschen außerhalb „flüchten" (wie Oma, Opa, Tante, Nachbarn), bei denen es sich angenommen fühlt.

Für ein Kind war dieses sich Anpassen oder sich den Wünschen und Erwartungen der Großen unterzuordnen eine angemessene Strategie. Leider steckt dieses Verhalten den meisten Erwachsenen immer noch in den Knochen und viele laufen sehnsüchtig nach Liebe und Aufmerksamkeit durchs Leben. Das innere Kind lebt in uns weiter – auch wenn wir erwachsen sind – und prägt unser Denken und Fühlen. Es versucht weiterhin, sich durch die Unterdrückung aller nicht braven Gefühle und Impulse die Aufmerksamkeit und Liebe seiner Mitmenschen zu „verdienen".

Das Kind in uns hat bis heute Angst, zurückgewiesen, verlassen oder ausgegrenzt zu werden, wenn es nicht versucht, zu allen nett zu sein und seinen Ärger, seine Wut zu unterdrücken. Es verstellt sich, um dazu zu gehören, um akzeptiert zu werden. Es hat Angst davor, „NEIN" zu sagen, wo sein Herz schon lange signalisiert, „Du, das passt hier nicht mehr, das stimmt so nicht."

Durch das Verdrängen der schmerzhaften Gefühle wird jedoch auch das Empfinden positiver Gefühle verhindert und ein Zustand der Leere, Depression und des Allein-seins manifestiert sich. Ein tiefer Kontakt zu anderen Menschen ist ohne Verbindung zu sich selbst nicht möglich.

Wer ein ungeliebtes inneres Kind in sich trägt, wird meist von Freudlosigkeit, Schwere, Ängsten und Einsamkeit begleitet. Er macht seine Mitmenschen für seine Gefühle verantwortlich und versucht, andere mit seinem Verhalten zu kontrollieren und zu manipulieren. Das abgelehnte innere Kind ist machtvoll. Es bringt sich manchmal mit völlig impulsivem, trotzigem Verhalten in Erinnerung. Schon geringe Kritik kann unangemessene Reaktionen auslösen.

Es ist Zeit, das innere Kind zu versöhnen, es in den Arm zu nehmen, sich darum zu kümmern, es einfach mal zu halten und nach innen zu schauen. „Sei lieb zu mir. Mach mal Pause, spiel etwas mit mir. Lass uns Musik hören und chillen. Kauf mir ein Eis. Verwöhne mich ein bisschen. Fahr mit mir ans Meer, streichle meine Haut, geh mit mir in den Park. Gib mir deine Hand, nimm mich in den Arm. Nimm mich ganz an, ich bin da in dir drin und wir beide, wir sind ein Team." So oder so ähnlich könnte es aus deiner Herz-Kommandobrücke lauten.

Dein inneres Kind braucht dich, deinen Zuspruch, deine Wertschätzung, deine Liebe und Geborgenheit. Es braucht aber auch ab und zu Zeit zum Träumen, damit es seine Leichtigkeit, seine Verspieltheit und Fantasie in dein Leben hinein weben kann. Diesen Aspekt in dir zu heilen bedeutet, dich selbst mit deinen ureigenen tiefen Wünschen und Qualitäten auseinander zu setzen, um eine neue innere Stärke aufzubauen, die du in die Welt hinaus tragen kannst.

Diese Arbeit wirkt in allen Lebensbereichen, in denen wir in blockierenden Mustern festhängen. Ganz gleich, ob das eine gestörte Beziehung zu den Eltern oder ob es die Angst vor Prüfungen ist, ob es sich um Ehe- und Beziehungsprobleme handelt oder Störungen im Verhältnis zu Vorgesetzten oder Kollegen.

Dabei unterstützt dich das 11er Potential. Es bringt dich in Kontakt mit deinem inneren Kind, löst kreative Blockaden und alte Muster, klärt tiefe Ängste und hilft, Verletzungen und Herzenswunden aus der Vergangenheit loszulassen. Es lehrt dich, die Dinge des Lebens nicht allzu ernst zu nehmen, ins Hier und Jetzt zu kommen, Freude intensiv zu erfahren und erfüllt dich mit Lachen. Lachen ist der Anfang der Befreiung. Wir müssen lernen, weniger verbissen und ernst zu sein und uns innerlich zu lösen. So gesehen ist Humor ein wesentlicher Bestandteil des Erwachens.

Überlege dir jeden Tag, was deine Augen zum Leuchten bringt und entscheide dich dafür, dich dem Zauber des Lebens auf eine völlig neue Weise hinzugeben, indem du genau das machst, wonach dir ist. Suche dir Gleichgesinnte, mit denen du dein Weltbild diskutieren und spannende Gespräche führen kannst, die dich bereichern und nicht schmälern. Lebe dein Bewusstseinspotential und führe es in ungeahnte Höhen. Schau nicht zurück, lebe jeden Moment so, als wäre es dein letzter, tanze wie ein Derwisch, gehe auf Wolken und zerspringe vor Glück.

Sei mutig, erkenne, wer du wirklich bist und wage einen Blick hinter die Kulissen dieser Welt, denn die Dinge sind nicht immer so, wie sie scheinen. Ein Kind entdeckt das Leben jeden Tag neu, es ist ein Abenteuer – spüre dein inneres Kind, die wohlige Lebensfreude und genieße dein Leben mit jeder Faser deines Seins. Triff eine bewusste Wahl, dich für deine innere Stimme zu öffnen und auf den Klang deiner Seele zu hören. Erwache zum König der Welt, erwache zur Königin der Welt.

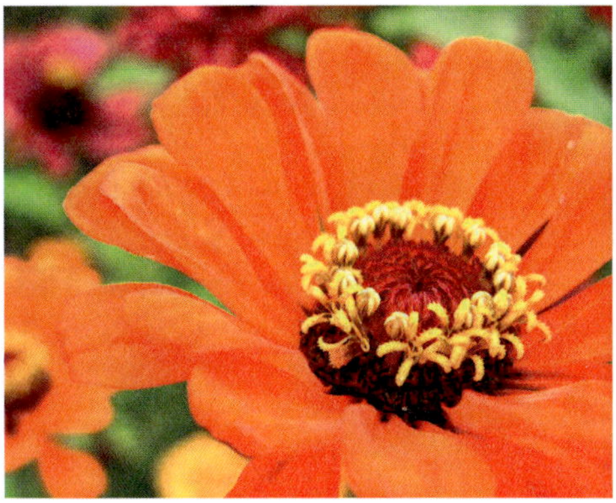 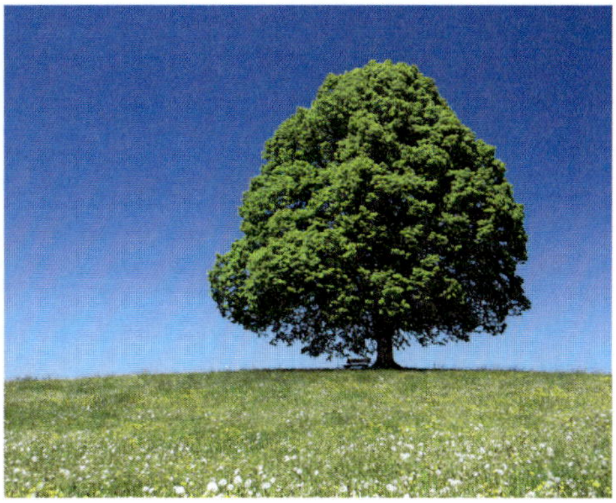

Inhaltsstoffe

Echtes Springkraut – Besitzt die Qualität des Urvertrauens, des Loslassens und sich anderen anvertrauen Könnens, bringt verloren gegangenes Vertrauen zurück, schenkt Unschuld, ein Gefühl der Geborgenheit und bedingungslose Liebe, hilft, Nähe zuzulassen.

Sommerlinde – Verbindet mit dem inneren Zentrum, lehrt Einheitsbewusstsein, schenkt ein Zuhause, beruhigt, tröstet, verhilft zu mehr Gemeinschaftsgefühl, stärkt das Vertrauen in Gefühle, fördert Begegnungen mit offenem Herzen.

Zinnie – Bringt verloren gegangene, kindliche Lebensfreude zurück, schenkt Fröhlichkeit, Leichtigkeit, Herzlichkeit, gut für verkopfte, vernunftbetonte Menschen und bei zu großer Ernsthaftigkeit.

Kupfer – Fördert die Liebe zu allen Wesen, hilft, Gefühle zu zeigen, stimuliert das Gehirn, reinigt die Venen und Arterien, erhöht die Elastizität der Haut.

Milchopal – Wirkt energetisch stimulierend und anregend (sämtliche Chakren), bringt verborgene Gefühle und Erinnerungen hoch, löst emotionale Blockaden, öffnet für Unbefangen- und Lockerheit.

Perlmutt – Bringt Leichtigkeit, Lachen, Achtung vor dem Leben, gibt Kraft, hilft Enttäuschungen zu überwinden, verwandelt Eigennutz in höhere Liebesschwingung.

Silberlinde – Beruhigt das zentrale Nervensystem, entspannt, hebt die Stimmung bei Trauer und Depression. Löst Angst und Neurosen, stärkt den inneren Frieden, wirkt entzündungshemmend und venenerweiternd, hilft bei der Entgiftung.

Lichtwasser Chalice Well und Lourdes

Einsatzmöglichkeiten

Psychisch: Mangelndes Urvertrauen, Einsamkeit, Freudlosigkeit, Ängste, Abwehr, Niedergedrücktheit, in alten Gefühlen leben, Fremdbestimmung, Erinnerungen an körperlichen oder seelischen Missbrauch, schwere Herzenswunden aus der Kindheit, zu viel Ernst und Schwere, Kontaktschwierigkeiten, sich nicht angenommen fühlen, Kinderwunsch, Ausweglosigkeit, Verzweiflung, Hoffnungslosigkeit, Seelenqualen, Zusammenbruch, Lustlosigkeit, schlechte Laune, Maske und Überspielen der eigenen Probleme

Physisch: Wirbelsäulenprobleme, Verspannungen im hinteren Kopfbereich, Ess-Störungen, Süchte, Probleme der Körpermitte und ihrer Organe, Schwangerschaft, Geburt, Wochenbett, ADHS

Hinweis für Tiere: bei Anspannung, übertriebenem Fell- und Federnzupfen, -lecken, Schlafstörungen, Apathie, Teilnahmslosigkeit, Traurigkeit, für ängstliche, sensible und überempfindliche Tiere, verkraften negative Erlebnisse sehr schlecht, bei Launenhaftigkeit und selbstzerstörerischem Verhalten, für leicht beleidigte, wenig verspielte Tiere, die alles übel nehmen, Erinnerungen an Misshandlungen

Bei Darmerkrankungen, Durchfall, zur Entgiftung, unterstützt alle Verdauungsorgane

Lösung

Urvertrauen, bedingungslose, unschuldige Freude, schöpferisch-kreativ sein, keine Anhaftungen mehr, Leichtigkeit, Unbeschwertheit, Freiheit, heitere Gelassenheit, stimmt versöhnlicher

Tier: tiefe Entspannung, Vertrauen, vergangene Probleme bewältigen können, verspielter sein, freundlicheres Verhalten

Zuordnungen

Chakra:	Basis-, Sakral, Solarplexus,- und Herzchakra, drei Sterne, Fußchakren
Körper/Organ:	Fußinnenseite, Thymusdrüse, Blutkreislauf, alle Organe
Meridian:	Herz
Farben:	Blüten – rosa, pink, orange, gelb, Edelsteine – regenbogenfarben Symbol- grün; Kupfer

Spezielle Anwendungen für dieses Symbol

Ess-Störungen (zusammen mit 6 & 10) und Süchte (zusammen mit 5 & 6), in allen „kopflastigen" Berufen und Bereichen und überall da, wo zu viel Ernst und Schwere vorherrschen. Bei Kinderwunsch und während Schwangerschaft, Geburt und Wochenbett.

12 Innerer Mann

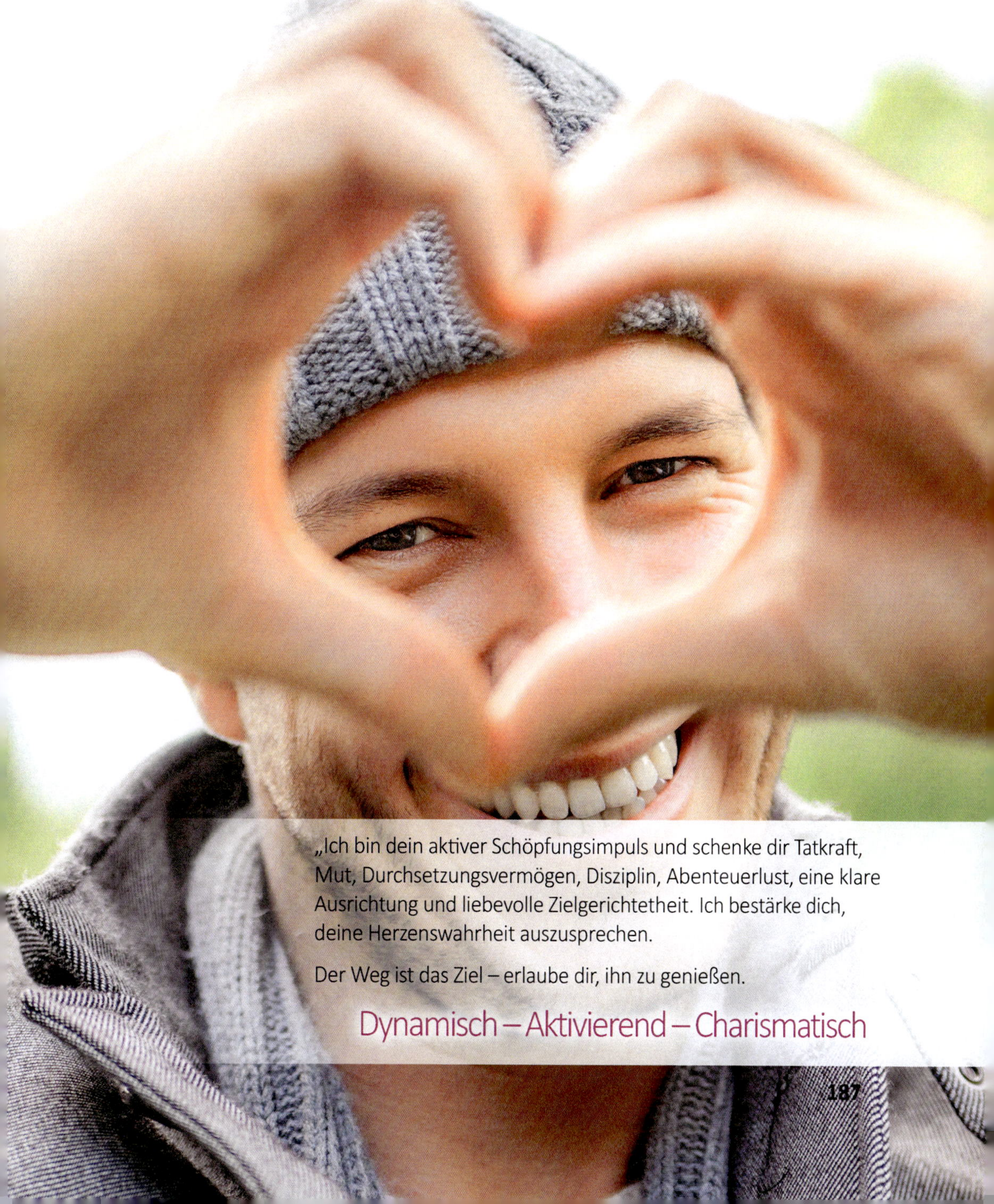

„Ich bin dein aktiver Schöpfungsimpuls und schenke dir Tatkraft, Mut, Durchsetzungsvermögen, Disziplin, Abenteuerlust, eine klare Ausrichtung und liebevolle Zielgerichtetheit. Ich bestärke dich, deine Herzenswahrheit auszusprechen.

Der Weg ist das Ziel – erlaube dir, ihn zu genießen.

Dynamisch – Aktivierend – Charismatisch

Im Delila Potential no. 12 begegnen wir unserem inneren Mann, jenem Aspekt von uns, der das männliche Prinzip verkörpert. Wir alle tragen in uns Aspekte des inneren Mannes und der inneren Frau, völlig gleichgültig, in welchem biologischen Körper wir leben. Beide Prinzipien beschreiben jeweils eine Art und Weise zu leben. Kein Mann kann hundertprozentig männlich, keine Frau hundertprozentig weiblich sein.

Der innere Mann steht für das Yang in uns, den aktiven Teil, das Tun, das Schöpfungsprinzip, das Machen, das Geben, das Hervortreten. Wir nehmen Impulse wahr und setzen sie um. Getragen von einer völlig natürlichen Autorität und Integrität. Hohe Entschlusskraft, Respekt und Achtung sind ebenfalls Attribute des inneren Mannes. Es ist der innere Mann, der entscheidet, der fokussiert, der Ziele definiert, Lösungen findet, zu seinen Entscheidungen steht und sich durchsetzt.

Das väterliche Prinzip steht überdies für Mission, Kraft, Logik, Kontrolle, Anpacken, Vernunft, Autorität, Richtung, Tun, Respekt, Disziplin, Umsetzen, Erfolg, Gerechtigkeit, Ehrlichkeit und Standhaftigkeit.

Der gelöste innere Mann ist eine authentische, liebevolle Führungsperson. Er hat Denken und Fühlen in sich vereinigt, spricht die Wahrheit, lebt seine Willenskraft aus dem Herzen, entscheidet klar und zielgerichtet, zeigt Stärke – immer begleitet von Sanftmut und Liebe. Er repräsentiert ein bisschen diese edle, ritterliche Haltung. Es geht um Gerechtigkeit, das Vertrauen und tiefe Wissen, dass wir mehr sind als unsere Taten und Worte. Leider ist das heute etwas aus der Mode gekommen, aber solch einer Person würde ich mein Leben anvertrauen.

Dein innerer Mann unterstützt dich darin, Lebenspläne, Ideen und Visionen tatkräftig und zielstrebig umzusetzen. Mit ihm fällt es dir leichter, innere und äußere Grenzen zu ziehen und einzuhalten, zu dir selbst zu stehen, Zweifel und Ängsten mutig zu begegnen, die eigenen Stärken zu spüren und Möglichkeiten beim Schopf zu packen. Er ist das Potential in dir, das ein Königsbewusstsein in sich trägt und sich seiner Stärke, seines Mutes und seiner Integrität bewusst ist.

Wenn das Potential in der Schattenseite gelebt wird, dann zieht man sich in eine stille Schüchternheit zurück oder ist dominant und erhebt sich über andere. Durchsetzen um jeden Preis, egal was es kostet – Kollateralschäden inklusive. Man ist unsicher, was seine Lebensführung und Ziele betrifft, man hat das Gefühl, seinen Weg nicht zu finden und spürt auch die innere wahre Macht nicht. Deshalb verstrickt man sich in der ungelösten Variante oft in einem Konstrukt aus Feigheit, Manipulation und „Intrigentum".

Zu den ungelösten, „alten" männlichen Energiequalitäten zählen des weiteren:

Ellbogenmentalität, Kampf, Härte, Kontrolle, falscher Stolz, Ehrgeiz, kranker Egoismus, Egomanie, Machtmissbrauch, Verdrängen, falsches Überlegenheits- und Konkurrenzdenken, Schüchternheit, Dominanz, Tyrannei, Gewalt, „Klein-Geistigkeit“ und vieles mehr.

Jede Frau und jeder Mann hat zur Hälfte einen inneren Mann in sich. Bei manchen kann dieser Anteil überwiegen, bei manchen ist er unabhängig vom Geschlecht zu wenig ausgeprägt. Es kann Frauen geben, die ihren inneren Mann zu dominant werden lassen und für die Gesellschaft zu „männlich“ wirken, und es gibt Männer, die ihren inneren Mann verkümmern lassen, sich vielleicht nicht durchsetzen können oder denen es an Willenskraft mangelt.

In dieser Qualität geht es auch um alle Vaterthematiken, um die Rolle des Mannes in unserer heutigen Gesellschaft. Nur wenigen ist bewusst, wie sehr die innere Auseinandersetzung mit dem Vater in der Kindheit ihr heutiges Männerbild prägt.

Die Beziehung, die du mit deinem Vater oder einer männlichen Bezugsperson in deiner Kindheit hattest, bestimmt die Erfahrungen mit den Männern in deinem Leben exorbitant oder begrenzt sie stellenweise. Dein Vater war der erste Mann in deinem Leben, wie prägt er noch heute deine Beziehung zu Männern? Diese Beziehung zu heilen, ist essentiell für deinen Erfolg in der Welt.

Männer sind „stark, großartig, heldenhaft, rücksichtslos, schwach, Waschlappen, gefühllos…“. Versuche einmal, diesen Satz spontan zu vollenden. Das gibt dir einen Hinweis auf dein inneres „Männerbild“.

War dein Vater in deiner Kindheit beispielsweise oft abwesend, hatte er keine Möglichkeit, seine wahre Männlichkeit auszuleben, war er zu dominant oder emotional verschlossen, d.h. innerlich abwesend, wirkt sich das auf deine eigene männliche Ebene aus und vermutlich auch auf deine Partnerschaften, speziell bei Frauen. Mit hoher Wahrscheinlichkeit ziehst du dann Männer an, die dich oft alleine lassen, emotional nicht greifbar sind, die plötzlich fort gehen oder dich verlassen. Erlebst du dies als Mann, fehlt dir in diesem Fall das männliche Prinzip als Vorbildwirkung für dein „Mann-Sein“ und du bist eher mit deiner Mutter verbunden.

Es ist in jedem Fall auch förderlich, zu beobachten, wie unsere männliche „Ahnenlinie“ ausgerichtet war.

Was wurde uns von unseren Vätern, Großvätern, Brüder vorgelebt? Waren sie liebevoll, zielgerichtet und authentisch oder waren sie zu dominant, haben sie manipuliert, vielleicht sogar missbraucht? Konnten sie Kraft, Liebe und Sanftmut in sich vereinigen?

Waren sie zu viel oder zu wenig ehrgeizig, haben sie Konkurrenzdenken vermittelt, Härte und Kampf vorgelebt? Sind sie für ihre Erfolge oder Verdienste anerkannt und wertgeschätzt worden oder weil sie so waren, wie sie sind? Haben sie ihre Träume,

Visionen, Ziele gelebt, haben sie an sich geglaubt oder sich klein machen lassen, aufgegeben, weil sie zu schüchtern, zu kleingeistig waren?

Es gibt viel zu erfahren, wenn du dich intensiver mit den Verhaltensweisen deiner männlichen Vorfahren oder auch deiner männlichen Bekannten beschäftigen magst. Wie gut fühlst du diese Themen in dir integriert? Es ist Zeit, ein kleines Tête-à-Tête mit deiner männlichen Kraft zu verabreden, ein vertrauliches Zwiegespräch mit deinem inneren Mann zu führen und zu erforschen, wie er viele Themen und Lebensfelder betrachtet. Unterhalte dich mal mit ihm, lass dich von ihm wachküssen oder umgekehrt – es lohnt sich!

Männer sind eingeladen, sich auf neue Weise mit ihrem Mann-Sein zu verbinden und neben ihrer männlichen Urkraft auch ihre sanfte, weibliche Seite zu entdecken und auszudrücken. Für Frauen gilt es, ihre aufgrund von Erziehung und Prägung oft schwach entwickelte männliche Seite kennen zu lernen und dieses Potential bewusst zu nutzen.

Das Ziel ist es, sich mit dem eigenen „Vater-Mann-Bild“ auszusöhnen. Dabei hilft dir die Qualität der no. 12. Sie schenkt dir Tatkraft, Mut, Durchsetzungsvermögen, Disziplin, Abenteuerlust, eine klare Ausrichtung und liebevolle Zielgerichtetheit. Sie bestärkt dich, deine Herzenswahrheit auszusprechen, Frieden und Raum für Entscheidungen zu finden, authentisch zu sein und auch so zu handeln.

Triff klare Entscheidungen und wähle, wer du sein und welchen Weg du in diesem Leben gehen willst. Der Weg ist das Ziel – erlaube dir, ihn zu genießen. Klopfe an den Himmel und höre seinem Klang zu! Glaube an dich, an deine Ideen und Fähigkeiten, gehe deinen Weg – ganz egal, was das Außen dazu sagt. Hab den Mut, Fehler zu machen. Strebe nach deiner Wahrheit und der Kraft, ihr Ausdruck zu verleihen.

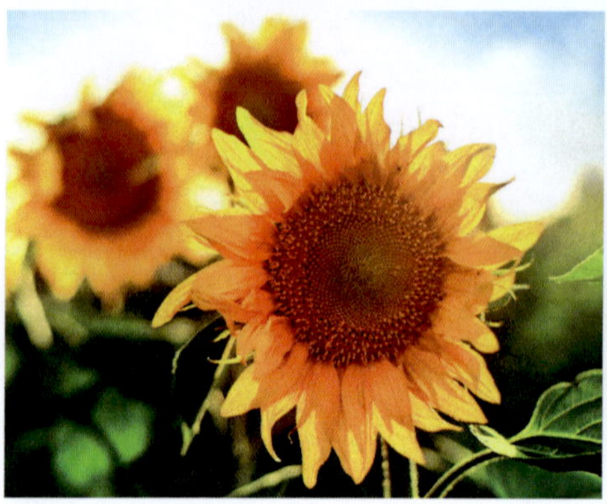

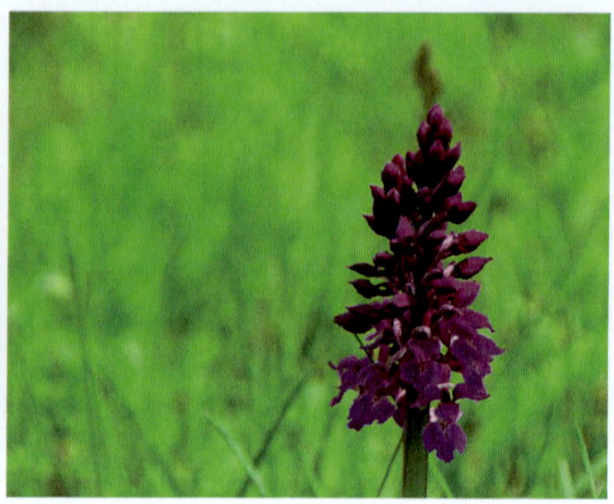

Inhaltsstoffe

Schöllkraut – Ermöglicht den Ausgleich zwischen linker und rechter Hirnhälfte, hilft, emotionale Narben zu heilen und innere Ruhe zu finden, fördert Entschiedenheit und Durchhaltevermögen, lenkt den Blick auf eigene Bedürfnisse, stärkt den Willen.

Sonnenblume – Fördert Selbstwertgefühl und Eigenverantwortung, hilft, männliche Energie anzunehmen und auszuleben, stärkt das Rückgrat, bringt Wahrhaftigkeit, regt männliche Fruchtbarkeit an.

Breitblättriges Knabenkraut – Heilt die Verletzungen des inneren Mannes bzw. der männlichen Persönlichkeitsanteile, unterstützt den liebenden Anteil, stärkt den inneren, schützenden Vater.

Lapislazuli – Beruhigung, Intuition, Klärung, hilft Blockaden zu lösen, stärkt Hilfsbereitschaft und Güte. Schutz vor Negativität, erleichtert den Umgang mit emotionalen „Altlasten". Gut auch bei Nervenschwäche und Überempfindlichkeit.

Bergkristall – Vitalisiert und belebt, verschafft Klarheit auf geistiger Ebene, löst Energieblockaden, stärkt den eigenen Standpunkt und fördert die Entwicklung, die unserem inneren Wesen entspricht.

Gold – Stärkt den eigenen Wesenskern, hebt das Energieniveau des gesamten Körpers an („euphorisierend"), verbessert die Konzentrationsfähigkeit und Gedächtnisleistung, stärkt das Nervensystem, schärft den Verstand, vermittelt die Lebenskraft des männlichen Urprinzips, der Sonne, das Yang (Energie, Belebung, Vitalität, Aktivität, Schöpfungskraft, Selbstbewusstsein, Durchsetzung und Ich-Stärkung).

Eiche – tonisierende Wirkung des Nerven- und Drüsensystems, bei physischen und psychischen Erschöpfungszuständen, Lustlosigkeit, unterstützt die Nebenniere, bei Stress und Druck, stärkt den Urogenitaltrakt, hilft bei Potenzproblemen, in der Menopause, aktiviert unseren inneren männlichen Teil und fördert seine Heilung.

Lichtwasser Chalice Well und Medjugorje

Einsatzmöglichkeiten

Psychisch: Fehlender Mut und mangelnde Durchsetzungskraft, Verwirrung, Dominanz, Schüchternheit, Entscheidungsschwierigkeiten, wenn „Geben" ein Problem ist, mangelnde Zeugungskraft bei Männern bzw. fehlender Startimpuls, Harmoniesucht, Vaterkonflikte, falsches Männerbild, Probleme mit Sexualität, Inkonsequenz, Unentschlossenheit, Zweifel, Machthunger, Unverständnis für andere Ansichten, Selbstgerechtigkeit, Dogmatismus, Engstirnigkeit, Tyrannei, Rücksichtslosigkeit

Physisch: Rückenschmerzen, Muskelverletzungen, Funktionsstörungen der Niere, Lunge, Hormone, Potenzschwierigkeiten (bei Männern), Störungen von Knochen, Muskeln, Gelenken

Hinweis für Tiere: bei Altersschwäche, Trägheit, Aggressivität, mangelnder Zeugungskraft, für sehr dominante, tyrannische Tiere, die sich nicht unterordnen wollen, übertriebene Willensstärke, streitsüchtig, bei Machtproblemen und Dominanzverhalten, Zerstörungswut durch Langweile und Unsicherheit, kein Durchhaltevermögen

Unterstützt alle Kopforgane, stärkt Muskeln und Gelenke

Lösung

Tatkraft, Selbstwert, Mut, Aussprechen der Wahrheit, klare Ausrichtung, liebevolle Zielgerichtetheit, klare Ausrichtung, Abenteuerlust, Urteilsfähigkeit, Logik Respekt, Würde, Verständnis, Entscheidungsfähigkeit, Entschlossenheit, Autorität,

Tier: würdevolles Akzeptieren von Dominanz, ohne sich zu „ducken", gute Zeugungskraft, Selbstvertrauen, Energie

Zuordnungen

Chakra:	Hals-, Stirn- und Kronenchakra, Alpha- und Omegachakra
Körper/Organ:	obere, rechte Körperhälfte, linke Gehirnhälfte, Nervensystem, Hoden, Prostata
Meridian:	Lenkergefäß
Farben:	Blüten – gold-gelb, Edelsteine – kristallklar, tiefblau, golden Symbol- königsblau; Gold

Spezielle Anwendungen für dieses Symbol

Bei Zeugungsproblemen und Potenzschwierigkeiten (mit 6 & 10), aber auch, wenn Projekte oder Vorhaben nicht richtig starten können. Überall, wo Männer nicht selbständig werden können; in allen Bereichen, wo logisches Denken und Entschlusskraft gefordert wird.

13 Innere Frau

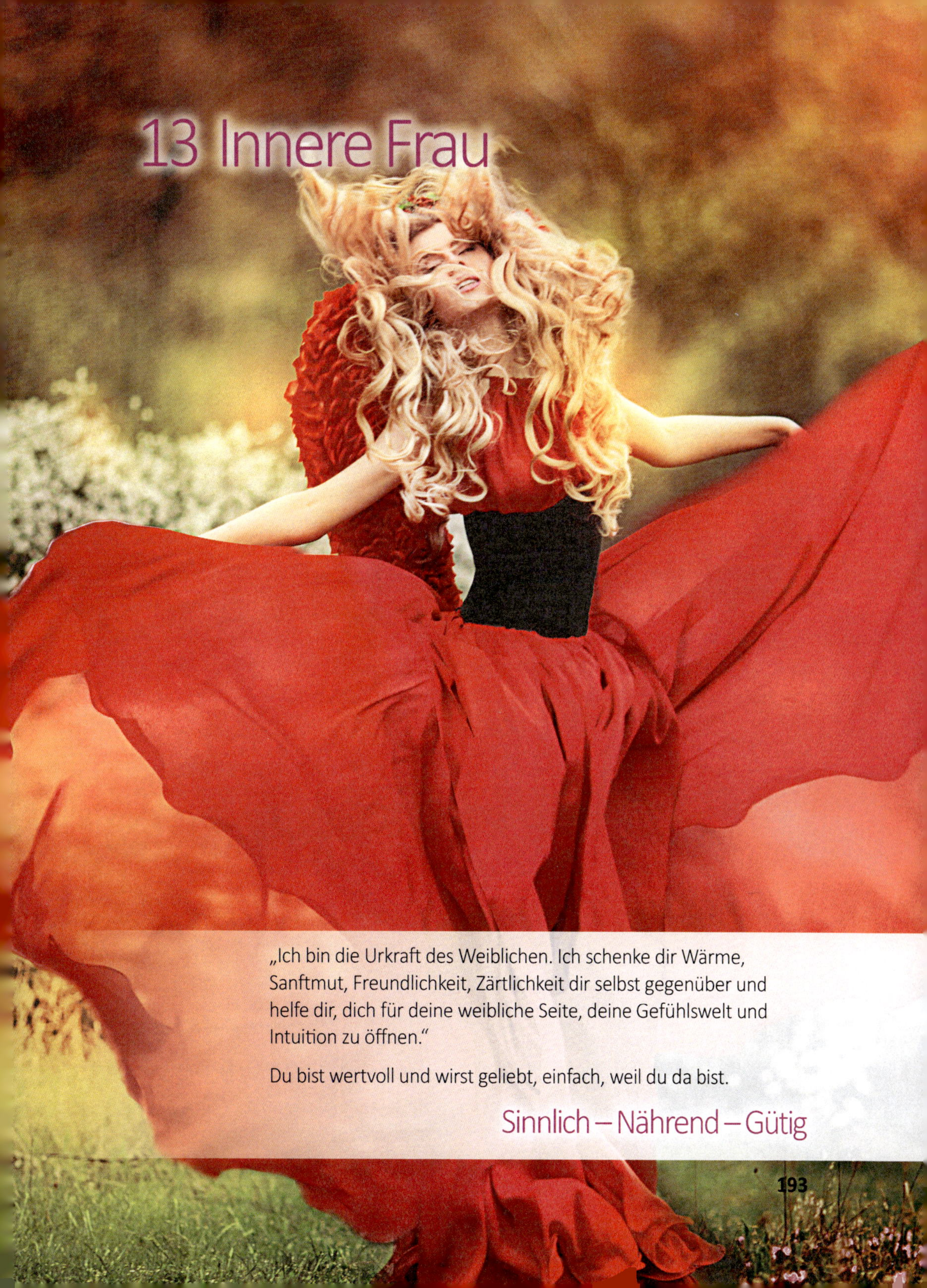

„Ich bin die Urkraft des Weiblichen. Ich schenke dir Wärme, Sanftmut, Freundlichkeit, Zärtlichkeit dir selbst gegenüber und helfe dir, dich für deine weibliche Seite, deine Gefühlswelt und Intuition zu öffnen."

Du bist wertvoll und wirst geliebt, einfach, weil du da bist.

Sinnlich – Nährend – Gütig

Die innere Frau symbolisiert den ursprünglich weiblichen Anteil unseres Wesens, unser Yin und repräsentiert das weibliche, nährende, mütterliche Prinzip. Unser innerer weiblicher Anteil ist der Impuls des Seins, die Urkraft des Weiblichen, das Beschützende und Bewahrende. Hier finden wir die Qualität des Zulassens und Erlaubens, die tiefe Verbundenheit zu Mutter Erde, die Sanftmut, Fürsorge und Zärtlichkeit uns selbst gegenüber.

Die innere Frau – im Delila System die no. 13 – verkörpert Demut, Hingabe, Kraft, Stärke, Schönheit, Leidenschaft, Sinnlichkeit, Lust, Barmherzigkeit, emotionale Wärme und Herzlichkeit. Eine geheilte innere Frau lebt diese Eigenschaften so, als hätte sie nie Leid erfahren.

Das weibliche Wesen steht für Gefühle, Sensibilität, das Zarte, für eine liebevolle Beziehung zu den Mitmenschen. Aber auch für Intuition, Kreativität, künstlerischen Ausdruck, Geduld.

In jedem Menschen existiert eine „Innere Frau". Wir wissen um unsere weibliche Seite und deren Vielschichtigkeit. Vor allem Frauen tragen den sehnsüchtiger Wunsch in sich, diese auszudrücken, sich in ihrer ureigensten Weiblichkeit zu zeigen und darin angenommen zu werden. Aber das ist gar nicht so leicht.

In unserer heutigen leistungsorientierten Gesellschaft zählen eher Werte wie Vorwärtsstreben, Effektivität, Dynamik, Erfolg, Aktivität, Gewinnen, Analysieren und Ratio. Das Yang, das Tun – also das männliche Prinzip – dominiert die moderne Welt. Wir sind zu jeder Zeit erreichbar, permanent online und haben ständig Angst, etwas zu verpassen. Wir leiden an Reizüberflutung und dem Gefühl ständiger Überforderung. Wir sehnen das „Nichts-Tun" herbei, fürchten jedoch die Langeweile, die man vermeintlich damit gleich setzt.

Die Jokerfrage, ob du bereit bist für eine Auszeit, lautet: „Was hast du heute Kreatives gemacht?" Kreativität ist immer ein wichtiger Hinweis für einen ausgeglichenen Menschen. Wer nur noch arbeitet, erledigt, Termine wahrnimmt, reagiert, verschiebt, usw. braucht definitiv eine Pause!

Die Qualitäten der „Inneren Frau" werden meist belächelt. Mütterlichkeit, weiblicher Ausdruck und Zartheit besitzen keinen großen Stellenwert mehr. Die Achtung und der Respekt vor dem Weiblichen sind ein Stück weit verloren gegangen. Sowohl Frauen als auch Männer zeigen in Alltag und Beruf oftmals mehr Härte und weniger Empathie, da das Sichtbar-Machen der eigenen Gefühle nicht selten mit Schwäche gleichgesetzt wird.

Doch schwach sind unsere „Inneren Frauen" keineswegs! Au contraire – ganz im Gegenteil!

Die innere Frau ist frei, unbezähmbar, sinnlich, gefühlvoll, verspielt, erotisch und verführerisch. Sie ist pures, sinnliches Gewahr-Sein. Ihre Ausstrahlung ist hinreißend und machtvoll. Sie liebt es, allein zu sein, durch die Natur zu streifen, zu lachen, sich zu verwöhnen, das Leben, die Schönheit und sich selbst zu feiern. Sie genießt die Stille, aus der sie ihre Inspirationen zaubert. Sie ist die Muse, die im Reich der Ideen verwurzelt ist. Amazonenhaft und elfengleich.

Sie mag es, zu geben und zu nehmen, sie lebt alle ihre Beziehungen auf Augenhöhe, getragen von Respekt, Achtung und Wertschätzung. Sie gehört sich immer selbst und ist von niemandem abhängig. Sie glaubt an ihre eigene Stärke und weiß sich selbst zu schützen. Sie fühlt sich in ihrem Körper wohl, erlebt und spürt sich mit allen Sinnen.

Sie ist tief mit Mutter Erde und allen Wesen verbunden, weil sie weiß, dass sie ein Teil davon ist. Sie begegnet allem Leben mit Würde und Anstand. Sie liebt es, anderen Menschen Freude zu bereiten. Ihre unendliche Power kann andere mitreißen und sie begeistern.

Sie folgt ihrem inneren Wissen und ist dabei bereit, Regeln zu brechen, die andere für sie aufgestellt haben, um authentisch zu bleiben. Ihre Weisheit kommt direkt aus dem Herzen, sie ist sich ihrer selbst bewusst und agiert, anstatt zu reagieren.

Sie hat keine Angst, ehrlich über ihre Gefühle zu sprechen und diese zu zeigen. Sie ist zart, mitfühlend und empathisch, ohne sich im Drama zu verlieren. Sie hat ihr Leben auf so vielfältige Weise vereinfacht, indem sie alles loslässt, was ihr nicht mehr dient, damit sie frei und offen ist, das anzunehmen, was das Leben für sie bereithält.

Das klingt wunderbar, nicht wahr? Aber leider hat die Medaille Archetyp „Innere Frau" auch zwei Seiten. Wehe, wenn die innere Frau durch Missachtung, Gewalt oder Respektlosigkeit unterdrückt, verletzt, verschüttet, blockiert oder beleidigt ist. Verrat, Betrug oder Missbrauch hinterlassen schlimme Wunden im zeitlosen Herzen. Unser System erinnert sich daran.

Hier lauern jede Menge alte weibliche Opferrollen, eine zerstörerische, manipulative Kraft, die alles kontrollieren möchte, Verbitterung und Rachsucht, Launenhaftigkeit und emotionales Erpressen.

Zu den ungelösten weiblichen Energiequalitäten zählen Strenge, Unnachgiebigkeit, Gereiztheit, Härte, emotionale Kälte, Ohnmacht, Abwehrverhalten, Hilflosigkeit, Ausgeliefert Sein, Opferverhalten, Selbstaufgabe, aufopfernd leben und vieles mehr.

In der inneren Frau begegnen wir unserer Sexualität und wie wir sie leben. Die Sexualität ist Lebenskraft, Ausdruck der Hingabe, der persönlichen Lebensgestaltung und Lebensausrichtung. Kannst du dich fallen lassen, dem Partner vertrauen, dich verwöhnen lassen? Wie ergeht es dir mit Nähe?

Hingabe ist die Bereitschaft, dich einzulassen und dein Herz zu öffnen. Hingabe fragt dich immer: „Wie möchtest du dich ausdrücken? Bist du mutig genug, dich selbst zu zeigen, so wie du bist, wie du dich im Moment fühlst?" Hingabe lässt das Ungezähmte, Wilde hervor brechen, befreit verschüttete Gefühle und bringt gestockte Kommunikation ins Fließen.

In dieser Qualität geht es auch um alle Mutterthematiken, um die Rolle der Frau in unserer heutigen Gesellschaft. Was genau haben uns unsere Mütter, Schwestern, Großmütter vorgelebt? Waren sie zärtlich, gütig, barmherzig, weiblich, unabhängig und stark? Oder waren sie eher das „Opfer", das sich selbst aufgab und sich unterwürfig den Umständen anpasste?

Oft übernehmen wir unbewusst ihre Muster, obwohl wir uns geschworen hatten, nie, unter gar keinen Umständen, so zu werden wie unsere Mütter.

Auf welche Weise wir unsere innere Frau leben oder erleben, richtet sich nach den Erfahrungen, die wir mit dieser Seite in uns gemacht haben. Dazu zählen sowohl dieses Leben als auch eventuelle frühere Existenzen. Unser „Frau-Sein" hängt auch von unserer Erziehung ab, von der Rolle, die unsere Mutter oder unsere weibliche Bezugspersonen für uns verkörpert haben.

Welchen Stellenwert haben die Frauen in deinem Familienverband? Wurdest du dabei unterstützt, dein weibliches Potential voll und ganz zu entfalten? Was wurde gefördert und was aus Schutz, Angst oder Scham unterbunden?

Wurde die weibliche Seite in einem Mann von den Eltern und dem Umfeld gefördert oder eher verurteilt? Oder galt man als Mann mit einer fürsorglichen, sanften Seite als „Weichei, Muttersöhnchen oder Loser"?

Wie sehr durftest du als Frau deine Sexualität leben, ohne gleich in eine Schublade gesteckt zu werden? Durftest du als Frau einfach FRAU SEIN, ohne dich dabei „schwach", als Opfer oder unterwürfig zu fühlen? Wie verletzlich durftest du sein?

Die Antworten auf all diese Fragen geben dir sehr viel Aufschluss darüber, wie du deine innere Frau lebst und wie es um sie steht.

Als Frau bist du eingeladen, dich auf neue Weise mit deinem eigenen Frau-Sein zu verbinden, die weibliche Urkraft für dich zu entdecken und in jedem schöpferischen Ausdruck von Liebe und Schönheit einfließen zu lassen. Wenn du dies als Mann liest, erlaube dir, deine oft verborgene weibliche Seite kennen zu lernen und ihre Potentiale achtsam zu nutzen.

Diese inneren Reisen lohnen sich in jedem Fall. Nach und nach weicht der tiefsitzende Leistungszwang und es keimt die Erlaubnis, einfach zu SEIN und dich lustvoll dem Leben hinzugeben. Nimm die strahlende, weibliche Lebensenergie in dich auf, lass dich von ihrer Weisheit inspirieren, sei mutig und erlaube dir, dich für alles Glück der Welt zu öffnen. Atme den alles belebenden, alles bereichernden Duft der Freiheit und Unabhängigkeit. Fühle dich sicher und geborgen in dir.

Das Potential der no. 13 unterstützt dich bei allen Themen, die in Zusammenhang mit Frau-Sein, der Mutter bzw. des weiblichen Rollenmodells stehen. Es schenkt dir Wärme, Sanftmut, Freundlichkeit und Zärtlichkeit dir selbst gegenüber und hilft dir, dich für deine weibliche Seite, deine Gefühlswelt und Intuition zu öffnen.

Deine innere Frau lehrt dich Geduld, Güte, Hingabe und Herzensgüte als Ausdruck wahrhaftigen Mensch-Seins. Du bist wertvoll und wirst geliebt, einfach, weil du da bist.

Hier eine Gegenüberstellung, was unter anderem zum männlichen und was zum weiblichen Prinzip eines jeden Menschen gehört. Das bedeutet nicht: So ist der Mann und so die Frau, sondern beide Geschlechter können und sollen alle zwei Seiten in einer wunderbaren Ausgewogenheit leben. Im Normalfall liegen die Stärke und das Wesen der Frau eher im weiblichen und die des Mannes mehr im männlichen Prinzip.

MÄNNLICHES PRINZIP	**WEIBLICHES PRINZIP**
Tun, Machen	Nicht-Tun, Da-Sein
Anspannen	Entspannen
Denken	Fühlen
Verstand	Herz
Nehmen	Geben
Reden	Schweigen
Senden	Empfangen
Kampf	Hingabe
Kontrolle	Vertrauen
Senkrechte	Waagerechte
Tag	Nacht
Aktiv werden	Zulassen
Sonne	Mond

Die Arbeit mit unserer inneren Familie erfordert viel Mut, Geduld, Liebe, Bedingungslosigkeit, Ehrlichkeit und Disziplin. Doch diese drei Instanzen in uns – inneres Kind, innerer Mann, innere Frau – sind eine wunderbare Unterstützung, die Balance, Harmonie und Einheit in uns wieder herzustellen. Wir fühlen uns wieder „ganz", identifizieren uns persönlich nicht mehr so mit Dramen. Das macht uns unabhängig und frei von den Gefühlen, Bedürfnissen, Erwartungen, Forderungen oder Manipulationsversuche anderer.

Im Zustand der inneren Einheit fühlen wir uns vollständig, da wir nichts und niemanden mehr zwingend brauchen, das Suchen oder Projektionen im Außen werden überflüssig. Was für eine Erleichterung!

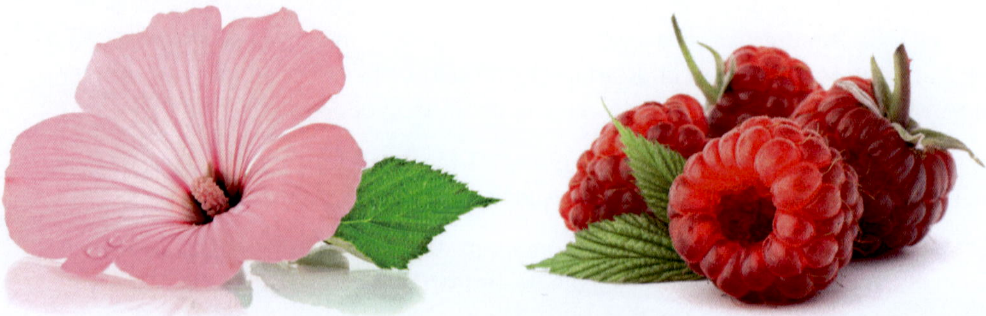

Inhaltsstoffe

Granatapfel – Lässt uns die weibliche Kraft annehmen, fördert weibliches Selbstwertgefühl bzw. stärkt die weiblichen Persönlichkeitsanteile, vermittelt seelisches, körperliches und emotionales Wohlgefühl, regt Kreativität, Fruchtbarkeit und Fülle an.

Frauenmantel – Stellt Kontakt zur weiblichen Urkraft, zu Mitgefühl und Inspiration her, unterstützt, sich von der Vergangenheit zu lösen und Neues entstehen zu lassen, gibt Kraft zur Wandlung.

Rosa Hibiskus – Hilft Nähe und Intimität zuzulassen, weibliche Stärke und Attraktivität zu entwickeln, stärkt weibliche Energie und Hingabe, schenkt Frauen die Kraft, bei sich zu bleiben.

Rosenquarz – Steigert Liebesfähigkeit und Herzenskraft, löst Negativität auf, harmonisiert den Emotionalkörper, öffnet das Herz.

Granat – Erdet, fördert Tatkraft, aktiviert die Urkraft im Menschen, hilft bei falschen Erwartungen, Depressionen, schenkt Durchsetzungsvermögen, Mut und Standhaftigkeit.

Silber – Bringt Flexibilität, fördert die Fähigkeit, den Rhythmus des Lebens zu akzeptieren, wirkt beruhigend und ausgleichend, fördert das spirituelle Wachstum und Aufbauprozesse, wirkt wie ein zweites Immunsystem und unterstützt bei entzündlichen Prozessen, vermittelt die Lebenskräfte des weiblichen Urprinzips, des Mondes, des YIN (Rhythmus, Regeneration, Wachstum, Aufnahme, Empfänglichkeit, Fruchtbarkeit, Fortpflanzung).

Himbeere – Wechselbeschwerden, Menstruationsbeschwerden, harmonisiert hormonelle Störungen, bei Schwangerschaft, Geburt, Periode, Frauenleiden und chronischen Entzündungen, Allergien, löst Krämpfe und Schmerzen, söhnt Mann/Frau mit der weiblichen Energie aus.

Lichtwasser Chalice Well und Montichiari

Einsatzmöglichkeiten

Psychisch: Mangelndes Mitgefühl, Gefühlskälte, verschlossenes Herz, Kopflastigkeit, schlechte Erdung, Angst vor Veränderung und vor dem Altern, unterdrückte Gefühle, fehlende Motivation, innere Unruhe, Neigung zur Unfruchtbarkeit, Mutterkonflikte, Probleme mit dem Frauenbild, Bitterkeit, Zorn, Vorwürfe, Enttäuschungen, Grollen, Rachsucht, Unversöhnlichkeit, gluckenhafte Mütter, Opferrolle

Physisch: Magen- und Darmprobleme, Hormonstörungen und Frauenleiden, Über- und Untergewicht, Verstopfung und Durchfall, Allergien, Probleme mit Drüsen

Hinweis für Tiere: bei Überfürsorglichkeit, Unruhezuständen als Folge von zu viel Stress, Neigung zur Unfruchtbarkeit, für übertriebenes Beschützerverhalten (haben Angst um ihre Jungen oder ihre Besitzer), die eigenen Jungen nicht austragen können oder nicht annehmen, bei früher Trennung von der Mutter, für schlecht gelaunte, mürrische Tiere, Tierheimtiere, bei Ungeduld, Nervosität und leichter Reizbarkeit

Unterstützt die untere Körperhälfte, Gebärmutter, Eierstöcke, Gesäuge, Nerven

Lösung

Sanftmut, Herzlichkeit, Zartheit, starke Liebes- und Lebenskraft, Dankbarkeit, Anmut, Barmherzigkeit, Güte, Geduld, Intuition, Frieden, Fruchtbarkeit, starke Weiblichkeit, Sexualität leben können, Freundlichkeit, Erdverbundenheit, Feinfühligkeit, Altes in Neues umwandeln, Freiheit, Sinnlichkeit

Tier: Hingabe, Geduld (gut geeignete Tiere für Therapie), Fruchtbarkeit und leichte Gebärfähigkeit, Annahme und gute Versorgung der Jungen

Zuordnungen

Chakra: Sakral-, Nabel-, Solarplexus-, Herzchakra, Handchakren, Erdenstern
Körper/Organ: untere, linke Körperhälfte, rechte Gehirnhälfte, Gebärmutter, Eierstöcke, Brüste, Nerven
Meridian: Konzeptionsgefäß
Farben: Blüten – rot, silbrig-goldgelb, Edelsteine – rosa, rot
Symbol- rot; Silber

Spezielle Anwendungen für dieses Symbol

Bei Problemen mit Fruchtbarkeit, Empfängnis und in der Schwangerschaft (mit 3 & 10), aber auch, wenn Projekte oder Vorhaben nicht richtig reifen und sich entwickeln. Wenn Frauen mit der Mutterrolle Schwierigkeiten haben, in allen Bereichen, wo kreatives, intuitives Denken und Mitgefühl gefordert werden.

14 Erkenntnis und Erfüllung

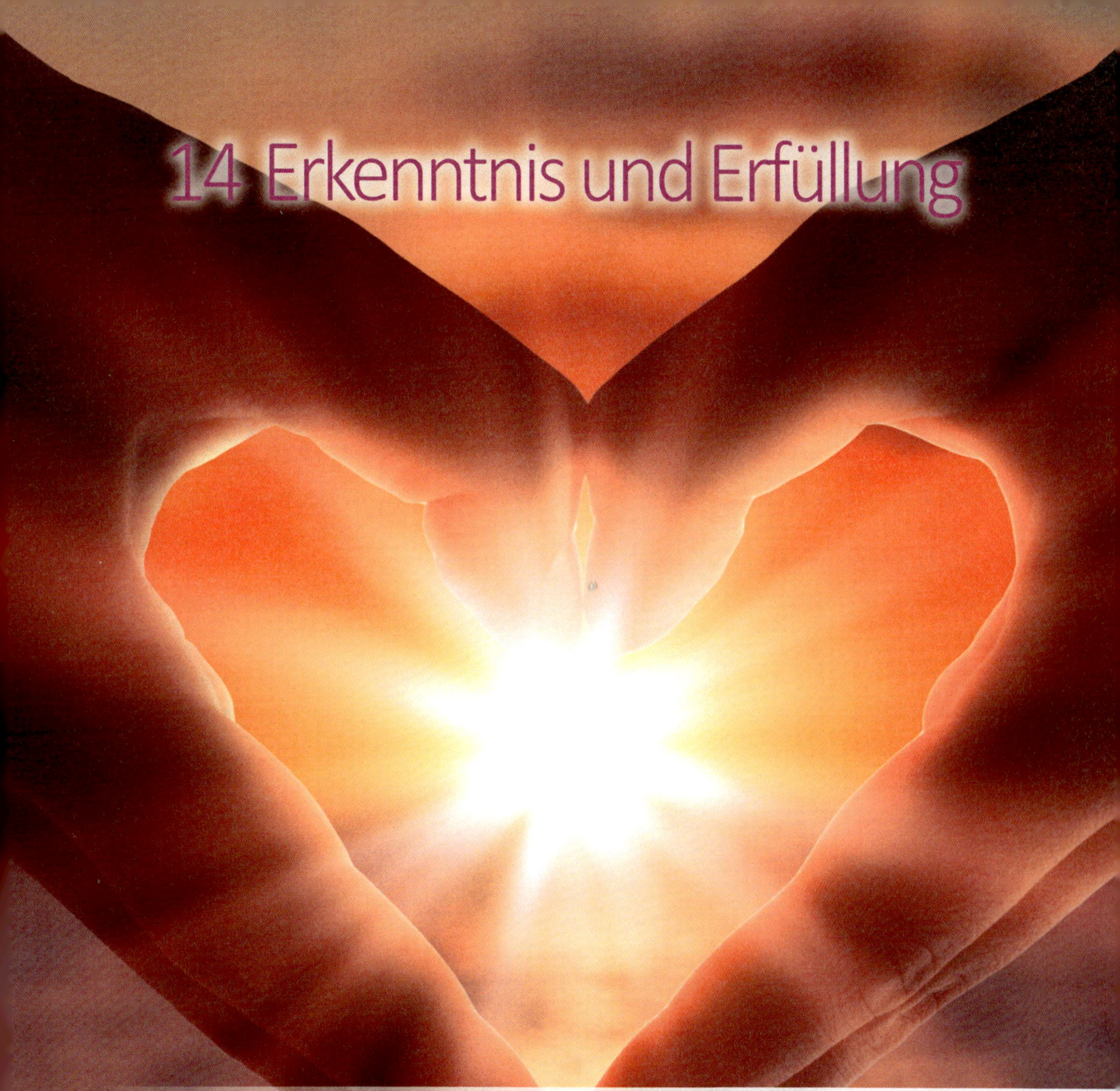

„Ich bringe dir Erfüllung, Vertrauen, Weisheit und helfe dir bei der Ganzwerdung auf allen Ebenen. Du erkennst die Wahrheit, erwachst zur bedingungslosen Liebe und erlebst tiefes Glück. “

Glaube an deine eigene Großartigkeit und drücke sie in jedem Moment des Lebens aus.

Beglückend – Magisch – Erfüllend

Willkommen am Delila Königshof. Wir betreten nun die Gefilde der no. 14 „Erkenntnis-Erfüllung", die Königin vom Set. Sie ist die Quintessenz des Delila Systems, die Meisterin, die einlädt, sich für ein höheres Bewusstsein zu öffnen. Sie ist in jeder Hinsicht außergewöhnlich, hinreißend, magisch und einzigartig.

Die 14 ist DIE kosmische Aufbau- und Liebeskraft, unvergleichlich in ihrer Strahlkraft. Sie wirkt ausgleichend zwischen den inneren und äußeren Kräften, wandelt Ungleichgewicht in Gleichgewicht, löst Negativität auf allen Ebenen auf und verbindet uns mit dem ewigen Lebensstrom, der Quelle, die wir als innere Stimme immer bewusster empfangen. Die 14 ist das Integrationsmittel für das Leben und deinen Alltag, da sie mit jedem Lebensthema konform geht und Teile davon beinhaltet.

Das Potential der Erfüllung umfasst die gesamte Palette vom größten Glück bis zum schlimmsten Unglück. In diesem breiten Spektrum findet das Menschenspiel statt. Und es ist immer wieder spannend, sich selbst zu beobachten, welche Rolle wir wählen und dann tatsächlich einnehmen. Manchmal auch mehrere zugleich. Das kann ganz schön fordern.

Die 14 unterstützt uns dabei, in die Beobachterrolle zu schlüpfen und einen anderen Blickwinkel auf manche Situationen, Ereignisse, Dinge oder auf Personen zu bekommen. Wir erhalten die Gelegenheit, lieb gewonnene Ansichten, festgefahrene Vorstellungen oder Denkgewohnheiten zu hinterfragen und erneut auf den Prüfstand unseres Wissens und unserer Intuition zu stellen. Die guten ins Töpfchen, die schlechten ins Kröpfchen.

Die Qualität der Lebensessenz wie auch des Symbols schenkt uns Vertrauen, Weisheit und uneingeschränkten Zugang zu unserem Innersten. Sie hilft bei der Ganzwerdung auf allen Ebenen – selbst dabei, vergangene, belastende Situationen, Kränkungen und Schmerzen loszulassen. Sie verbindet uns mit unserer höheren Instanz, die wir als höheres Selbst oder Seele kennen. Diese Instanz ist frei von Urteil, voller Liebe und Verständnis. Wir haben die Kraft, den Mut, neue Projekte umzusetzen und uralte Ängste endlich zu wandeln. Die Erfüllung lässt dich erfahren, dass du niemals alleine, sondern mit allem Lebendigem verbunden bist und schenkt dir die Weisheit, unterscheiden zu lernen, welchen Dingen du Beachtung schenken solltest und welche du besser wieder loslässt.

Konflikte, Ängste und Selbsttäuschung lösen sich auf, Beziehungen gewinnen an Tiefe. Ruhe und Klarheit ziehen ein und es entsteht Raum für inneren Frieden und Stabilität. Wir erkennen die Wahrheit über jedes Lebensthema und fühlen, dass wir viel mehr sind, als wir jemals gedacht haben: Reines Bewusstsein in edle Menschenkleider gehüllt. Wenn wir es zulassen, erwachen wir so zur bedingungslosen Liebe, aktivieren unseren inneren Heiler und erleben tiefes Glück.

Bedingungslose Liebe heißt nicht, alles bedingungslos hinzunehmen oder zu ertragen, sich aufzuopfern oder dergleichen. Sie setzt Grenzen, wo Grenzen gesetzt werden müssen, sie sagt NEIN, wo es notwendig ist, sie nimmt an, was sich nicht ändern lässt, gibt uns den Mut, dass zu ändern, was wir ändern können und schenkt uns die Weisheit, das eine vom anderen zu unterscheiden. Sie hadert nicht, gibt anderen keine Schuld, sie vergibt und bleibt stets in der eigenen Verantwortung. Sie kennt kein Grollen, Zweifeln, Sorgen etc. In ihrer Schwingungsfrequenz und Energie lässt sich jegliche Dualität heilen, transformieren und auflösen, sie erschafft Einheit. Bedingungslose Liebe ist die stärkste Macht der Welt und doch ist sie die demütigste, die man sich vorstellen kann.

Rise like a phoenix, wir erheben uns aus der Asche zu einem neuen Sein – das ist auch eine Botschaft des 14er Potentials.

Wie die kleine, grüne Raupe, die immer Hunger hat. Winzig und hungrig macht sie sich auf den Weg, die Welt zu erkunden. Sie findet jede Menge zu essen, einen Apfel, eine Birne, Käse, ein Stückchen Wurst, Schokokuchen und vieles mehr. Angetrieben von ihrem Hunger, frisst sie sich durch die Angebote des Waldes, ohne seine Schönheit, seine Mystik wahrzunehmen oder gar die Welt zu entdecken. Sie ist ständig nur auf der Suche nach Futter, scheint aber nie wirklich satt zu werden. Und so frisst sie jeden Tag ein bisschen mehr, bis sie riesig und dick geworden ist und sich in einem Kokon verpuppt.

Eine Raupe trägt tief in sich die Sehnsucht des Fliegens, aber sie kann es nicht, auch nicht mit äußerster Anstrengung. Erst wenn sie ihrer wahren Bestimmung folgt, sich verpuppt und durch den Transformationsprozess wandelt, tritt ihre eigentliche Gestalt in Erscheinung. Ein wunderschöner Schmetterling mit farbenprächtigen Flügel, der sich in die Lüfte schwingt, von einem Blümchen zum nächsten flattert, wunderbare Dinge entdeckt, die Welt erkundet und sie aus einer völlig anderen Ebene des Seins erlebt. Ein neues Leben beginnt.

Wir Menschenwesen sind ähnlich gestrickt. Wir sind ständig auf der Suche nach emotionaler Seelennahrung, hungrig nach Anerkennung, Respekt, Achtung, Dankbarkeit, Bestätigung, Wertschätzung, Macht oder angenommen und geliebt zu werden. Dafür würden wir fast alles tun. Wir verstellen und verbiegen uns, wir sind immer nett, lieb, brav und angepasst, um das zu bekommen, wonach wir uns am meisten sehnen: Liebe und Geborgenheit.

Wir erkennen die Ungelöstheit des 14er Themas, wenn wir uns fortwährend selbst belügen, uns in Süchte oder Abhängigkeiten flüchten und die Wahrheit nicht sehen wollen. Das ist so ähnlich wie die rosarote Brille, die im hormonellen Verliebtheitsrausch alles schön färbelt, was an Grauschleier da ist. Wir ziehen es vor, nicht hinzusehen.

Was die 14 nun macht, ist, dass sie die rosarote Brille entfernt, den Schleier der Illusion über uns selbst und das Leben hebt. Sie bringt Licht in alles Belastende, Bittere. Vor allem in Verhaltensmuster, die zu Selbstbetrug und Verrat an der eigenen Wahrheit führten, klärt Zweifel und Skepsis und lässt die Masken fallen. End of the game! Wir haben uns für die rote Kapsel entschieden, verlassen die Matrix und dürfen die Wahrheit erkennen.

Dieser Prozess ist im Normalfall kein leichter, die schönen Illusionen, die wir so liebevoll in meist jahrelanger Arbeit aufgebaut haben, um die Wirklichkeit halbwegs zu ertragen, werden zerstört. Das ist unangenehm und tut weh. Es kann sich anfühlen wie ein Schlag in die Magengrube, uns schockieren, herausfordern oder auch desillusionieren, wenn wir erkennen, dass unsere Wahrnehmung sich als Täuschung entpuppt und wir an eine Lüge glaubten.

Es gibt nun zwei Möglichkeiten, wie man damit umgehen kann. Die erste wäre, so zu tun, als hätte man die aufkeimende Wahrheit nicht entdeckt, man weist die Fakten zurück und lehnt das Ganze ab, um genauso weiterleben zu können wie bisher. Hmmm, nicht gut! Denn die Wahrheit holt uns ein, so oder so!

Die zweite Option ist, die neue Realität – so schwer es auch fallen möge – zu akzeptieren und in seinen Alltag zu integrieren. Das könnte dazu führen, dass viele andere Überzeugungen, Einstellungen, innere Muster ebenfalls in Frage gestellt werden und zu bröckeln beginnen. Dies wird zum Weckruf und zu einer Geburt in ein völlig neues Leben.

Die erste Wahl zu treffen ist einfach, denn es fordert dir keinerlei Anstrengung, Schmerz, Trauer oder Neuorientierung des eigenen Lebens ab. Du wirst nicht gezwungen, deine bequeme Komfortzone zu verlassen, was viel Kraft, Mut, geistige Reife und Durchhaltevermögen braucht. Die zweite Variante ist eine viel größere Herausforderung. Sie katapultiert dich in ein neues Leben voller Abenteuer, Stolperfallen und intensiven Momenten. Wundervolle, bereichernde Phasen wechseln sich mit manchmal traurigen, schmerzhaften Erkenntnissen ab. Aber wer seiner Bestimmung und dem Ruf seines Herzens folgt, versucht nicht länger, jemand anderes zu sein, sondern die Wahrheit über sich selbst herauszufinden.

Wir haben immer die Wahl, entweder lernen wir auf dem königlichen Weg der Erkenntnis/Erfüllung oder aber auf dem schmerzhaften Weg der bitteren Erfahrung. Einfacher ausgedrückt: „Wer nicht hören will, der muss fühlen!“

Im Schmetterlingsbewusstsein zu leben ist die Meisterliga, das Paradies in Sichtweite. Der Schmetterling ist unser wahres Sein. Weil wir alle aber so viele Erfahrungen als „Raupe“ in den Zellen gespeichert haben, braucht es ein paar Schritte ins Herz, um die

Identifikation mit dem Raupen-Dasein loszulassen. Es ist nie zu spät, aus der Kraft des Herzens über sich hinauszuwachsen. Was auch immer wir im Laufe der Alltagsjahre eingebürgert haben - nutze den jetzigen Moment und nimm das in den Brennpunkt, was dich mit Begeisterung erfüllt. Was immer es ist, erlaube es dir.

Die 14 ist eine Einladung, das ins Auge zu fassen, was dein Leben mit unendlicher Freude erfüllt und dich von dem los zusagen, was es erschwert. Liebe oder Leiden – du hast die Wahl!

Der gute alte Shakespeare wusste schon, dass die ganze Welt eine Bühne ist, und alle Frauen und Männer bloße Spieler. Sie treten auf und gehen wieder ab, ohne sich im Drama zu verlieren. Der Sinn dieses göttlichen Schauspiels ist, dass du dich über die rein materielle Ebene hinaus entwickelst und hinter die Masken und Rollenbilder blickst. Glaub mir, das macht richtig Spaß.

Schreibe deine eigenen Theaterstücke und hauche ihnen mit all deinen Sinnen Leben ein. Übe dich darin, jeden Moment bewusst zu erleben. Es geht um die Qualität und nicht um die Quantität der erlebten Momente. Wenn du zwei Minuten lang liebevolle Gedanken in den Äther sendest, ist dies wertvoller, als würdest du versuchen, eine halbe Stunde lang krampfhaft zu meditieren.

Öffne dein Herz. Werde zum Gärtner deines Lebens, säe Freude auf deinem Weg. Würze deinen Alltag mit einer Prise Liebe, Achtung und Hingabe und füge noch eine riesengroße Portion Humor dazu. Verleihe so jedem Tag das Prädikat „besonders wertvoll". Glaube an deine eigene Großartigkeit und drücke sie in jedem Moment des Lebens aus. Genau damit machst du auch allen anderen Mut, sich am puren Leben zu erfreuen.

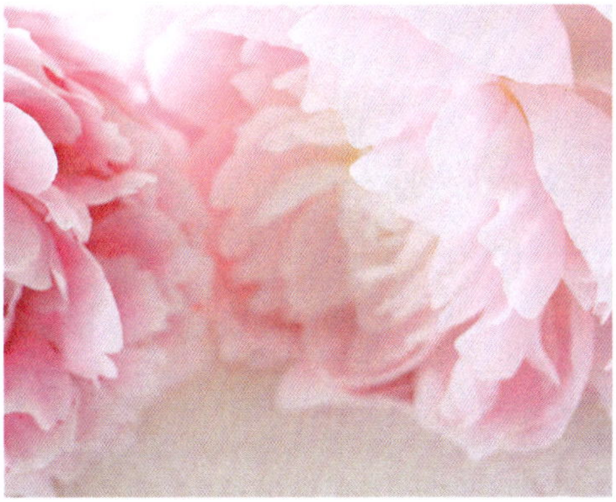

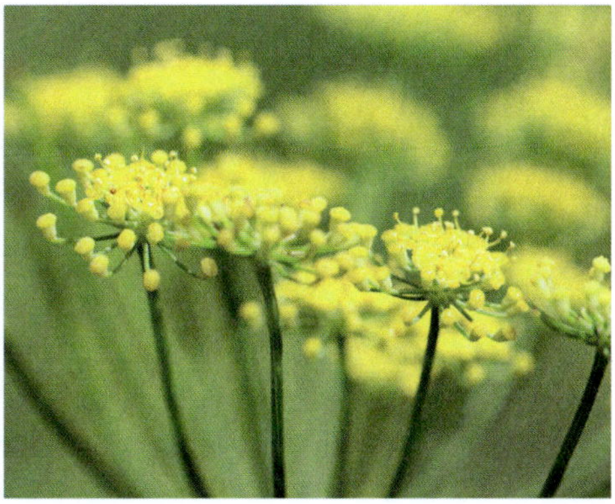

Inhaltsstoffe

Lila Goldmelisse – Entfernt negative Muster aus allen Ebenen des Seins, löst Illusionen und Schmerz aus den Zellen, lässt uns daran erinnern, wer und was wir in Wahrheit sind.

Kornelkirsche – Füllt das Herz mit Wärme und Mitgefühl, bringt neue Lebenskraft einer erwachenden Bewusstheit, lässt das Göttliche einströmen, durchstrahlt unser Wesen mit Licht, schenkt Geborgenheit und Frieden.

Pfingstrose – Öffnet das Herz für alltägliche, kleine Wunder, schützt vor negativen Gedanken, schenkt Zufriedenheit, ein Gefühl der Dankbarkeit für jeden neuen Tag und Liebe für alles, was ist.

Blau-Grüner Carat – Hilft, zu sich selbst zu finden, unterstützt das Immunsystem, schenkt leichte, fließende Energie, beruhigt, unterstützt dabei, seine wahren Gefühle zu leben, bringt Erkenntnis und lässt den Überblick behalten, um im Jetzt verankert zu sein.

Regenbogen Kristall – Großer Herzöffner, der alle getrennten Teile miteinander verbindet und Gegensätze überbrückt, lässt seine Farben durch alle Zellen fließen und wirkt balancierend.

Balsampappel – Wirkt entzündungshemmend, antiseptisch, schmerzstillend und krampflösend, ähnelt dem Aspirin, ist aber magenverträglicher. Die Bienen stellen ihr antibiotisches Propolis aus dem Schutzüberzug der Knospen her. Ähnlich wie Propolis stärkt die Pappel das Immunsystem, wirkt gegen Schleimhautentzündungen, Gicht und Hauterkrankungen. Sie heilt alte seelische Wunden, öffnet auf der geistigen Ebene und bringt in emotionale Balance. Ihr Balsam umhüllt und erfüllt auf jeder Ebene wie „Nektar und Ambrosia".

Lichtwasser Medjugorje, Lourdes und Montichiari

Einsatzmöglichkeiten

Psychisch: Verwicklungen in die Dramen des Lebens, nicht daraus aussteigen können, Unvermögen, die Wahrheit zu erkennen, gefangen in der Illusion, Unbewusstheit, Schmerz, Leiden, Egoanhaftung, Kränkungen und Verletzungen des Herzens „Raupen"-Bewusstsein, nichts auf den Punkt bringen, die eigene Größe, die Fülle des Lebens nicht erkennen und seine Potentiale nicht leben können, verlassen werden, Unnahbarkeit, Distanziertheit, Arroganz, Vereinsamung, Reserviertheit

Physisch: Aktivierung von Zirbeldrüse und Thymusdrüse, aller Energiezentren im Körper (in der TCM oberes, mittleres und unteres Dantian – Becken, Bauch, Brust - genannt), bessere Verbindung der Gehirn- und Herzhälften, bessere Zusammenarbeit aller paarigen Organe, Aktivierung der sog. Junk-DNS und der Selbstheilungskräfte, Venenschwäche, Anämie, gynäkologische, urologische Erkrankungen, Probleme mit Verdauungssystem und Herzen

Hinweis für Tiere: bei Aggressivität gegenüber Artgenossen, Isolation und Einsamkeit, für unnahbare, selbstbewusste Einzelgänger, suchen keinen Kontakt, bei Schmerz, Krankheit und allen „Übergangen", für motivationslose, desinteressierte und passive Tiere

Unterstützt die Thymusdrüse (Immunkraft), hilft dem ganzen Tier bei Bedarf (vor allem bei Schmerzen und in der Sterbebegleitung)

Lösung

Erfüllung, Vertrauen, Liebe, Weisheit, Aufbruch in eine neue Wirklichkeit, die Wahrheit über jedes Lebensthema erkennen können, Souveränität, Lockerheit, geselliger, aufgeschlossener werden, Erwachen in die universelle Ewigkeit, Desillusionierung, „Schmetterlings"-Bewusstsein, Weg zur Erleuchtung und Erfüllung

Tier: leben dürfen, was das Tier in Wahrheit ist, Tier sein dürfen (viele Besitzer neigen zur Vermenschlichung ihrer Gefährten), Lösen von Schmerz und Leiden

Zuordnungen

Chakra: Jedes Chakra
Körper/Organ: Zirbeldrüse, Thymusdrüse, Dantian (Becken, Bauch, Brust), ganzer Körper
Meridian: Zentralkanal
Farben: Blüten – lila, rot, magenta, rosa, goldgelb, weiß, Edelsteine – blau, grün, regenbogenfarbig, Symbol – lila, weiß, klar;

Spezielle Anwendungen für dieses Symbol

Kann in Kombination mit JEDEM Thema angewendet werden, um die Wahrheit zu erkennen und leben zu können. Es löst z.B. die Angst auf, nicht gut genug zu sein, führt zum Verständnis, dass ich absolut richtig bin, so wie ich eben bin – und mündet schlussendlich in die Erkenntnis, dass ich weder mein Körper, noch mein Denken und Fühlen bin, sondern reines Bewusstsein.

Das Geburtspotential

Buchstaben und Zahlen sind viel mehr als bloße Ziffern und Laute. Sie sind Energiepakete, die alles durchdringen und ihre eigene Schwingung aussenden. Zahlen haben neben ihrer mathematischen, wissenschaftlichen Funktion auch eine wegweisende Bedeutung, die wir entschlüsseln können. Sie sind geistige, intelligente Wirkkräfte, Lichtcodierungen und Informationsträger. Zahlen sind die geistigen elementaren Bestandteile des schöpferischen Bewusstseins und somit Basis aller Eigenschaften, Strukturen, Erscheinungsformen und Zustände.

Einer der ersten, der sich mit Zahlenmystik beschäftigte, war Pythagoras von Samos, der im 6. Jahrhundert vor Christus lebte. Dieser weise Mathematiker lehrte, dass die Zahl das Wesen aller Dinge sei und verband sie mit Charaktereigenschaften, Farben und Potentialen. Er war sich sicher, dass unser Lebensweg ewige Gesetze widerspiegelt, deren Ursprung und Sinn im Mysterium und in der Mechanik des Daseins verborgen liegen. Er setzte sich sein Leben lang mit universellen und kosmischen Zyklen, Mustern und Energiewellen auseinander. Wir kennen diese Begriffe heute unter Zeitqualitäten.

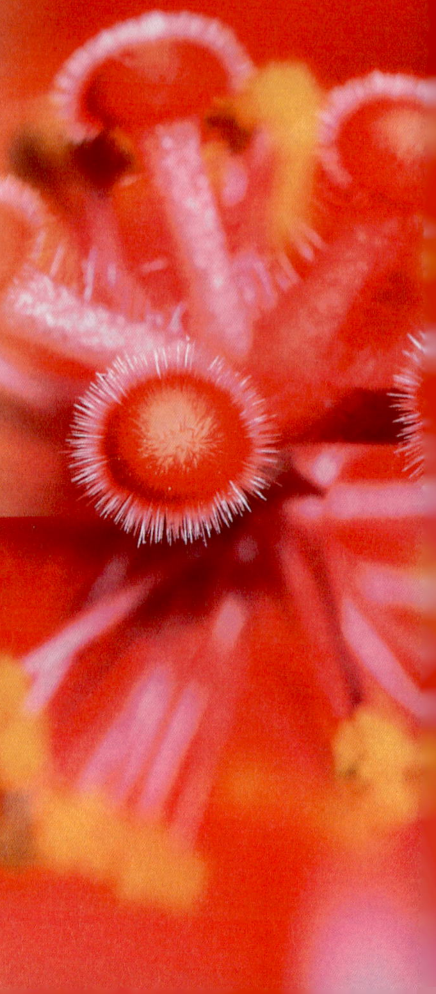

In den Zahlen begegnet der Mensch seiner Göttlichkeit.

Ein Mensch wird nicht zufällig an einem bestimmten Tag geboren. Die Zahlen des jeweiligen Geburtsdatums zeigen uns die Berufung, die Antriebe, die Gaben, Talente und Schwierigkeiten. Sie bergen die Schwingungsqualitäten in sich, mit deren Hilfe wir unsere Lebensaufgabe erfüllen und unsere Lektionen lernen können.

Auf unserem Lebensweg werden wir mit verschiedenen Prüfungen und Herausforderungen konfrontiert. Dabei erkennen wir unsere Stärken, werden uns aber auch unserer Schwächen bewusst.

Bei der Geburt geben uns unsere Eltern einen Namen. Das Universum schenkt uns eine Zahl.

Das Geburtspotential ist das Potential, welches wir als wahre innere Stärke in seiner ganzen Kraft in dieses Leben mitbringen. Wir haben uns davon so viel wie möglich in den Rucksack des Lebens gepackt und müssen es nicht mühsam entwickeln. Wir brauchen es auch nicht lernen oder üben.

Wir erinnern uns einfach. Es ist da, gespeichert als grandioses Lebens-Handwerkzeug, und hilft uns dabei, unser ureigenstes Wesen in seiner ganzen Tiefe und Klarheit zu begreifen. Das Spannende daran ist, dass unser Umfeld unsere wahre innere Stärke immer spürt- selbst, wenn wir uns dessen gar nicht bewusst sind. Aber wir strahlen dieses Potential permanent aus, wir schicken es in den kosmischen Äther, damit andere es aufnehmen und empfangen können. Auf diesem Weg werden wir immer wieder damit konfrontiert und das Leben stellt uns großartige Spielfelder zur Verfügung, um das Geburtspotential in aller Pracht entfalten zu können. Das ist ein kleiner, sanfter Erinnerungsschubs unserer Seele.

Wir können unser Geburtspotential ganz einfach ermitteln. Es ist die Quersumme aus dem Geburtsdatum. Sehen wir uns das an einem Beispiel an.

Mein Geburtstag ist der 14.09.1971. Jetzt addieren wir alle Ziffern und verkleinern die Summe auf eine Zahl bis 14 oder auf eine einstellige Zahl:

1+4+9+1+9+7+1 = 32| 3+2=5

Alle einzelnen Ziffern zusammengerechnet ergibt die Summe 32, diese wird nochmals addiert und dabei erhalten wir die Fünf. Mein Geburtspotential ist somit die no. 5. Die Zahl Fünf steht im Delila System für das Loslassen und Frei sein.

Die oberste Prämisse eines 5er Wesens ist seine Freiheit und Unabhängigkeit. „5er Potis" lieben Veränderungen, Herausforderungen jeder Art, sind mit einer unbändigen Neugierde aufs Leben ausgestattet, wissbegierig, flexibel und gehen meist neue, unerforschte Wege. Sie probieren aus, sammeln Erfahrungen und reagieren unmittelbar auf die Aufgaben, die ihnen das Leben stellt.

Vielfach sind sie eine Inspiration für ihre Mitmenschen. Fünfer lassen sich ungern einschränken und passen sich nur dann an, wenn sie das für richtig erachten. Sie führen durch ihre unorthodoxe Lebensphilosophie allgemein gültige Systeme ohne Anstrengung ad absurdum und kämpfen Zeit ihres Lebens mit Autoritätskonflikten. In diesem Potential finden wir die Pioniere, Visionäre, Erfinder, einzigartige, revolutionäre Querdenker, Vorreiter, aber auch Wahrheitssucher und Musen. Sie haben so viel kreatives Potential, dass es ihnen unmöglich wäre, alle ihre Ideen alleine umzusetzen. Also streuen sie sie großzügig ins weite Ätherfeld. So erfährt man in einem lockeren Gespräch schon mal neue Lösungsansätze, Ideen, Impulse, Optimierungsvorschläge – und das alles aus dem Stand heraus.

In seinem Wesen ist ein 5er äußert großzügig, hat viel Geduld und teilt gerne. Wittert er jedoch, ausgenutzt, übervorteil, nicht ernst genommen zu werden, oder reißt ihm der berühmte Geduldsfaden, kommt das Loslass-Potential in seiner vollen Kraft zum Ausdruck. Er dreht sich einfach um und geht, ohne zurückzublicken. Er lässt los, was ihm nicht mehr gut tut oder nicht mehr zu ihm gehört.

Bis ein 5er allerdings soweit ist, bekommt er in seiner ersten Lebenshälfte jede Menge Übungsfelder zur Verfügung gestellt. Beziehungen enden plötzlich, Menschen, die er lieb gewonnen hat, verlassen ihn oder sind einfach nicht mehr da, Freundschaften brechen auseinander, Jobs werden gekündigt, Herzensprojekte nicht weitergeführt, Geld ist mal da, dann wieder nicht, geistige Werke werden nicht anerkannt oder noch schlimmer von anderen „geborgt" und als ihr eigenes ausgegeben und vieles mehr. Drama at its best!

Das Potential einer „Fünf" kann sich in vielen Aspekten bemerkbar machen – leider auch als Schattenkraft, was bei einem 5er Wesen eine Form der Starre, des Klammerns oder Festhaltens, ein Leben in der Vergangenheit oder auch Realitätsflucht und das Ablehnen jeglicher Verantwortung sein kann. Die Schattenseiten zeigen sich in den unterschiedlichsten Lebensbereichen, ob dies nun Menschen, Materie, Jobs, innere Einstellungen oder Überzeugungen betrifft. Sie können einen abenteuerlustigen, extrovertierten Fünfer in die Knie zwingen, indem er an etwas festhält, was ihm im Grunde genommen nicht mehr gut tut, im schlimmeren Fall sogar krank macht. Er spürt die positiven Aspekte seines Geburtspotentials nicht in sich und versucht krampfhaft etwas aufrecht zu erhalten, was nicht mehr stimmig ist.

Manche leiden laut oder stumm vor sich hin, verhalten sich unflexibel und stur. Sie leben in Beziehungen oder in Jobs, die schon lange ausgedient haben, als unbändig frei zu sein und somit dem Leben die Chance zu geben, etwas Neues auf sie zukommen zu lassen. Das Universum sieht das „Besetzt-Zeichen" und wandert einfach weiter, ohne den Geschenkkorb da zu lassen.

Oder man lebt das genaue Gegenteil, die Erhöhung des Potentials. Manche Fünfer wollen so frei und unabhängig sein, dass sie es in keiner Beziehung aushalten. Sie bekommen „Siebenmeilenstiefel", wenn es darum geht, Verantwortung zu übernehmen oder flüchten sich in Ablenkung. Süchte jeder Art, Übergewicht, Sammelleidenschaften bis hin zum „Messietum" könnten ein typisches 5-er Thema sein.

Wir durchwandern die Schattenseiten so lange, bis wir unser Geburtspotential in allen Variationen durchleuchtet und „belichtet" haben und zu unserem wahren inneren Kraftzentrum zurückfinden. Meist erleben wir die Schattenthemen in der ersten Lebenshälfte, manchmal auch zur Transformation eines Familien- oder Generationsthemas.

Auf diese Weise ist es möglich, das jeweilige Geburtspotential einem der folgenden Delila Lebensthemen zuzuordnen (die 0 kann beim Zusammenrechnen nicht rauskommen):

1 = Vertrauen und Entspannung
2 = Lebensfreude und Lebenskraft
3 = Im Fluss Sein und Hingabe
4 = Frieden und innerer Reichtum
5 = Loslassen und Frei sein
6 = Selbstvertrauen und Selbstwert
7 = Kraft und Mut
8 = Klarheit und Konzentration
9 = Wahre Liebe und Herzensfreude
10 = Mitgefühl und Notfall
11 = Inneres Kind
12 = Innerer Mann
13 = Innere Frau
14 = Erfüllung und Erkenntnis

Unser Geburtspotential hilft uns dabei, tiefgreifende Erkenntnisse für den eigenen Lebensweg zu gewinnen und Geheimnisvolles unserer Psyche zu entschlüsseln. Wir entdecken unsere Begabungen, Talente, besondere Tugenden, Wünsche und Bedürfnisse aufs Neue, um das Leben unserer Träume zu verwirklichen.

Das Geburtspotential ist wie ein Konstitutionsmittel in der Homöopathie zu sehen – es ist immer wieder hilfreich, bestärkend und kann wie ein Talisman verwendet werden.

Es gibt noch eine Besonderheit im unbegrenzten Delila Spiel der Möglichkeiten.

Mit jedem neuen Lebensjahr vom Zeitpunkt des Geburtstages bis zum nächsten „Eischlüpf-Tag" webt der Kosmos für ein ganzes Jahr eine energetische Qualität in unser Wesen. Eine Art Unterstützungsenergie, die uns ein Jahr lang begleitet, um gewisse Herausforderungen dieses Lebensthemas anzugucken und sie zu bestehen.

In meinem Fall adelt ab 14. September 2015 die no. 4 „Frieden und innerer Reichtum" als Wegbegleiter und besonderer Unterstützer mein Leben. Das Jahresthema rechnet man genauso wie das Geburtspotential: Der Geburtstag und das aktuelle Jahr dazu: 1+4+9+2+0+1+5 = 22| 2+2=4

„Take it easy" lautet dann ein Jahr lang die Devise und der gut gemeinte Rat für kosmischen Frieden, Harmonie und Gelassenheit. Ein Füllhorn an Chancen und innerem Reichtum warten auf mich.

Okidoki, ich bin reif für ein Überfluss-Buddha-Bewusstsein!

Weitere Delila Produkte

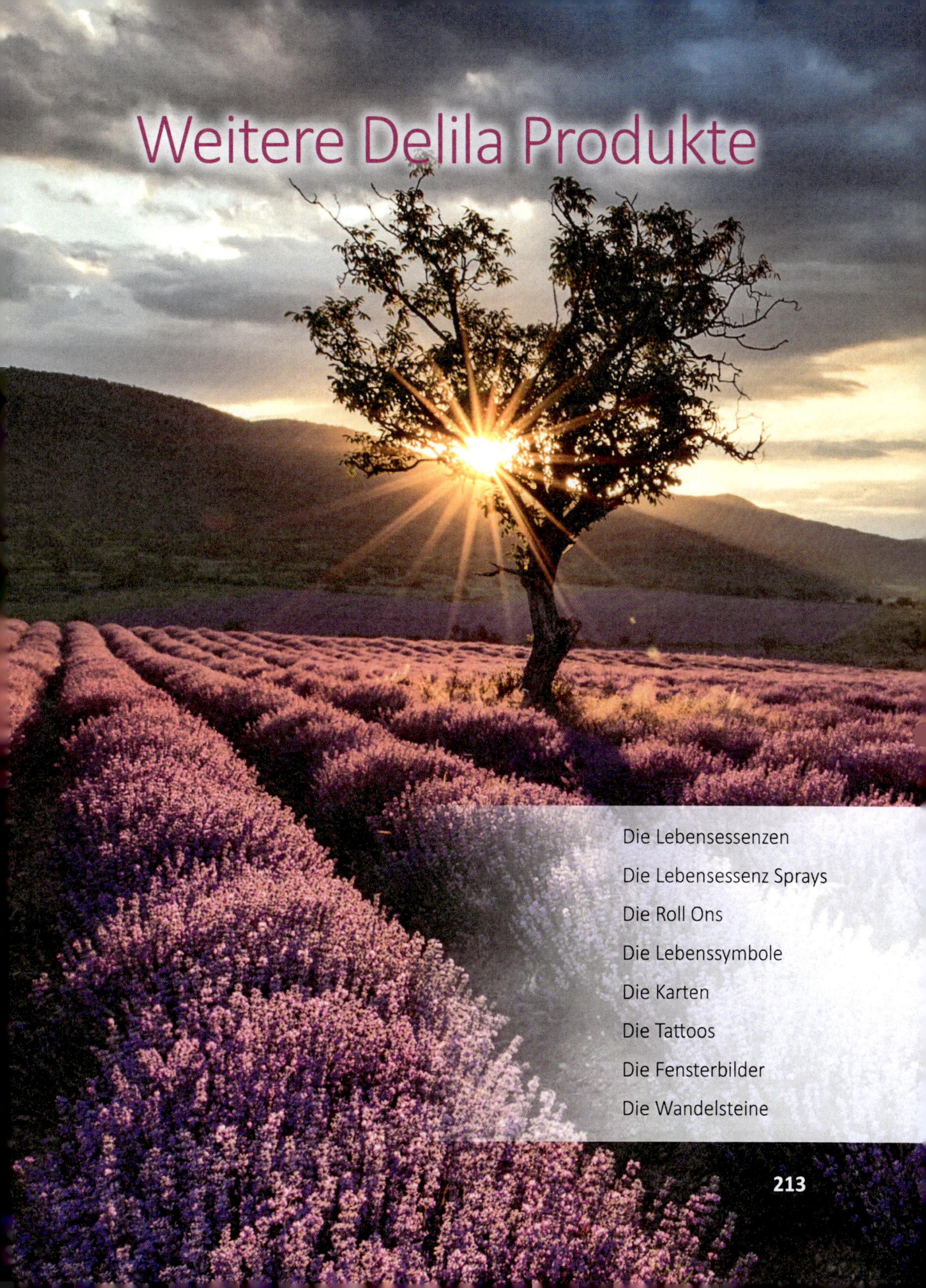

Die Lebensessenzen

Die Lebensessenz Sprays

Die Roll Ons

Die Lebenssymbole

Die Karten

Die Tattoos

Die Fensterbilder

Die Wandelsteine

Die Lebensessenzen

Die Lebensessenzen sind sicherlich das Herzstück von Delila. Die Herstellung, Zusammensetzung und Beschreibung habe ich in den vorigen Kapiteln schon ausführlich beschrieben.

Hier nochmals eine kleine Zusammenfassung:

Die Lebensessenzen sind eine weltweit neue und einzigartige Kombination aus Blüten, Edelsteinen, Metallen und Lichtwässern. Blüten wirken am stärksten auf die seelische Ebene ein. Edelsteine und Metalle einerseits auf den Geist (Gedanken- und Glaubensmuster) und andererseits auf den Körper und die Organe. Die Lichtwässer verbinden die einzelnen Ebenen miteinander, transformieren und harmonisieren bis in die Ebene unseres Bewusstseins. Zu guter Letzt finden 2015 auch junge Baum- und Pflanzenknospen ihren Weg in die Essenzen. Mit den neuen Inhaltsstoffen werden die Delila Essenzen unser gesamtes System noch stärker unterstützen und wir integrieren alle energetischen Entwicklungsschritte viel besser auf der materiellen Ebene.

Die Delila Essenzen bieten die Möglichkeit, seelische, körperliche und geistige Themen in uns positiv zu beeinflussen und zu stärken. Sie reichen in ihrer Wirkung bis tief auf die Zellebene und lassen uns jede Herausforderung des täglichen Lebens leichter bewältigen. Die Essenzen steigern unser Wohlbefinden, aktivieren unsere Selbstheilungskräfte und unterstützen dabei, in unsere Kraft und Balance zu kommen. Die 15 ausgewogenen Basis-Mischungen sind in 10 und 30 ml erhältlich und werden zumeist direkt eingenommen.

Sehen wir uns die Anwendung ein wenig genauer an.

Wenn nicht anders ausgetestet, nimmt man 2x täglich 2-3 Tropfen. Je nachdem, wie man mag, gibt man sie direkt unter die Zunge oder in ein Glas Wasser. Die 10er Mitgefühl Essenz kann bei Bedarf oder im Notfall natürlich auch öfters eingenommen werden.

Ich selbst habe die Essenzen, die ich gerade einnehme, stets im Bad stehen und nehme sie zur Morgen- und Abendhygiene, da vergesse ich sie nicht. Man muss auch nicht aufpassen, ob und wann man etwas gegessen oder getrunken hat. Die Wirkung der Lebensessenzen wird davon nicht beeinflusst.

Ein Kinderarzt in Kärnten bestätigt, dass Delila in seiner Praxis unentbehrlich geworden ist. Vor allem bei Kindern mit Schulproblemen, sozialen Anpassungsstörungen oder Patienten mit chronisch somatischen Erkrankungen hat Dr. Werner in den letzten Jahren eine deutliche Erleichterung seiner täglichen Arbeit erfahren.

Tiere lieben die Delila Essenzen, wenngleich sie die Tropfen „pur“ eher seltener nehmen, also zumindest meine beiden Katzen laufen davon, wenn ich die Pipette des Fläschchens runter schraube. Deshalb gebe ich mir ein paar Tropfen in die Handfläche und streichle sie ins Fell. Gerade wenn meine zwei Buben etwas zu hastig fressen, sich übergeben, Durchfall oder Verstopfung haben, reichen ein paar Tropfen (zumeist von der 10er Essenz) und sie sind wieder topfit. Hunde sind ganz verrückt nach den Essenzen und warten oft voller Vorfreude, wenn man nach dem Fläschchen greift.

Tiere reagieren extrem schnell und sehr gut auf die Essenzen. Wir können sie gleich wie beim Menschen anwenden, die Dosierung bleibt ähnlich, kann je nach Größe des Tieres variieren, ein Pferd braucht wahrscheinlich etwas mehr als ein Hamster.

Eines Tages erzählte uns eine unserer Therapeutinnen bei einem Seminar von einer Kuh, die gerade ein Kälbchen geboren hatte und so erschöpft war, dass sie nicht mehr aufstand. Ich war etwas verwundert, weil ich mich damit nicht so auskenne. Ich habe gelernt, dass Nachgeburtsverhalten von Kühen oft ein ernstes Problem darstellt, da sehr viele in septische Entzündungen übergehen. Der Muttermund schließt sich, Flüssigkeiten fließen nicht ab und die Kuh wird ernsthaft krank.

Elfriede testete aus, welche Essenz diese Kuh unterstützen könnte. Es war die no. 7 „Kraft und Mut“. Als sie sich die Tropfen in die Hand gab, hat sich die Kuh ein wenig aufgerichtet und voller Genuss lange ihre Hand abgeleckt. Stunden später ist die Kuh wieder aufgestanden, hat zu ihrer alten Stärke gefunden und erfreut sich noch heute bester Gesundheit.

Auch einige Tropfen im Badewasser, in der Duftlampe, in Massageölen, Cremen, Lotionen, für Pflanzen im Gießwasser wirken enorm unterstützend. Ich gebe sogar 2-3 Tropfen von der Klarheit Essenz in meinen Dampfreiniger, weil ich das subjektive Gefühl habe, dass dann alles noch mehr strahlt. Aber bitte, das ist nur meine persönliche Empfindung.

Anfangs empfiehlt es sich, dich zunächst an die Basisanwendungen zu halten und auszuprobieren, welche speziellen Wirkungen die unterschiedlichsten Essenzen bei dir zeigen. Jede Essenz wirkt individuell auf das Gemüt, den Körper und die Seele, ganz so, als wäre sie eigens nur für dich gemacht worden. Wenn du ein wenig vertrauter mit den Essenzen bist, lass dich von deiner Intuition führen und probiere aus, welche Wirkungen in den unterschiedlichsten Bereichen sich bei dir zeigen. Dir fallen ganz bestimmt neue Anwendungsmöglichkeiten ein.

Die Essenzen wirken in jedem Fall ausgleichend auf deine Psyche und stimulierend auf die Abwehrkräfte deines Körpers. Finde einfach für dich heraus, was dir gut tut.

Die Lebensessenz Sprays

Der Geruchssinn, der unmittelbarste unserer Sinne

Unser ganzes Leben lang stehen wir im Bann der Düfte, von der Mutterbrust bis zum Todeshauch. Heute leben wir umgeben von Düften. Wir sind ständig Geruchsattacken ausgesetzt, ärgerlichen, schädlichen bis widerwertigen, seltener erleben wir verlockende oder betörende Düfte. Diese sind es jedoch, mit denen wir unser Leben versüßen können.

Immer schon beeinflussten Düfte unseren Geist. Wir haben versucht, das Böse zu bannen oder die Götter freundlich zu stimmen und um Hilfe zu bitten. Die erste Hochkultur, in der es so etwas wie eine „Duftindustrie" gab, war Ägypten. So versuchten die Pharaonen, mit Weihrauch ihre Götter günstig zu stimmen und verwendeten Nardenöl als Grabbeigabe. Die Römer verschönerten ihre Feste mit exotischen Düften, welche durch parfümierte Tauben verbreitet wurden. Beim Baden wurden dem Wasser aromatische Essenzen beigemischt.

Mit raffinierten Parfüms überdeckten im Mittelalter reiche Bürger üble Gerüche, z.B. jene niedrigerer Klassen, aber auch den Geruch des eigenen, zum Teil ungewaschenen Körpers. Ebenso wurde versucht, Krankheiten wie z.B. die Pest mit Blütenblättern und brennenden Dufthölzern fernzuhalten. Aus dieser Zeit stammt auch der Begriff Malaria. Er leitet sich vom italienischen Wortpaar „Mala aria" ab, was so viel bedeutet wie „schlechte Luft".

Erst Ende des 18. Jahrhunderts fand eine „Geruchsrevolution" statt. Langsam kehrte das Vertrauen in Wasser, Frischluft und natürlichen Wohlgeruch zurück. Das Verhältnis der Menschen zu den Gerüchen änderte sich grundlegend. Statt üble Gerüche mit Wohlgerüchen zu überdecken, versuchte man nun durch bessere Körperhygiene und den Bau von Klärgruben und Abwassersystemen der Entstehung von Gestank entgegen zu wirken.

Auch der Geschmacksinn ist zu großen Teilen in der Nase angesiedelt. Wir riechen an Nahrungsmitteln, wenn wir sie einkaufen. Das Wort Schmecken wird oft fälschlich benutzt, wenn wir Riechen meinen. Denn Schmecken können wir im Prinzip nur wenige Grundqualitäten: salzig, süß, bitter und sauer. Alle Feinheiten des Essens oder Trinkens nehmen wir ausschließlich mit dem Geruchsinn wahr, wobei die entsprechenden Gerüche zwar mit der Nase wahrgenommen werden, aber auch vom hinteren Teil des Mundes über den Gaumen in die Nase steigen.

Das beste Gedächtnis hat bekanntlich die Nase!

- Kurt Tucholsky-

Der Geruchssinn ist bei der Geburt vollständig ausgereift. Gerade hierin liegt wohl das Geheimnis der fördernden Wirkung der Essenzen-Sprays und Roll Ons. Sie werden nämlich wie Puzzleteile von den Rezeptoren aufgenommen und direkt an das limbische System im Gehirn, dorthin wo die Emotionen entstehen, weitergeleitet. Man sagt ja auch von Menschen, die man nicht mag, „den kann ich nicht riechen".

Der Duftsinn bleibt im emotionalen Gedächtnis gespeichert und kann jederzeit wieder abgerufen werden, ob das Großmutters Backkünste oder der Duft der ersten Liebe ist, spielt keine Rolle. Düfte erzählen Geschichten von nahen Menschen und fernen Ländern. Sie können uns zurückführen in die Kindheit und davon tragen ins Land unserer Wünsche und Träume. Wir erahnen Abenteuer mit der Nase.

Düfte sind mächtige Signal-, Lock- und Botenstoffe, die unseren Alltag entscheidend beeinflussen. Was uns umweht, bestimmt unser Leben, ob wir wollen oder nicht. Wie ferngesteuert reagieren wir darauf, richten unsere Meinungen, unsere Wünsche und nicht selten, beinahe wie unter Zwang, unser Handeln danach. Wenn wir uns Geschäften nähern, wird man von unzähligen synthetischen Gerüchen umlagert. Längst haben wir uns von den natürlichen Düften getrennt. Heute leben wir ständig umgeben von synthetischen Essenzen.

Das wahre Leben ist in der Natur, ist biologisch nachhaltig. Delila arbeitet in perfekter Harmonie zur Natur. Unsere Kreationen sind duftende Erinnerungen an das Lebensthema und ein Glücksversprechen. Wir können sie gezielt eingesetzt, um unser Wohlbefinden zu steigern und so manchen Alltagsfrust vergessen zu lassen.

Für die Lebensessenz Sprays wurde der wundervolle, natürliche Duft und die hohe Schwingung reinster Pflanzen- und Blütenkräfte eingefangen und damit die kostbaren Duftkreationen hergestellt.

Delila, allen voran Erhard Lengfeldner, unser genialer Ober(d)tüftler, zeichnet die langjährige Erfahrung in der Komposition ätherischer Öle, spagyrischer Verfahren und Alchemie aus. Die ätherischen Öle werden vor der Verarbeitung auf ihre Reinheit überprüft und die meisten davon schonend kalt mittels CO2-Extraktion gewonnen, um das volle Duftspektrum zu erhalten. Nur die reinsten Öle werden zu Delila Aura- und Raum Sprays verarbeitet. Jeder Spray wird mit viel Liebe, höchster Qualität und Raffinesse viele Male angesetzt, bis er unseren auserlesenen Geruchsgeschmack trifft.

Die Serien werden nach den strengsten Richtlinien für Naturkosmetik in Österreich ausschließlich aus natürlichen Rohstoffen in BIO-Qualität hergestellt. Das Verfahren zur Naturextrakte-Gewinnung mit CO2 ist äußerst schonend und die gewonnenen Extrakte sind lösungsmittelfrei. Kohlendioxid gilt als neues und sicheres Lösungsmittel, um Naturextrakte bzw. Pflanzenextrakte zu erzeugen.

Unter Hochdruck und Ausschluss von Sauerstoff werden die wertvollen Pflanzeninhaltsstoffe bewahrt, sodass CO2 Extrakte ein natürlicheres Aroma sowie eine bessere Wirksamkeit besitzen als andere Pflanzenextrakte. Außerdem beinhalten sie ein vielfach geringeres Allergiepotenzial als durch herkömmliche Methoden gewonnene ätherische Öle.

Ätherische Öle

Ätherische Öle werden aus verschiedenen Pflanzenteilen gewonnen. In Blatt, Blüte, Schale, Samen, Wurzel, Holz usw. bilden Pflanzen ätherische Öle, um sich in der Umwelt zu behaupten oder auf sich aufmerksam zu machen. Die Öle schützen vor Schädlingen. Auch wir Menschen können uns die Kraft der ätherischen Öle zu Nutze machen. Mittels unterschiedlicher Gewinnungsmethoden (Wasserdampfdestillation, Extraktion uvm.) können wir die duftenden Aromen aus dem Pflanzen lösen. Das Wort ätherisch kommt von „ether" und bedeutet leicht, himmlisch, flüchtig.

Um eine möglichst gute Qualität zu erhalten, muss die Gewinnung so schonend wie möglich erfolgen. Insbesondere die Faktoren Sauerstoff, Licht und Wärme können durch unkontrollierte Oxidationsprozesse die Qualität des ätherischen Öles negativ beeinflussen.

Wasserdampfdestillation

Die mit Abstand seit Jahrhunderten gebräuchlichste Methode ist die Wasserdampfdestillation, durch die eine vollständige Extraktion bewirkt wird. Dabei wird in einem Kessel Wasserdampf erzeugt, der in einen zweiten mit dem Pflanzenmaterial gefüllten Kessel eingeleitet wird. Durch den Wasserdampf wird die duftende Essenz freigesetzt und zusammen mit dem Wasserdampf in entsprechende Kühlspiralen geleitet. Der Wasserdampf und das ätherische Öl kondensieren dort und können in Behältnissen aufgefangen werden. Da sich die ätherischen Öle nicht mit dem Wasser verbinden und leichter als Wasser sind, schwimmen die Öle oben und können leicht abgeschöpft werden.

Lösungsmittelextraktion

Dabei werden die Pflanzenteile mit verschiedensten Lösungsmitteln behandelt, um die darin löslichen ätherischen Öle zu gewinnen. Danach erfolgt eine Abtrennung des Lösungsmittels.

Kaltpressung

Die Kaltpressung wird zur Gewinnung ätherischer Öle aus den Schalen der Zitrusfrüchte angewandt. Das Verfahren ist aufwendig, da vor dem Pressen das Fruchtfleisch und die dicke weiße Haut unter der Schale sorgfältig entfernt werden muss. Ausgangsmaterial zur Pressung ist nur die feine Außenhaut, die das ätherische Öl in gut sichtbaren Kammern enthält. Diese Schale wird entweder sofort oder nach dem Trocknen ausgepresst.

Enfleurage

Bei diesem Verfahren werden frische Blüten auf mit Fett bestrichene Glasplatten gestreut. Dieser Vorgang wird täglich etwa 12 Wochen lang wiederholt. Die ätherischen Öle aus den Blüten sammeln sich im Fett. Um das Duftöl zu gewinnen, werden die Glasplatten mit Alkohol gewaschen und so das Öl extrahiert. Neben diesem sehr aufwendigen Verfahren gibt es eine vereinfachte Enfleurage, bei der Fett und Blüten zusammen verrührt und erhitzt werden. Anschließend wird das ätherische Öl durch Alkohol extrahiert.

Lösungsmittelextraktion mittels CO2

Dieses Verfahren ergibt ätherische Öle der allerbesten Qualität. Bei dieser Extraktionsart werden – im Gegensatz zur Destillation – auch die größeren Duftmoleküle einer Pflanze gewonnen, da diese zu schwer für das „Schweben" im Wasserdampf sind. Die so gewonnenen Produkte duften fast genauso wie die Ursprungspflanze, voller, runder, viel naturgetreuer als ein destilliertes Öl aus derselben Pflanze.

Die Hochdruckextraktion mit natürlichem Kohlendioxid ist ein hochmodernes Herstellungsverfahren, das erst seit Anfang der 80er Jahre kommerziell praktiziert wird. Weltweit gibt es bislang nur wenige Firmen, die über die kostspieligen Apparaturen für diesen hohen Druck verfügen. Dieser ist so hoch, als stündest du vier Kilometer unter der Meeresoberfläche (bis zu 300 bar). Es wird nur eine Wärmezufuhr von unter 31 Grad Celsius benötigt, um das normalerweise gasförmige CO2 in flüssige Form zu bringen. Diese „Flüssigkeit" mit den Eigenschaften eines Gases kann das Pflanzenmaterial wie ein Lösungsmittel durchströmen, was ermöglicht, auch hitzeempfindliche natürliche Duftstoffe zu gewinnen.

Bereits seit Tausenden von Jahren ist die Wirkung von ätherischen Ölen auf das körperliche und geistige Wohlbefinden bekannt. Die Aromatherapie basiert dabei auf der engen Verbindung von Düften und Emotionen. Besonders beliebt ist sie wegen ihrer entspannenden Wirkung auf das Nervensystem.

Ätherische Öle bringen Körper, Geist und Seele in einen harmonischen, ausgeglichenen Zustand, in dem sich die Selbstheilungskräfte vollständig entfalten können. Ätherische Öle sind sogenannte Vielstoffgemische. Viele unterschiedliche biochemische Inhaltsstoffe der Pflanze (in einer Rose sind dies ca. 400 bis heute erforschte Inhaltsstoffe) sind für die ganzheitliche Wirkung der Öle verantwortlich.

Auf Grund der unterschiedlichen Zusammensetzungen der Inhaltsstoffe ergeben sich die unterschiedlichen Wirkungsweisen der ätherischen Öle: entspannend, beruhigend, ausgleichend, stimmungserhellend, aphrodisierend, anregend und vieles mehr.

Mit Edelsteinen, Metallen und Lichtwässern wirken in unseren Raumsprays weitere Naturkräfte und verbinden sich zu einzigartiger, hoch wirksamer Essenzen- und Aromatherapie. Die Wirkung ist dadurch um ein Vielfaches größer und bleibender als bei üblichen Aura- und Raumsprays. Abgefüllt werden die Sprays wie auch unsere Essenzen in Dunkelviolettflaschen, um die Qualität zu erhalten und die darin enthaltene Bio-Energie zu stimulieren.

Die feinen ätherischen Öle, die ebenfalls in den Raumsprays enthalten sind, verbreiten einen angenehmen Duft und können je nach gewünschter Wirkung eingesetzt werden. Morgens werden die Lebensgeister geweckt. Tagsüber beliebt als Erfrischung oder Inspiration beim Lernen und Arbeiten. Am Abend Entspannung pur! Die Sprays sind auch ideal als Stimmungsmacher.

Und so wendest du sie an:

Als Auraspays sprühst du sie im oberen Körperbereich mit etwa 30-50 cm Abstand, du kannst sie auch liebevoll in die Aura „einfächeln" und dich dabei vom Duft und der hohen Schwingung verwöhnen lassen. Der Spray schützt und stärkt dich für den Alltag.

Die wohlriechenden Essenzen und Öle wirken auf alle Schichten unserer Körpers ein und harmonisieren sie sanft. Die meisten Tiere vertragen und lieben die Sprays, da sie spüren, dass reine, heilsame Natur in ihnen enthalten ist. Ein bis zwei Hubs genügen, da die Sprays sehr intensiv sind. Sie enthalten etwa 5 % ätherische Ölauszüge, das ist eine sehr hohe Konzentration.

Als Raumsprays kannst du sie im Raum versprühen, um so eine Verbesserung der Atmosphäre zu erreichen. Der feine, umhüllende Duft bleibt lange in Räumen erhalten und verändert sanft die darin enthaltenen und gespeicherten Informationen in eine positive Richtung. Müde, verbrauchte Raumluft (z.B. in klimatisierten Großraumbüros), gekoppelt mit Bakterien und Viren, beeinträchtigen die Konzentration enorm, verbreiten schlechte Laune und erschöpfen das Körpersystem.

Nach einem Delila Seminar in Wien erkundigte sich der Veranstalter am nächsten Nachmittag telefonisch bei mir, was wir da gesprüht hätten. Es roch so fantastisch, dass jeder, der den Raum betrat, sanft lächelte und sich wohl fühlte, und das einen ganzen Tag später.

Unsere naturreinen Pflanzenkräfte regen die körpereigene Selbstheilung an, bauen unangenehme Gerüche ab, verbessern die Gesundheit und steigern das Wohlbefinden. Sie stärken unsere Aura und balancieren das elektromagnetische Feld aus, schützen vor Energieverlust und negativen Energien, lassen aber den Raum offen für positive Einflüsse. Die Sprays unterstützen den Effekt der Essenzen besonders fein, haben jedoch eigene tiefgehende Wirkungen, auf die ich in den Beschreibungen noch genauer eingehen werde. In jedem Fall werden sich Mensch, Tier und Raum nach der Anwendung der Sprays besser, ausgeglichener, harmonischer fühlen und allen Anforderungen im Alltag besser begegnen können.

Die Beschreibung der einzelnen Sprays

Im Delila System gibt es fünfzehn Lebensthemen wie in den vorigen Kapiteln ausführlich dargestellt. Die Sprays wurden in einer Kombination aus verschiedenen Lebensthemen konzipiert. Die Archetypen (no. 0, 11, 12, 13, 14) haben einen eigenen Vertreter. Daher gibt es im Moment nur neun Sprays. Uns reizt natürlich die Idee, auf fünfzehn Sprays zu erweitern, und somit jedem Lebensthema einen eigenen Spray zu gönnen, aber noch ist es nicht an der Zeit.

Fließende Entspannung

Dieser erfrischende, eher süßliche, wärmende Zitrusduft aus Orange süß, Eukalyptus, Pfefferminze, Tangerine, Zitrone, Mandarine und den Lebensessenzen Vertrauen (1), Im Fluss sein (3) und Loslassen (5) ist hervorragend geeignet für Räume und Situationen, wo „dicke" Luft herrscht. Ideal zur Entspannung und Reinigung. Er sorgt für innere Ausgewogenheit, beruhigt die Sinne, macht gute Laune und ist wohltuend für alle, die unter Dauerbelastung stehen.

Er kann die innere, energetische Verfassung verändern, egal ob jemand hyperaktiv, ängstlich, überstimuliert ist, die fließende Entspannung kommt als Tranquilizer ins Ätherfeld, hilft dabei, still zu werden, „runter" zu kommen und tief durch zu atmen, so dass man ihn auch bei Schlaflosigkeit einsetzen kann. Ein bis zwei Hub auf den Polster oder im Schlafzimmer gesprüht, und einem genussvollen, nächtlichen Ruhen steht nichts mehr im Wege. Gleichzeitig stimuliert dieser Duft unsere innere Freude, die Fähigkeit, über uns selbst zu lachen und auch schwierigen Situationen einen heiteren Aspekt abzugewinnen.

Selbstverständlich kann er auch zur Unterstützung aller drei Lebensthemen eingesetzt werden, bei allen Herausforderungen, die in den Kapiteln Vertrauen & Entspannung, Im Fluss Sein & Hingabe sowie Loslassen & Frei sein beschrieben sind.

Kraftvoller Friede

Diese Kombination aus den Lebensessenzen Frieden (4), Kraft (7) und Klarheit (8) sowie den ätherischen Ölen Lavendel, Ylang Ylang, Pfefferminze, Wacholderbeere und Grapefruit schärft das Denkvermögen, fördert die Konzentrationsfähigkeit, und verleiht müden Seelen und Körpern frische Energie. Dieser Spray weckt die Lebensgeister und wirkt generell klärend oder ausgleichend – vor allem in Büro-, Seminar-, Empfangs- und Schulungsräume, überall dort, wo gelehrt, gelernt, gearbeitet und diskutiert wird.

Der Duft ist frisch, spritzig und ein wenig fein würzig. Er hilft zu verstehen, dass wir sowohl Herz als auch Verstand einsetzen dürfen, alles zur rechten Zeit. Klärt unerledigte, emotionale Probleme und hilft bei der Auseinandersetzung mit „Überlebensthemen" (Geld, Sicherheit, Eigenverantwortung, Macht). Der Kraftvolle Friede kann bei allen ungelösten Thematiken aus den drei Lebensthemen Frieden und innerer Reichtum, Kraft und Mut sowie Klarheit und Konzentration herangezogen werden.

Freudvolle Liebe

Diese Duftkombination zum Verlieben beinhaltet Jasmin, Rose, Neroli, Zitrone, Orange bitter, Lemongras, Sandelholz, Rosenholz, Tangerine, Ylang, Ylang sowie die Lebensessenzen Lebensfreude (2), Selbstvertrauen (6) und Wahre Liebe (9). Sie lädt zum Verwöhnen für sich selbst ein. Bei Meditation, Stille und in Therapiesitzungen ist der Spray hervorragend geeignet, um das Herz zu öffnen, ebenso für die Partnerschaft und erotische Stunden.

Ein sinnlich-süßer, aphrodisierender, blumiger Duft, der trübe Gedanken vertreibt und wärmende Geborgenheit schenkt. Er wandelt negative in positive Energie in allen Lebensbereichen, schenkt fürsorgliche Geduld und liebevolle Achtung. Wer dazu neigt, andere und sich selbst zu kritisieren, zu verurteilen, lernt durch die Freudvolle Liebe Verständnis und Selbstliebe.

Dieser Spray unterstützt selbstverständlich alle Aspekte aus den Themenbereichen Lebensfreude und Lebenskraft, Selbstwert und Selbstvertrauen sowie Wahre Liebe und Herzensfreude.

Innere Mitte

Der beste Spray, um belastete Räume wie Arztpraxen, Ordinationen, Krankenhäuser, Hospize oder stark frequentierte Orte energetisch zu reinigen. Die Energie ist danach kristallklar und „sauber". Der Duft selbst ist vielleicht nicht jedermanns Sache, riecht die Innere Mitte doch ein wenig harzig, frisch, kühl, eventuell etwas herber als andere Sprays, aber er macht einen perfekten Job – auch in Zusammenhang mit den dafür eingesetzten Lebensthemen, Ganzheit & Eins Sein (0), Loslassen & Befreien (5) sowie Mitgefühl & Notfall (10).

Mit den ätherischen Ölen Geranie, Ylang Ylang, Zeder, Zypresse, Elemi, Lavendel, Rose wirken hier wunderbare Naturkräfte, die den Geist beruhigen, für innere Ruhe sorgen und bei jedem Schock, Trauma, Notfall oder Ausnahmezustand hilfreich zur Seite stehen. Die Innere Mitte ist ein Seelentröster, verankert uns im Hier und Jetzt, erdet und entspannt uns in Angst- oder Stress-Situationen. Sie beruhigt, schützt unsere feinstofflichen Felder, bringt Frieden, lässt aber gleichzeitig positive Energien zu.

Inneres Kind

Dieses süße, frische, blumige Dufterlebnis hebt die Stimmung, vertreibt Kummer und Sorgen und schenkt uns Lebensfreude, Spiel, Spaß, Leichtigkeit. Mit den ätherischen Ölen Lavendel, Salbei, Fenchel, Geranie, Mandarine, Orange, Benzoe Styrax und der Lebensessenz Inneres Kind (11) ist dieser Spray perfekt für die Arbeit am inneren Kind, er wirkt ausgleichend, steigert die Kreativität und lässt unser Körper-Geist-System zur Ruhe kommen.

Dieser Spray entführt uns aus der zu funktionierenden Alltagsrealität in einen lichten Herzensraum, in der wir unsere innere Wahrheit entdecken dürfen. Er öffnet die Pforten für alte Weisheit, vergangenes Wissen und andere Dimensionen - für all die Pioniere, Seelenforscher und KosmoGenetiker da draußen, kann aber auch tiefe Einblicke in die Traumsymbolik gewähren.

Innerer Mann

Jasmin, Patchouli, Pfefferminze, Wintergrün, Rosmarin, Lemongras, Zypresse, Wacholder, Orange süß, Zitrone, Guajakaholz und die Lebensessenz 12 Innerer Mann sind die Zutaten für diesen erfrischenden, herben, fast schon männlichen Duft. Er stärkt das

Durchhaltevermögen, zentriert uns, fördert die Konzentration, Aufmerksamkeit und Entschlossenheit, wirkt klärend, lässt uns die männlichen Qualitäten integrieren und öffnet das Herz. Wenn beispielsweise jemand schüchtern ist und nicht gerne unter Leute geht, kann sich das durch die Anwendung des Inneren Mannes flugs verändern. Ist für alle Bereiche aus dem Thema des inneren Mannes unterstützend.

Allerdings wird der Innere Mann nicht von allen Nasen gerne gerochen. Anscheinend reagieren Ameisen, Gelsen, Motten, Silberfischchen, Fruchtfliegen & Co empfindlich darauf. Gemeinsam ist allen, dass es sich bei ihnen um sehr hartnäckige Untermieter handelt. Haben sie erst einmal Terrain in den Wohnbereichen gewonnen, ist es gar nicht so einfach, sie wieder zu delogieren. In der Verzweiflung greift man dann auch schon mal zum Todesspray. Mit dem Nachteil, dass diese Substanzen eben nun mal Gifte sind, die auch uns und die Umwelt belasten. Vor allem aber, wenn Kinder und Haustiere im Haushalt leben, raten Experten vom häufigen Gebrauch der Giftkeulen ab.

Am besten also, dieses lästige Getier gar nicht erst einziehen zu lassen. Ein erster sehr erstaunlicher Erfahrungsbericht zeigt, dass unser Raumspray „Innerer Mann" genau dies bewerkstelligen kann. Es wurde über einen Zeitraum von rund einem Monat beobachtet, dass keine Ameisen mehr einziehen wollen, wenn man morgens und abends ein wenig Inneren Mann versprüht!

Probiert es doch einfach aus, wenn ihr eure Untermieter partout nicht raus bekommt. Fantastisch auch bei Gelsen, die zu nächtlicher Stunde das Schlafzimmer unsicher machen, einfach ein bis zwei Hub dieser schwer duftenden Kostbarkeit genügt und einer erholsamen Nacht ohne penetrantem Gelsen-Surren direkt neben dem Ohr steht nichts mehr im Weg.

Innere Frau

Aaaaaaah – dieser wundervolle, betörende, süß-sinnliche Duft macht die innere Frau zu einem Aphrodisiakum, das universell einsetzbar ist. Lavendel, Rosenholz, Geranie, Bohnenkraut, Elemi, Thymian, Wacholder, Ylang Ylang, Vanille, Lemongras, Weihrauch, Rose und die Lebensessenz Innere Frau (13) sorgen für ein bombastisches Dufterlebnis, das euphorisierend wirkt und Sanftheit sowie Geborgenheit in die Raumatmosphäre bringt.

Dieser Duft stimmt glücklich, sinnlich, gleicht bei Bedrückt- und Angespanntheit aus, stärkt die Geduld und fördert das Selbstvertrauen. Er ist perfekt für die Arbeit an der inneren Frau, an Mutterthematiken, hilft die weiblichen Qualitäten in uns zu integrieren und unterstützt luzides Träumen. Das kann bei der Bewältigung alter Muster sehr hilfreich sein. Ein großartiger Begleiter für innere Reisen, ebenso wie das Innere Kind hilft er uns, sich auf Abenteuer abseits der Weltshowbühne einzulassen.

Eins Sein

Wenn ich die Augen schließe und diesen Duft einatme, denke ich sofort an Wärme, Geborgenheit und die Süße des Lebens. Weihrauch, Rose, Myrrhe, Angelika, Fenchel, Wacholder, Tangerine, Elemi, Ylang Ylang, Zimt, Mandarine, Edeltanne und die Lebensessenz Ganzheit (0) sind für diese Komposition verantwortlich.

Sie gleichen aus, besänftigen, schenken innere Stabilität und Balance, schärfen unsere Sinne, lösen Spannungszustände und Stressgefühle. Getrennte Aspekte werden in uns verbunden, die feinstofflichen Felder vereint und beschützt. Der Eins Sein Spray erfrischt, vitalisiert und ist hilfreich am Beginn und Ende eines Projektes, da es die Energien, die für dieses Vorhaben gebraucht werden, einfließen lässt. Er erleichtert selbstverständlich alle angesprochenen Inhalte des Lebensthemas Ganzheit & Eins Sein.

Erfüllung

Die neueste Duftkreation verwöhnt mit Orangenblüten, Kamille, Limette, Sandelholz, Pfefferminze und der Lebensessenz Erfüllung (14). Der süß-fruchtig-frische Spray wirkt inspirierend, belebend und sorgt für innere Ausgewogenheit. Er vertreibt trübe Gedanken, hebt die Stimmung, ist wohltuend und verwöhnend in jedem Lebensbereich. Dieser hier ist mein absoluter Lieblingsspray. Ich könnte mich darin baden, so wunderbar ist die Stimmung, die er in mir erzeugt. Es fühlt sich an, als würde man reich beschenkt durch den Alltag schweben, alles erscheint plötzlich leichter, bunter, spielerischer.

Er hilft dabei, den Dingen auf den Grund zu gehen, wahrzunehmen, was hinter den Masken, hinter den Kulissen steckt. Wenn in der Vergangenheit schlimme, gravierende Dinge passiert sind, eröffnet dieser Spray die Möglichkeit, in sich selbst ein neues Verständnis für sich und die Dinge der Welt zu finden. Außerdem bringt die Erfüllung das Herz zum Ausdruck und lässt deinen inneren Schmetterling fliegen.

Die Roll Ons

Wusstest du, dass unser Körper unter anderem aus 100 Organen, 206 Knochen, 650 Muskeln, 68 Gelenke besteht? In jeder Minute sterben und entstehen 100 Millionen Zellen. Jede Zelle empfängt mehrere 1000 Botschaften in der Sekunde. Nur 2 hundertstel Sekunden sind nötig, damit eine Information vom Fuß bis ins Gehirn gelangt, ein ätherisches Öl z.B. auf die Fußsohle, den Puls oder Schläfen aufgetragen gelangt sehr schnell in den gesamten Organismus und ist nach nur 2 Sekunden in den Haaren am Kopf nachweisbar.

Da die Aura-Sprays einen sehr hohen Anteil an ätherischen Ölen besitzen, sollten sie nicht direkt auf die Haut aufgesprüht werden. Um die segensreiche Wirkung der Sprays/ Essenzen auch über die Haut zu spüren, wurden die Roll Ons als Lebensessenz Öl konzipiert. Die Themen gleichen jenen der Sprays.

Sie verbinden naturreine, wohlriechende und hautpflegende Öle (Basisöl ist Jojoba, „Simmondsia Chinensis") mit den feinsten und sinnlichsten Düften verschiedener Blüten, Pflanzen und den harmonisierenden Essenzen von Delila. Man kann sie als alkoholfreie Variante zu den Lebensessenzen verwenden oder eben als Alternative zu den Sprays. Die kleinen 10ml Glasfläschchen haben Platz in der kleinsten Handtasche, im Ruck- oder Hosensack und man hat überall den Energiekick für zwischendurch mit dabei. Die Roll Ons schenken immer und überall Wohlbefinden.

Durch ein innovatives Verfahren informieren die im Produkt enthaltenen, nicht löslichen, sichtbaren Kügelchen (Globuli, die mit den Essenzenthemen informiert wurden) die Öle bei jeder Anwendung mit der Schwingung der Essenzen und dienen so als Impulsgeber für die Körperzellen.

Die verschiedenen Farben der Öle werden durch reine Pflanzenfarbstoffe erzielt, die gleichzeitig auch Wirkstoffe sind. Zum Beispiel das Blau vom Azulen der Kamille, welches entzündungshemmend, antiallergisch und regenerierend wirkt.

Das Rot vom Radikal-Fänger Astaxanthin, welches die Sauerstoffradikale neutralisiert und somit dem Alterungsprozess entgegen wirkt- der Effekt ist 550x stärker als der von Vitamin E. Grün vom Chlorophyll der Pflanzen, das verantwortlich für deren Photosynthese ist, einen hohen Anteil an Folsäure und die Fähigkeit besitzt, krebserregende Substanzen zu binden.

Die Wirkung der Roll Ons wird über energiemedizinische und physikalische Prinzipien sowohl über die Haut als auch über das limbische System erreicht, das direkt auf unsere Emotionen Einfluss nimmt.

So verwenden wir die Roll Ons:

Trage das Öl idealerweise da auf, wo es sich am besten entfalten kann: am Puls, in der Halsgrube, im Nacken oder an den Schläfen und atme den Duft ganz tief ein. Therapeuten können die Roll Ons effektiv zur Behandlung in der Massage, bei Akupunktur nutzen, entweder auf Meridianen oder entsprechenden Körperzonen verteilen.

Die Themen der Roll Ons entsprechen jenen der Sprays. Sie sind wunderbare Begleiter für unterwegs, unkompliziert und praktisch anzuwenden. Ich habe immer ein bis zwei verschiedene Fläschchen in meiner Handtasche.

In meinen Seminaren mache ich mit den Teilnehmern immer eine wundervolle Übung, eine kleine Meditation zum Start in den Tag. Das kann man auch gerne zuhause machen, wenn man sich ein bisschen mehr Zeit nehmen mag. Die Wirkung ist viel intensiver als das schnelle Auftragen auf den Puls.

Roll On Übung (mit der Freudvollen Liebe)

Wir haben die Möglichkeit, mit dem Roll-On unser Energiefeld zu nähren, zu stärken, zu reinigen und zu klären. Ich zeichne eine Acht als Zeichen der Unendlichkeit auf euren Puls, anschließend reiben wir die Handgelenke zärtlich aneinander. Spürt mal euren Atem nach, wie er sanft ein- und ausströmt. Spürt auch, wie eure Füße fest am Boden verankert sind und nun beginnt euch und euer Herz für Vertrauen und Geborgenheit zu öffnen.

Nehmt euch einen Moment Zeit, um euch auf die Freudvolle Liebe und ihre Botschaft einzustimmen. Wir erlauben den Qualitäten von Selbstliebe, Bedingungslosigkeit und Freude sich in uns zu entfalten. Die freudvolle Liebe bringt unser Herz zum Singen, schenkt uns ein Gefühl der Geborgenheit und hilft uns, alte Verletzungen zu wandeln.

Erlaubt nun den Energien von Kräutern und Kristallen, wertvollen Ölen und Edelsteinen sich in eurer Aura wie sanfte Rosenblätter zu verteilen. Die Essenzen Lebensfreude, Selbstvertrauen und Wahre Liebe wandern durch eure feinstofflichen Körper, stärken, klären und reinigen euer Energiefeld.

Dann bringen wir die Hände zum Nacken, zum psychischen Tor unserer Vergangenheit. Wir klären alles, was hinter uns liegt und schicken ein wenig Liebe und Verständnis zu Situationen, die uns vielleicht noch belasten. Wir wandern weiter zu den Schläfen. Das sind die Tempeltore unseres Bewusstseins. Wir ölen unsere Tempeltore und erinnern uns an das, was wir wirklich sind.

Und nun bringen wir die Hände über den Kopf zusammen – symbolisch verbinden wir unsere weibliche Seite mit der männlichen, Yin und Yang kommen in unseren Händen zusammen und wir erinnern uns an die Einheit. Und langsam ziehen wir die Hände hinunter über das dritte Auge zum Halschakra – unserem Zentrum für Kommunikation und Ausdrucksfreude. Wir lassen die freudvolle Liebe mit all ihren Eigenschaften in das Halszentrum scheinen, um Freude in unsere Kommunikation zu bringen und uns zu unterstützen. Anschließend machen wir Halt bei unserem Herzzentrum. Nehmt euch einen Moment, um von dieser Energie berührt zu werden – fühlt euch geborgen und genährt in der Stille eures Herzens. Wenn noch etwas Schweres auf eurem Herzen lastet, so lasst dies nun gehen und erlaubt der freudvollen Liebe, die Schwere zu klären.

Und nun gehen wir weiter über den Solarplexus, den Nabel und unseren Sternenbereich, weiter zum Sakralchakra und an der Basis hinunter, die Beine entlang zu Mutter Erde. Als kleines Dankeschön für all das, was sie für uns tut, senden wir ihr diese wundervollen Energien der Pflanzen, der Lichtwässer, der Edelsteine und bieten als Geschenk unsere tiefe Wertschätzung, Liebe und Heilung an.

Und nun kommt langsam wieder nach oben und mit einer offenen Geste der Anmut bringen wir unsere Hände wie eine Schale vor dem Gesicht zusammen und nehmen drei tiefe Atemzüge. Atmet die Energien der bedingungslosen Liebe, des Selbstbewusstseins, der Lebensfreude nochmals tief in euer Wesen ein.

Die Lebenssymbole

Symbole sind eine Bildsprache und somit die Sprache des Unterbewusstseins. Sie sprechen eine tiefe Schicht der menschlichen Psyche an. Sie sind dargestellte Impulsgeber für Begriffe oder Energie, die je nach Bedeutung oder Inhalt von einfachen Bezeichnungen wie „Stop“ oder „Vorrang geben“ auch Inhalte vermitteln können, die tiefgreifend und essentiell wirken.

Symbole einer höheren Ordnung, wie die Delila Lebenssymbole, liefern eine Botschaft an das Unbewusste. Sie bündeln Energieinformationen und wirken in hohem Maße harmonisierend. Sie umgehen unseren bewertenden Verstand und erreichen direkt unser Bewusstsein. Je öfter wir sie sehen und uns damit umgeben, desto stärker verankern sie sich in unserem wissenden Feld.

Während die Lebensessenzen auf den Wasserhaushalt und über das elektrische Magnetfeld des Körpers wirken, informieren die Symbole über die biophysikalisch-elektrische Ebene des Körpers. Sie geben minimale, elektrische Impulse an unser Nervensystem ab und transportieren so die jeweiligen Botschaften. Sie harmonisieren und verstärken unser innerstes Potential – auch bei allen lebenden Systemen wie Tier, Pflanze und Raum. Dadurch können sich körperliche und emotionale Zustände spürbar verbessern. Die Symbole liefern hervorragende, oftmals sofort spürbare Ergebnisse.

Die absolute Besonderheit bei Delila sind die beidseitigen Symbole. Die Vorderseite stellt die Prägung, die spezifische Lebensthemenfrequenz dar, wie z.B. Vertrauen, Frieden, Inneres Kind usw. Die Rückseite ist eine archetypische Energiefrequenz, welche sich dadurch auszeichnet, dass sie mehrdimensional ist und Teile der 12-Strang-DNA wieder aktiviert. Die Basis-Symbole auf der Rückseite „Merkaba“ und „Quelle des Lebens“ verstärken das Lebensthemen Symbol der Vorderseite.

Jedes Lebenssymbol hat die Möglichkeit, unsere tiefste Zellebene zu erreichen und neu zu programmieren. Somit kann unser körpereigenes Steuer- und Regulationssystem durch die Lebenssymbole beeinflusst und transformiert werden. Dasselbe gilt für Tiere, Pflanzen, den Raum oder das Lebensumfeld. Plätze mit verzerrter Energie oder verlorener Kraft können dadurch wieder belebt oder gestärkt, neue Orte der Heilung und Kraft können geschaffen werden. Die Delila Symbole tragen die unterschiedlichen Frequenzen des bewussten, heilen Menschen in sich und erinnern jede Zelle in uns daran.

Die Symbolkarten

Die wunderschönen, runden Symbolkarten wirken in unserem physischen, emotionalen und mentalen Körper bis in die Zellstrukturen und sind imstande, Dissonanzen im feinstofflichen Feld lebender Organismen zu harmonisieren. Die Karten können auf oder unter den Körper, im Raum, unter Gegenstände wie Nahrungsmittel, Wassergläser, Medikamente usw. zum Energetisieren, gegebenenfalls zum Entstören gelegt werden.

Und eines ist gewiss. Du kannst bei der Arbeit mit den Symbolkarten nichts falsch machen. Unsere Systeme nehmen sich an Energie immer nur genau das, was sie brauchen, was uns und unserem momentanen Weg entspricht. Daher sind sie jederzeit und äußert vielfältig einsetzbar- 100 Punkte!

Du kannst dein Wasser damit energetisieren, indem du ein Symbol unter das Wasserglas oder den Krug stellst. Das Raumklima lässt sich zum positiven verändern (funktioniert mit den Fensterbildern fast noch besser), du kannst Themen- und Heilkreise für dich und deine Lieben legen, du kannst die Karten bei jeder Art von Körperanwendung und -therapie verwenden, du kannst Lebensmittel damit aufwerten, die Nebenwirkungen bei Medikamenten entstören (für den, der gerade fragt, das machst du mit dem 5er Symbol).

Eine ganz spezielle Entdeckung sind die energetischen Triaden von bestimmten Lebenssymbolen. Diese Zusammenstellungen haben eine spezielle 3er-Symbol-Kombination zum Inhalt und werden in einem Dreieck gelegt.

Stell dir vor, drei Symbole erzeugen so etwas wie ein Energiefeld, eine energetische Pyramide (das Dreieck mehrdimensional). Dieser Raum innerhalb der Pyramide (ob dies nun ein Foto von einem lieben Menschen ist, ein Lebensmittel, ein Manuskript, was auch immer der Unterstützung bedarf) wird mit der heilsamen Energie aller drei Symbole erfüllt und wirkt dementsprechend. Die Symbole vernetzen und beeinflussen sich untereinander, ein mächtiges Kraftfeld entsteht und kann so die Schwingung anheben und positiv beeinflussen.

Alle Symbol-Triaden erzeugen ein eigenes energetisches Chakra in ihrer Mitte, welches einen Einströmungs- und Ankerpunkt für universelle Energie bildet. Diese Triaden funktionieren mit den Karten, genauso gut wie mit den Fensterbildern, den Wandelsteinen oder den Tattoos.

Eine klassische Triade ist zum Beispiel die der Entspannung mit den Symbolen:

1-Vertrauen, 4-Frieden und 8-Klarheit

Diese Triade legt man bei Stress, Angst, Wut, Entrüstung, Hyperaktivität, Druck, Schlaflosigkeit, Unruhe, bei Verwirrung und vor Prüfungssituationen. Sie schenkt Erleichterung, der Stress fällt ab, man entspannt sich, vertraut mehr, ist konzentriert, zentriert und klar in seinem Tun.

Heilkreise sind eine wundervolle Unterstützung für Menschen, denen es nicht so gut geht, Regionen, die positive Schwingungen brauchen könnten, ein Projekt, das gerade startet. Die Anwendungsgebiete sind grenzenlos. Auch hier gilt wieder, lass dich von deiner Intuition führen, selbstverständlich geben wir immer einige Beispiel Triaden in den Kursen weiter.

Aber probiere es einfach aus. Das weite Feld der Delila Experimente ist noch nicht ganz erforscht. Am Ende des Kapitels findest du tolle Erfahrungsberichte, die von großartigen Erfolgen berichten.

Die Tattoos

Bis jetzt waren Tattoos ein ausdrucksvoller „Körperschmuck", jetzt gibt es die Möglichkeit, damit gezielt etwas für eine positive, kraftvolle Lebensenergie zu tun. Die weltweit ersten doppelseitigen Tattoos unterstützen dich dabei. Du kannst die Kraft der Lebenssymbole dazu nützen, deine Zellen mit neuen Frequenzen zu informieren, den Körper zu stimulieren und positiv zu unterstützen. Deine Energie wird gesteigert, eventuelle Schmerzen gelindert, die Entgiftung gefördert, Stress abgebaut und die Entspannung verbessert.

Unsere Tattoos sind eine Weltneuheit, denn sie sind doppelseitig – damit findet ein verstärkter Energiefluss statt – und auch noch intelligent, da sich das Tattoo nach vollständiger Aufnahme der Energie durch den Körper von selbst aufzulösen beginnt. Sie gleichen fehlende Energien aus und können bei jeder Form des Unwohl-Seins eingesetzt werden, da sie neue, heilende, biophysikalische Impulse an deine Zellen weiterleiten.

Du kannst die Tattoos überall am Körper anbringen. Die Information wird dahin geleitet, wo sie gebraucht wird. Kinder lieben die bunten Tattoos, sie sind leicht und überall anwendbar, wenn man die Kraft der Symbole direkt am Körper nützen möchte.

Und so verwenden wir die Tattoos:

Sie sind wie normale Tattoos auf der Haut anzubringen:

Die Stelle am Körper vorher reinigen, trocknen, das Schutzpapier vom Tattoo abziehen. Dann das Tattoo mit der Klebeseite nach unten fest auf die Haut drücken und ca. 40 sec mit nassem Wattebausch befeuchten. Man kann leicht feststellen, ob dies funktioniert hat. Wenn man das Wattebäuschchen ein wenig bewegt und das Deckblatt lässt sich leicht „abziehen", dann ist es vollbracht.

Die Tattoos bleiben so lange bestehen, bis die Zelle die Information aufgenommen hat, das kann von Minuten bis zu vielen Tagen reichen. Normales Baden, Waschen usw. beeinflusst die Haltbarkeit nicht! Nach der Informationsübertragung beginnen sich die Tattoos aufzulösen. Die Tattoos bestehen aus Kartoffelstärke, sind ungiftig und dermatologisch unbedenklich.

Wir haben bereits die besten Erfahrungen damit gemacht, bei Brüchen z.B. haben wir die Tattoos auf den Gips geklebt. Ich selbst hatte mir mal das Handgelenk gebrochen und klebte eine Triade der Heilung auf den Gips. Oder man verwendet sie zur Unterstützung bei kleinen Eingriffen, wie Zähne ziehen, bei Gelenksschmerzen, Untersuchungen uvm. Die Tattoos bringen einfach spürbare Erleichterung, Kraft, neue Lebensfreude und den Mut, jegliche Herausforderung zu meistern.

Die Fensterbilder

Die Fensterbilder sind Träger und Übermittler positiver Energie durch die kraftvollen Symbole, die das Licht der Sonne in tiefen, warmen Farben widerspiegeln und jeden Raum nähren. Sie strahlen durch die speziellen Symbole und Farben alle dafür benötigten Impulse aus, durchfluten, harmonisieren und gleichen das Raumklima aus.

Unsere wunderschönen Fensterbilder aus hochwertiger Adhäsionsfolie gibt es in drei verschiedenen Größen mit jeweils allen 15 Symboliken, natürlich doppelseitig bedruckt – auch mit den Basis-Symbolen – und somit absolut einmalig. Sie haften kleberfrei auf Fensterscheiben oder sehr glatten Flächen und lassen sich ohne Rückstände wieder ablösen. Das Beste daran ist, dass du sie jederzeit wieder verwenden kannst, wenn du die Position oder den Raum verändern möchtest, nimmst du das Fensterbild runter, und klebst es dann neu auf.

Auch hier ist die Anwendung denkbar einfach: man reinigt und trocknet das Fenster, den Spiegel oder die Fläche vorher, zieht die Folie ab und trägt das Fensterbild auf, am besten mit den Händen oder einem Tuch von innen nach außen glatt streichen. Perfekt!

Ich habe die Fensterbilder überall in meiner Wohnung hängen, sie erzeugen so eine wunderbare, liebevolle Energie im Raum, ich fühle mich rundum wohl zuhause. Eines unserer Partnerhotels, das Feuerberg Mountain Resort auf der Gerlitzen in Kärnten, hat die Fensterbilder z.B. auf ihren großen Terrassenfenstern angebracht und wenn da das Sonnenlicht die Terrasse durchflutet, entsteht eine fast magische Stimmung. Das ist ehrlich beeindruckend.

Und hier noch ein praktisches Beispiel. Ich habe die Symbole 7, 0 und 14 als Fensterbilder auf der Heckscheibe meines Wagens (ich bin ja eine am 14. geborene und habe eine tiefe Verbindung zur Venus-Energie), die 7 habe ich gewählt, um den Treibstoffverbrauch zu verringern und die 0 fürs Urvertrauen, dass ich während meiner Fahrten behütet und beschützt werde. Üblicherweise gibt man anstatt der 0 die 3 dazu, ich habe mich jedoch für den Archetyp der Ganzheit entschieden, denn wenn es irgendwo staut und ich mittendrin stehe, gibt es dafür sicherlich auch einen Grund, im Urvertrauen, dass ich freie Fahrt als „Normalstatus" programmiert habe.

Die Wandelsteine

Hochwertige Materialien, aufwendige Handarbeit, faszinierende Resultate, formvollendetes Design. Diese Attribute zeichnen unsere Wandelsteine aus. Mit diesem einzigartigen Produkt revolutioniert Delila die Harmonisierung und Energetisierung für dein Zuhause und das persönliche Umfeld.

Die Delila Wandelsteine sind eine Anwendung der Symbole auf einem hochwirksamen, edlen Untergrund. Sie werden aus rosa sowie grauem Kärntner Marmor und aus dunkelgrünem Osttiroler Serpentin vom Steinkünstler Kurt Harder in liebevoller Handarbeit hergestellt.

„Stein der Götter“ - so wurde Marmor von den Griechen genannt, die mit dieser Bezeichnung ihre Ehrfurcht vor seiner Schönheit zum Ausdruck brachten. Marmor ist ein Metamorphosengestein, dem die Kraft der Verwandlung innewohnt. Er besteht aus Calcit, wirkt anregend für das Immunsystem und den Stoffwechsel. Marmor schenkt Mut, Kraft und die notwendigen Einsichten, scheinbar unabänderliche Dinge zu verändern. Er unterstützt dabei, neue Perspektiven zu entdecken und außergewöhnliche Wege zu gehen.

Serpentin ist ein magnesiumreiches Schichtsilikat, welches Übersäuerungen im Körper ausgleicht. Serpentin kann positiv auf das Herz, das Nerven- und Verdauungssystem wirken und entgiften. Er lindert Nervosität, Stress und Anspannung, gleicht Stimmungsschwankungen aus und schenkt heitere Gelassenheit. Darüber hinaus unterstützt er dabei, jeden Lebensbereich aus zu balancieren.

Zusätzlich zur Kraft der Steine werden die äußerst wirkungsvollen Lebenssymbole doppelseitig in Gold oder Silber eingraviert. Die Basissymbole „Merkaba“ und „die Quelle des Lebens“ auf der Rückseite jedes Steins stehen in Verbindung mit unserer inneren Führung und stärken jedes Thema auf der Vorderseite.

Universelle Einsatzmöglichkeiten machen die Wandelsteine zu einem praktischen, ästhetischen und sinnvollem Gesundheitsprodukt in jedem Haushalt. Unsere Wandelsteine werden in drei verschiedenen Größen – wahlweise in Marmor oder Serpentin – angeboten.

Der **MeinStein** als kleinster seiner Zunft kann als emotionaler Talisman überall hin mitgenommen, in Handtaschen, Hosensäcken und als Handschmeichler genutzt werden. Dadurch bleibt der Stein immer in deiner Nähe und entfaltet seine sanfte Wirkung rund um die Uhr. Der MeinStein ist der einzige Wandelstein, der auch in rosa Marmor angeboten und als Schmuck bzw. Schlüsselanhänger getragen werden kann.

Dann gibt es noch den **MiniStein,** der ein optimaler Therapie- und Wasserbelebungsstein ist.

Der **MeisterStein** mit einem Durchmesser von 18cm ist in jedem Haushalt ein exklusiver Blickfang, dem man sich kaum entziehen kann. Seine Einsatzmöglichkeiten sind unerschöpflich, ob als Schmuckstein, zur Harmonisierung von Räumen, zum Energetisieren von Wasser, Nahrung, Entstören von Medikamenten, aber auch als Gartenfreund macht er seinem Namen alle Ehre. In zahlreichen SPAs, Hotels, Schönheitssalons, in Wartezimmern von Ärzten und Therapeuten und auch in der gehobenen Gastronomie ist der MeisterStein ein Synonym für Gesundheit und Wellness und sorgt für spürbar bessere Atmosphäre.

Eine Ärztin und Therapeutenkollegin hat sich zwei Meistersteine anfertigen lassen, die no. 0 Ganzheit und die no. 10 Mitgefühl. Die beiden Schönen liegen unter ihrer Massageliege, um in jeder Körpertherapiesitzung zu unterstützen. Eine Apothekerin in Wien, hat sich sowohl für die Apotheke als auch für ihre privaten Gemächer, einige Wandelsteine bestellt und diese sorgen für ein wohltuendes Umfeld.

Jeder Wandelstein ist ein echtes Unikat - handgemacht und für ein ganzes Leben gedacht!

Erfahrungsberichte

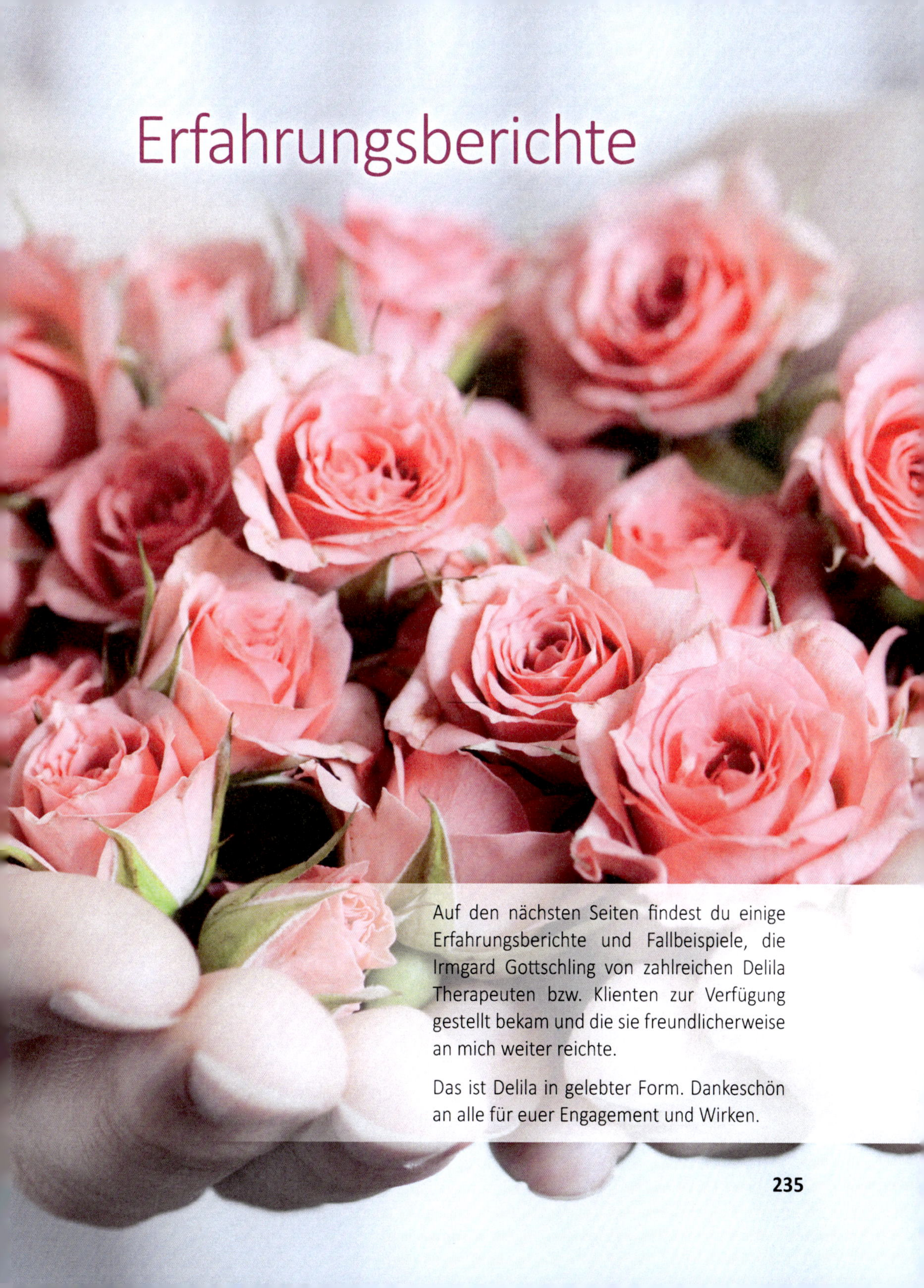

Auf den nächsten Seiten findest du einige Erfahrungsberichte und Fallbeispiele, die Irmgard Gottschling von zahlreichen Delila Therapeuten bzw. Klienten zur Verfügung gestellt bekam und die sie freundlicherweise an mich weiter reichte.

Das ist Delila in gelebter Form. Dankeschön an alle für euer Engagement und Wirken.

Menschen

1. Krebs-Patientin, 39 Jahre, (Unterleibskrebs) hat nach der Chemotherapie und vor den Bestrahlungen bei mir mit einer „Delila-Chelation-Touch" = Kombination Delila + Therapeutic Touch begonnen. Sie hat Essenzen, Tattoos + Körperarbeit mit Symbolkarten erhalten und wurde nach 24 Bestrahlungen von ihrer Ärztin gefragt, ob sie denn überhaupt bestrahlen ginge – weil es ihr so gut geht!

Sie hatte nach 3 Wochen kurzfristig Durchfall für 3 Tage, das Hautbild ist absolut in Ordnung, die Psyche ist stabil und sie hat die nachfolgenden 20 Bestrahlungen sofort angeschlossen (sonst Ruhepause für einige Wochen vorgeschrieben), weil sie sich so super fühlte! Andere Krebspatienten „wundern" sich, wenn sie es erzählt. Auch freut sie sich über jeden Termin bei mir! Das und noch einige andere Rückmeldungen bestärken mich, diese Kombination weiter auszubauen. **Conny I.B.**

2. Als Klangschalentherapeutin erlebe ich seit dem Eintropfen der Delila Essenzen in die Klangschalen immer wieder kleine „Wunder":

Essenz Nr. 2 „Lebensfreude": Eine Dame, die mit Ängsten, starker Isolation durch ihre Umwelt und mit Übergewicht zu kämpfen hatte, rief mich begeistert an: „Was haben Sie mit mir gemacht? So gut habe ich mich noch nie im Leben gefühlt!" ... was ich auch an ihrer veränderten, fröhlicheren Stimme feststellen konnte.

Essenz Nr. 11 „Inneres Kind": Eine weitere Dame bedankte sich wegen ihrer plötzlich veränderten Lebensumstände: „Alles hat sich gebessert – in jedem Bereich meines Lebens. Die Menschen in meiner Umgebung reagieren viel positiver auf mich. Es ist, als wäre die Sonne aufgegangen!" **Heike K.**

3. Ein 45 jähriger Mann hatte vor 2 Jahren einen Motorradunfall und erlitt dabei einen mehrfachen Trümmerbruch an seinem rechten Unterschenkel. Trotz Rehabilitationsbehandlungen und Schmerzmedikamenten klagte er auch noch nach 2 Jahren über ständige Schmerzen in diesem Bereich und konnte auch nicht richtig mit dem rechten Fuß auftreten. Trotz seiner Skepsis wendete ich an seinem schmerzenden Unterschenkel die Essenz 5 „Loslassen" an und empfahl ihm, täglich 2 x 3 Tropfen von den Essenzen „Im Fluss sein" und „Loslassen" mindestens 1 Monat einzunehmen. Zusätzlich klebte ich das Tattoo „Mitgefühl" auf das Lebenstor am Bauch.

Seit dieser Anwendung ist der Mann beschwerdefrei und seine Skepsis hat sich in eine totale Bewunderung für DELILA gewandelt. **Heidi K.**

4. Eine 38-jährige Frau hatte schon als Baby Schuppenflechte, welche bis heute immer wieder in Schüben auftritt. Sämtliche Behandlungen in Form von Cortisonsalben, medizinischen Badezusätzen, verschiedensten Salbenmixturen von Hautärzten, aber auch Behandlungen und Tinkturen von bekannten spirituellen Heiler/innen konnten sie nicht von dieser unangenehmen Hauterkrankung befreien.

Ihr Selbstvertrauen und Selbstwertgefühl haben sehr darunter gelitten und ich musste ihr lange zureden, bis ich bei ihr endlich DELILA Essenzen und Symbole anwenden durfte. Seit einem halben Jahr nimmt sie 3 x täglich 3 Tropfen von den Essenzen „Ganzheit", „Loslassen" und „Wahre Liebe" und schläft auf den Symbolkarten „Loslassen", „Klarheit" und „Wahre Liebe" (= Triade „Befreiung"), welche sie unter der Matratze platzierte.

Seit etwa 5 Monaten ist sie beschwerde-, und ihre Haut schuppenfrei!!! **Heidi K.**

5. Eine Dame lässt sich ihr Delila Lebensthema austesten und schildert mir anschließend ihre Probleme: sie arbeitet in einem Büro (mehrere Kolleginnen) und wird von einer Kollegin gemobbt. Sie fühlt sich immer mehr in die Enge getrieben, vor allem, weil die anderen Frauen ihr nicht wirklich helfen können oder wollen.

Die Austestung ergab: Blockade (Lebensthema) 12, Impulsgeber 2, 6, 9.

Empfehlung: Essenz Nr. 6 und die Triade 2, 6, 9 unter die Matratze, Auraspray „Kraftvoller Frieden" für´s Büro.

Nach ca. 3 Wochen rief sie mich an und erzählte, dass es ihr schon viel besser gehe, die Kollegin versuche zwar nach wie vor, sie zu mobben, aber sie hat deswegen keine Angstzustände mehr. Allerdings plage sie seit ein paar Tagen eine ganz schlimme Migräne. Sie hat zwar öfters während der Menses Kopfschmerzen, aber so schlimm waren sie noch nie.

Empfehlung: weiterhin Einnahme der Essenz Nr. 6, die Symbolkarten 9, 10 und 13 unter die Matratze und auf die Nr. 12 (Lebensthema) einen Wasserkrug stellen und das informierte Wasser auf einen Tag verteilt trinken. Am nächsten Tag waren ihre Kopfschmerzen wie weggeblasen und sie von „Delila" restlos begeistert.

Nach ca. einem Monat wieder ein Anruf von ihr – es geht ihr noch immer gut, die „schlimme" Kollegin hat gekündigt, das Arbeitsklima ist seitdem traumhaft und sie hat sich den Auraspray „Innerer Mann" gekauft, in dem möchte sie am liebsten baden. Keine Kopfschmerzen mehr!!! Eine gute Geschichte, nicht wahr? **Heidi K.**

6. Während meines Krankenhaus- und Reha-Aufenthaltes hat meine Lebensgefährtin nach einer bis dahin mit Unterbrechungen 10-jährigen Beziehung eine neue Beziehung mit einem 10 Jahre jüngeren Mann aus meinem Bekanntenkreis begonnen. Als ich nach der OP aus dem Krankenhaus entlassen wurde, hatte sie auf einmal ein so verändertes Verhalten mir gegenüber, dass ich fühlte, dass ein anderer Partner im Spiel war. Wie sich im Nachhinein herausstellte, war mein Gefühl richtig. Jedenfalls kam es nach langem hin und her zum Bruch. 14 Tage später beichtete sie mir, wer der „Neue" in ihrem Leben war. Daraufhin hatte ich wirkliche Trauerarbeit vor mir, da ich zum Zeitpunkt der Trennung sowieso nicht gut drauf war, und außerdem mich seit ca. 1 Jahr wirklich ernsthaft um die Beziehung bemüht hatte.

Begonnen habe ich für ca. 1 Woche mit Delila Tropfen Nr. 4 (Frieden), danach Nr. 8 (Klarheit). Zugleich machten wir die „Aussöhnungsarbeit" meines inneren Kindes. Dann kam die Beichte, wer der neue Partner ist (ein guter Bekannter von mir); dadurch war ich dermaßen geschockt, dass ich für einige Tage Nr. 10 und 2 (Notfall und Lebensfreude) brauchte, danach für ca. 1 Woche Nr. 5 (Loslassen), und nach ca. 1 Monat die Nr. 9 (Wahre Liebe).

Ich fühlte mich trotz allen depressiven Stimmungen und schweren Gedanken doch irgendwie auf einem Weg, fühlte mich beschützt und getragen durch diese Zeit, und wie man sieht, steht am Ende des Weges die Liebe. Das ist das schöne Ergebnis, wie man aus dem Leid ans Licht gelangt. Ich kann jedem in ähnlichen Situationen nur den Weg durch die Trauer mit allen Emotionen anraten, um in späteren Situationen nicht mit Altlasten behaftet unangemessen zu reagieren, sondern die Trauerarbeit vollkommen zu durchleben, wenn möglich unterstützt durch Hilfe von guten Gesprächen sowie Hilfe von außen – auch durch Delila. **Walter St.**

7. Eine Klientin hat seit der Geburt ihrer Tochter vor einem halben Jahr starke Steißbeinschmerzen. Nach der Geburt hatte sie sich von niemandem verstanden und sehr alleine gefühlt.

Austestung: 9 „Wahre Liebe“. Energiebehandlung: Ich legte den Wandelstein Nr. 9 aufs Steißbein und die Karte 9 zwischen die Schulterblätter und berührte diese eine halbe Stunde. Dabei ließ ich die universelle Energie fließen und bat ihre „Begleiter“ um Hilfe und Unterstützung. Zum Abschluss gab ich ihr noch das Tattoo 9 aufs Steißbein und gab ihr die 9er Essenz mit.

Feedback: Nach einer Woche ging es ihr sehr gut – sie kann viel leichter aufstehen und viel besser einschlafen. **Agnes W.**

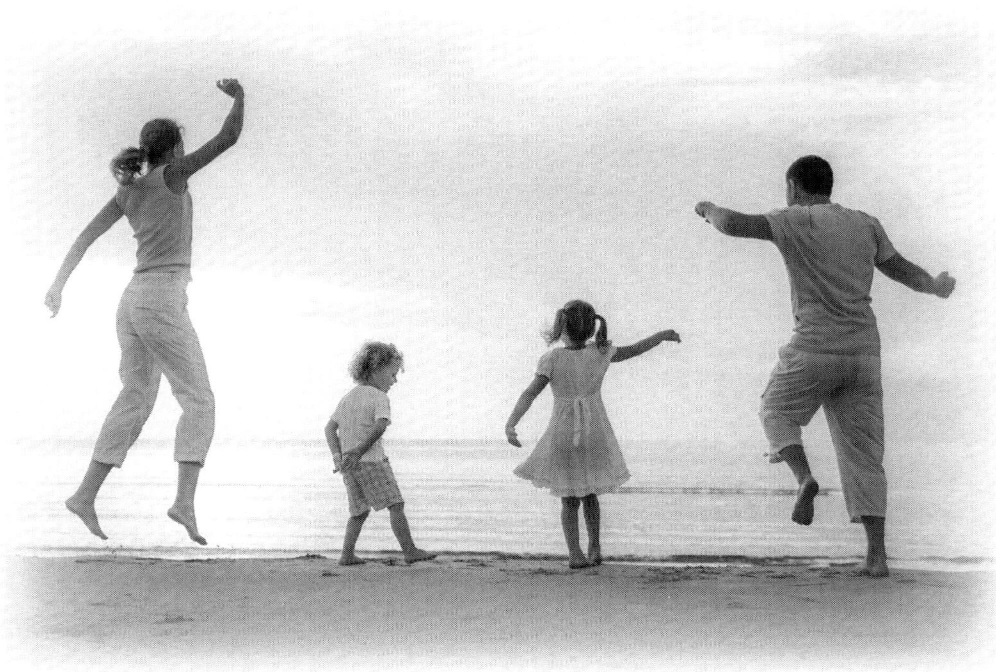

8. Ich hatte am Freitag in meiner Praxis einen kleinen Patienten, ein 2 Tage altes Kätzchen aus einem Wurf von Vieren, das sehr schlecht beieinander war, nicht trank und sehr schwach war – nach meiner Einschätzung und Erfahrung zu 99% dem Tod geweiht. Nun hatten wir ab Samstag die Ausbildung zum Delila Experten TIER, und im Zuge dessen legte ich ein von mir ausgetestetes Delila Symbol-Feld.

Gleich am Montag kam der Anruf des Besitzers: am Samstag hatte das Kätzchen begonnen, zu trinken, es gehe ihm gut und es sei auf dem Weg zurück ins Leben! Ich war total verblüfft, der Kitten stand bereits mit drei Beinen, nicht mit einem Bein, im Grab – und ich glaube nicht an Zufälle... **Dr. Patricia K., ganzheitliche Tierärztin**

9. Aufstellungsarbeit mit Charlie, einem achtjährigen Schimmelwallach: Charlie war ein sanftes, ruhiges Pferd, auf das man sich in allen Situationen verlassen konnte. Dann zogen seine Besitzer mit ihm und den beiden anderen Pferden, einer Stute und einem anderen Wallach um. Charlie veränderte sich in der neuen Umgebung völlig, laute Geräusche aus der Nachbarschaft, wie Musik und Stimmen, ließen ihn in Panik geraten. Gleichzeitig zeigte er wieder das Verhalten eines Hengstes, er wurde aggressiv, ließ sich weder reiten noch führen und biss die Stute überall weg. Energien in diesem neuen Stall mussten dieses Verhalten ausgelöst haben.

Zuallererst räucherte ich mit meiner Delila-Stallräuchermischung und spürte, dass an diesem Ort grausame Dinge passiert waren, und diese Energien brachten alte Traumata von Charlie an die Oberfläche. Danach machte ich mit einigen Kollegen eine Sitzung für Charlie, bei der die vier Körper – physischer, mentaler, emotionaler und spiritueller – aufgestellt wurden. Es wurde jeweils ein vorher ausgetesteter Wandelstein hingelegt, über den sich dann eine Person stellte und in die Energie einstieg. So wurde das Thema von Charlie in jedem seiner Körper beleuchtet und abgelöst. Zusätzlich wurden als Unterstützung die Essenzen gegeben, die in der jeweiligen Situation notwendig waren. Auf diese Weise kamen blockierte Energien ins Fließen, und Zensoren, die der Körper oft aus Angst vor Verletzung aufbaut, öffneten sich sanft und ohne Stress.

Ein Anruf der Besitzerin zwei Tage später: „Charlie ist wieder völlig ruhig und gelassen, lässt die Stute in Ruhe, laute Stimmen und Musik nimmt er ohne Regung hin. Die Stimmung im Stall ist harmonisch und ausgeglichen." Vor der Sitzung wurden der Raum und jede Person mit dem Aura Spray „Ganzheit" gereinigt. **Renate A.**

10. Ich hab einer Kundin heute den bestellten Auraspray „Inneres Kind" gebracht. Eigentlich behandle ich ihren Hund, der gerade mit einigen Wehwehchen bedient ist, u.a. zickt er jetzt schon beim Tierarzt, und fremde Hunde waren ihm immer ein Graus. Seit meiner Behandlung – hab ich ihm Delila fernübermittelt – zickt er nimmer beim Tierarzt, das verkündete mir die Kundin letzte Woche ganz stolz. An diesem Tag ließ ich sie auch die anderen Produkte ansehen und sie suchte sich den 4er Stein und den 11er Spray aus. Heute war sie wie ausgewechselt, richtig strahlend, ihre Haare sahen zwar wie immer aus, aber irgendwie verspielter. Sie war richtig lebendig und siehe da, sie erzählte mir zwar, dass es ihr am Anfang richtig schlecht ging, es aber dann bald vorbei war – UND, dass der Hund beim Spaziergang schwanzwedelnd auf seinen bisherigen vierbeinigen „Erzrivalen" zugegangen ist – sie meinte, die hätten sogar gespielt, wenn man sie gelassen hätte. Sie kanns sich's nicht erklären, aber sie findet es soooo toll und freut sich total....... ja, wie ein kleines Kind, war mein Gefühl – schön, gell? **Irene S.-W.**

11. In meiner Nachbarschaft ist vor kurzem ein Hund einfach umgefallen und hat sich nicht mehr bewegt. Die Nachbarin, die den Hund zu Besuch hatte, hat geschrien wie wild, sodass ich aus dem Haus rannte. Nachdem ich den regungslosen Hund gesehen hatte, lief sie in meinen Laden, der gleich daneben liegt. Ich gab ihm dann von der Delila-Essenz Mitgefühl/Notfall schnell 5 Tropfen auf den Nacken. 10 Minuten später war der Hund quicklebendig, als wäre nichts gewesen! **Angela P.**

12. Meine Katze hat sich über Wochen gekratzt. Keiner fand heraus, warum. Aber irgendwann hatte sie durchs Kratzen blutige Stellen am Hals und vor allem unter dem Ohr. Ich wollte ihr die Tropfen nicht direkt draufgeben, weil ich Bedenken hatte, dass sie ihr dann ins Auge laufen, also gab ich immer mal wieder ein bisschen auf meine Finger und habe ihr damit einfach über die Wunde gestrichen. Wochen hatte sie diese Stelle am Ohr gehabt, nach 3 Tagen mit den Tropfen – weg!!!

Auch mein Hund ist völlig verrückt nach den Tropfen, ich brauch nur ein Fläschchen zu holen, dann kommt sie schon und meint, es wär sicher für sie ... ;-) **Anja O.**

13. Kater Dibo, ca. 12 Jahre alt, totaler Kräfteverlust, keine Nahrungsaufnahme mehr – keine Diagnose (Tierärzte auch etwas ratlos):

Habe zuerst über die Ferne mit DELILA Symbolen und Essenzen getestet. Er wollte die 14 – daraufhin begann eine tiefe Transformation (meine schamanischen Geisthelfer haben keine Heilung initiiert – sie sagten, der Kater ist in der Entscheidung zwischen Leben und Tod).

Nach zwei Tagen habe ich noch einmal getestet und der Kater wollte eine Fernbehandlung mit Delila Nr. 4 – habe ihn energetisch ausgestrichen, daraufhin wurde er total ruhig. Dann habe ich über 2 – 3 Tage im heiligen Raum das Symbol Nr. 4 für ihn gelegt und gebetet. Wenige Tage später bin ich dann zu ihm nach Hause gefahren, er war total abgemagert – ohne Lebenskraft aber eigenwillig genug, keine Behandlung zu wollen. Ich habe dann in seinem Garten für ihn die 4 als Symbol gelegt – siehe da, er kam unter seinem Busch hervor und hat sich direkt neben dieses Symbol gelegt. Sein Frauchen hat dann noch mit ihm gearbeitet (sie ist Heilpraktikerin etc.) und er hat kurze Zeit darauf wieder angefangen zu fressen, bekommt jetzt vom Tierarzt Medikamente und ist wohl drauf und dran, zurück ins Leben zu finden. **Isolde H.**

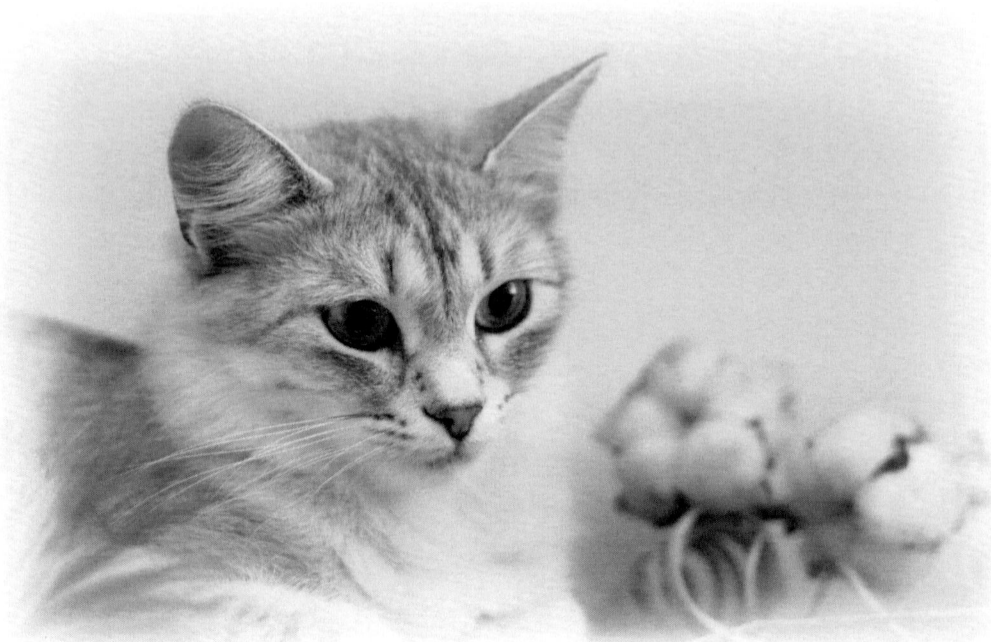

Raum

14. Da wir auf einem sehr geschichtsträchtigen und kriegsgerüttelten Grundstück leben, habe ich meine ersten Versuche mit DELILA von Anfang an sofort auf diesen Bereich ausgedehnt.

Für unser Heim habe ich im Zentrum des Hauses die Wandelstein-Triade 0 (Ganzheit), 5 (Loslassen) und 10 (Mitgefühl) in einer schönen Glasschale mit Mauritiussand und einer Engelsstatue aufgestellt. In einem speziellen Raum, der immer wieder von Fremdenergien „heimgesucht" wird, habe ich die Wandelstein-Triade 3, (Im-Fluss-sein), 4 (Frieden) und 13 (Innere Frau) um einen Rosenquarz gelegt, der zusätzlich auch mit diesen Essenzen „bestärkt" wurde. Auch beim Eingang des Zimmers wurde ein Rosenquarz mit ausgependelten Essenzen versehen. Ein Fenster und ein Bild – die Tore der Fremdenergien – habe ich mit dem Protector-Aufkleber versehen.

Im Garten setzten wir zu Ostern eine neue Hecke bestehend aus Kirschlorbeer und Glanzmispel. Einigen Pflanzen schien es nicht gut zu gehen bzw. nicht bei uns zu gefallen, so wurden sie tagelang mit der Essenz 10 (Mitgefühl) gegossen, mit ausgependelten Essenzen beträufelt und teilweise mit Steinen umlegt, die mit denselben Essenzen versehen waren. Alle Pflanzen erfreuen sich nun bester Gesundheit und gedeihen prächtig!

Ein Bougainvillea- und ein Orangenbäumchen drohten einzugehen. Ich schnitt sie stark zusammen und beträufelte, bestrich und begoss sie mit ausgependelten DELILA-Essenzen. Beide blühen wieder! Bei zwei Pflanzen fruchteten meine Versuche leider nicht. Ein Bougainvillea-Strauch und eine Thuja schafften es leider nicht. Trotz Behandlung gingen sie ein. Jedoch habe ich nun einen anderen Blickwinkel: statt ihrer durften andere „zu uns" und erfreuen sich großer Lebenskraft.

Je nach Intensität, mit der wir im Garten arbeiteten – wir haben einen Pool und eine Zisterne erhalten und mussten den Boden hierfür tief öffnen – steigerte sich auch die „Fremdenergie-Bewegung" in unserem Haus, trotz Triaden und Protector-Aufkleber udgl. Hier halfen einige Tropfen der Essenz 10 (Mitgefühl) direkt in die Baugrube. Auch die Steine, die wir mit Hilfe einer Erdheilerin gezielt aufstellen konnten, wurden mit Essenzen beträufelt. Mir wurde so bewusst, dass die Steine untereinander in Verbindung stehen und so gemeinsam für Ausgleich sorgen.

Wir schlafen auf DELILA-Symbolen, wir versprühen den lieblichen, katzenbeliebten Duft der Aura-Sprays im Haus und in der Firma meines Mannes. Bei „Unwohl sein" nehmen wir die Essenzen ein oder verabreichen sie meiner kleinen Tochter (die übrigens immer dieselbe Symbol-Karte vorab gezogen hatte) – wir leben einfach mit DELILA.

Leider ist unser Garten noch nicht fertig, jedoch weiß ich jetzt schon, dass wenn er endlich fertiggestellt ist, ich mit meinem DELILA-Köfferchen, meinem Pendel und meinen Symbol-Karten in den Garten hinausgehe und alle Anwesenden, ob Pflanzen, Tiere oder Energien, fragen werde, wer wohl diese spezielle Hilfe braucht. Ich bin mir sicher, es wird wieder viel zu tun geben und ohne diese Hilfestellung kann ich mir ein ganzheitliches Arbeiten an Mensch, Tier und Natur gar nicht mehr vorstellen.

Ein herzliches Dankeschön! **Irene S.-W.**

15. Ich hab vor einigen Tagen ein altes Haus ausgeräuchert und anschließend mit den Sprays von der Klientin die Räume wieder energetisieren lassen. War eine tolle Sache. Wir haben sie vorher ausgetestet und anschließend noch darüber gesprochen. Es war so passend – die Energien, die ich gespürt habe und die Energien, mit denen dann Delila die Räume wieder erfüllt hat. Der Energie und der Wirkung von Delila sind eben keine Grenzen gesetzt! **Maria W.**

Die Auswahl der richtigen Produkte

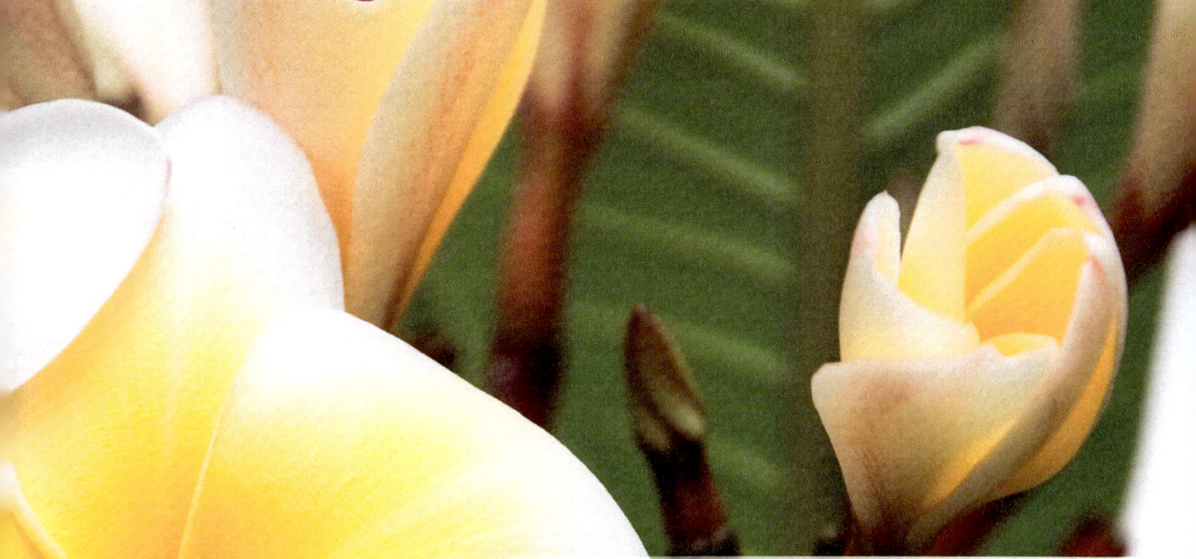

Als kleine Richtlinie mögen diese Gedanken dienen:

Die Essenzen empfehlen wir, wenn du dich intensiver mit einem bestimmten Thema auseinander setzen möchtest. Herausforderungen, die immer wiederkehren, Muster, die du zu durchbrechen wagst, Konditionierungen, die ausgedient haben, aber an die du partout nicht ran kommst, weil sie tief im Unterbewusstsein wohnen. Thematiken, die dir das Leben schwer machen, Aspekte, die im Dunklen liegen, Probleme, die dich belasten, Schwierigkeiten, die auftauchen.

Die Sprays und Roll Ons unterstützen die Arbeit mit den Essenzen, verstärken deren Wirkungen und dienen als Seelentröster und Freund in der Not. Auch als Energiekick für zwischendurch leisten sie wunderbare Dienste. Sie verbreiten Wohlgefühl und meist gute Stimmung. Sie fangen dich auf, wenn du das Gefühl hast, zu fallen. Sie begleiten dich ein Stück des Weges oder schenken dir ein Lächeln, indem du die zarten, feinen Düfte einatmest und dich dabei frei fühlst.

Die Symbole verwendest du am besten, um Situationen, Zustände, Wohnräume zu harmonisieren oder dein System, dein Umfeld mit den Lebensthemeninhalten zu informieren. Sie eignen sich auch perfekt zur Fernbehandlung. Die Wandelsteine sind als Freunde fürs Leben gedacht, als ästhetischer Blickfang und kraftvolles Geschenk.

Lies dir die Themenbeschreibungen durch und höre in dich hinein, wie du dich im Moment fühlst.

Befindest du dich gerade in einer anstrengenden Zeit und hast du das Gefühl, dass deine Reserven komplett aufgebraucht sind? Dann wäre das Thema 7 „Kraft“ das angezeigte Mittel. Wenn du zum Beispiel oft zögerlich bist und dir mit Entscheidungen schwer tust, ist das ein Fall für die Klarheit (8) oder den Inneren Mann (12). Vielleicht kannst du nicht „Nein“ sagen, wenn man dich um einen Gefallen bittet? Dann könnte dir die Essenz no. 6 „Selbstvertrauen“ dabei behilflich sein, deine eigenen Bedürfnisse wichtig zu nehmen.

Wenn dir jedoch ständig der Verstand im Weg steht und du meinst, jede Essenz wäre irgendwie passend, ziehe einfach eine Symbolkarte aus dem Set. Oder lass den Blick über die Bilder der Fläschchen schweifen. Einige Symbole werden dich besonders ansprechen. Eine weitere Möglichkeit ist, die Augen zu schließen, mit den Händen über die Fläschchen gleiten, ohne sie zu berühren. Oft stellt sich ein leichtes Kribbeln oder ein spontaner Impuls ein, der auf das richtige Thema hinweist.

Wenn du immer noch unsicher bist, errechne dir dein Geburtspotential.

Mit seinem Geburtsdatum bekommt jeder Mensch eine Prägung für sein Leben und ebenso die Potenziale, die ihn einzigartig machen und unterstützen können. Das Geburtspotential ist wie ein Konstitutionsmittel in der Homöopathie zu sehen – es ist immer wieder hilfreich, bestärkend und kann wie ein Glücksbote verwendet werden.

Das Geburtspotential erhältst du, indem du die Quersumme aus deinem Geburtsdatum bildest. Alle Ziffern addieren und die Summe auf eine einstellige Zahl verkleinern:

z.B.: 22. Juli 1973 2+2+7+1+9+7+3 = 31 | 3+1 = 4. In diesem Fall könnte man die no. 4 „Frieden“ wählen.

Noch ein kleiner Tipp: bitte bei der 14er Essenz (Erfüllung) achtsam sein Diese Essenz solltest du als „Delila-Neuling“ nicht nehmen. Sie ist dermaßen kraftvoll, dass die Wirkung um ein vielfaches intensiver und tiefgreifender erlebt wird als bei den anderen Essenzen.

Die Anwendung der no. 14 kann das Leben völlig auf den Kopf stellen, binnen kürzester Zeit fallen alle Schleier und Illusionen. Selbstverständlich kann man sich viel Weisheit, Erkenntnis oder Wissen anlesen oder versuchen, es in jemanden hinein zu bugsieren, aber das wird nichts nützen, wenn man es weder verstehen kann noch danach lebt.

Für die Essenz no. 14 bedarf es einen gewissen Tiefgang und eine geistige Reife, die wir dadurch erzielen können, dass wir uns vorher für bestimmte Themen sensibilisiert haben. Sukzessive – so wie es uns gut tut. Man kann die Entwicklung in sich spüren und mit verfolgen. Das Durchleben der Themen erlaubt einen Einblick und eine Bewusstwerdung aller Potentiale.

Spray, Roll On oder Symbole des Themas Erfüllung/Erkenntnis können im Gegensatz zur Essenz jederzeit bedenkenlos genossen werden.

Niemand bekommt ein Rezept in die Hand gedrückt, wo fein säuberlich jede Antwort auf die bohrenden Fragen des Lebens steht. Das ist bei Delila nicht viel anders als in der Schule, an der Uni, im Beruf, wo wir uns die Dinge erarbeiten mussten. Das braucht manchmal Zeit, Disziplin, Durchhaltevermögen und Geduld.

Die Zeit ist reif, beschränkende Sichtweisen abzulegen und die Weitwinkel-Einstellung zu zulassen. Tanze ab jetzt mit Freude & Leichtigkeit durch deine Welt und erlaube dir einen flexiblen, gelassenen Umgang mit den Dingen des Lebens. Probiere es aus und lass dich von Delila verzaubern.

Wenn du es ganz genau wissen möchtest, dann empfehle ich dir eine Austestung bei einem Delila Berater in deiner Nähe oder du wendest dich an die Delila Service Line. Die Therapeutenliste, Kontaktdaten bzw. Infos zu Austestungstagen findest du auf der Homepage (www.delila.at).

Hier noch einige erklärende Worte zu den Austestungen.

Im Delila System gibt es 15 Lebensthemen, die wir auch als Potentiale sehen. Jeder Mensch, der in sein Leben geboren wird, verfügt über diese Potentiale und bringt sie als seine persönlichen Stärken, Schwächen oder Blockaden mit. Das heißt, wir nutzen einige Potentiale als Stärke, andere wiederum (er)leben wir - in ihrer Schattenkraft - als Schwäche und wieder andere sind blockiert. Sie können von uns in ihrem wahren Wesenskern gar nicht gespürt werden.

Die Akutthemenanalyse spiegelt den momentanen Gemütszustand und die aktuelle Problematik eines Menschen wieder. Was bereitet mir im Augenblick Schwierigkeiten, wo könnte ich ein wenig Unterstützung bekommen, was hilft mir jetzt am meisten? Die Berater testen in einem bestimmten Bereich des Gegenübers, im Tagesbewusstsein, das auch noch stark vom Unterbewusstsein beeinflusst wird. Der Tensor antwortet auf das energetische Feld.

Im Gegensatz zu der Akut-Themen-Analyse (ATA), die immer wieder verwendet und durchgeführt werden kann, zeigt sich das Lebensthema bei einer Lebens-Themen-Analyse (LTA) nur beim ersten Austesten.

Wir befinden uns von Geburt an auf unserem ganz eigenen, individuellen Lebensweg. Dieser ist von vielen Faktoren beeinflusst – wie genetischen Mustern, mitgebrachten familiären Prägungen, eigenen Seelenaufgaben und diversen Herausforderungen. Die Lebensthemen-Analyse bietet uns das Werkzeug und die Möglichkeit, vielleicht zum ersten Mal im Leben, einen berührenden Einblick auf das „Wer bin ich eigentlich?" und „Warum bin ich hier?" zu werfen.

Mit Hilfe der LTA können wir sichtbar machen, wie unser Lebensweg aussieht, welche Blockaden zu lösen, welche Potentiale zu aktivieren und zu leben sind. Diese Analyse bedeutet oft tief gehende Erkenntnisse und Befreiungen aus alten Mustern für uns und unsere Klienten.

Jeder Mensch bekommt diese Chance, sein Lebensthema in seiner Komplexität zu sehen, nur ein einziges Mal. In dem Moment, wo der Delila Experte mit der Testung und der Analyse des Lebensthemas startet, beginnt das Energiefeld des Klienten zu schwingen und sein Unterbewusstsein zu arbeiten. Diese Veränderung kann nicht wieder rückgängig gemacht werden. Die Lebens-Themen-Analyse (LTA) ist eine Testung, die sehr tief in die menschliche Akasha-Chronik reicht. Sie ist eine tiefere und fortgeschrittene Form der Analyse, die viel Erfahrung in den Testungen und der Arbeit mit Delila erfordert.

Das Lebensthema bei Kindern wird NICHT getestet, bevor sie nicht ein Alter erreicht haben, in dem sie über das nötige Verständnis dafür verfügen. Denn auch Kinder haben ein Recht darauf, ihr Lebensthema voll und ganz erfassen zu können. Besorgten oder neugierigen Eltern wird stattdessen eine Akuttestung angeboten.

Ich habe im Laufe meiner Arbeit mit dieser Analyse schon viele berührende Momente erlebt, wenn eine Erklärung der Zusammenhänge in meinem Gegenüber eine zutiefst befreiende Sprachlosigkeit und Erleichterung ausgelöst hat. Denn wenn wir ehrlich sind, sind viele von uns fast ihr ganzes Leben lang auf der Suche nach dem „Wer bin ich wirklich?“

Ich erzähle bei meinen Vorträgen oder Seminaren immer von meinem „Musterschüler“ Günter.

Eines Tages kam er zu mir, um sich sein Lebensthema austesten zu lassen. Man konnte anhand seiner Körpersprache und seines Auftretens schon darauf schließen, dass er unter einem unglaublichen Druck stand. Bevor ich austeste, erzähle ich normalerweise vorher kurz von dem System und was während der Austestung passieren wird. Die Austestung erfolgt im Stillen, um eine neutrale Geisteshaltung zu bewahren. Danach erforscht man gemeinsam, welche Geschichte die Flaschen erzählen.

Günter wollte auch nach der Austestung noch nichts über sich preisgeben und hat mich mal starten lassen. Als ich meine Ausführungen beendete, wie sich wohl sein Leben anhand der Delila Potential-Aufstellung gestaltet, war er völlig sprachlos. Er habe dies noch nie erlebt, dass ein fremder Mensch, ihn und seine Verhaltensweisen so dermaßen deutlich und detailliert beschreiben konnte. Er war neugierig und offen geworden, erzählte mir von seinem Leben und ich muss gestehen, kein einziger Lebensbereich war auch nur annähernd im grünen Bereich.

Über seine viel zu herausfordernde Arbeitsstelle schwebte seit Jahren das Damokles-Schwert der Kündigung. Schlechte Wirtschaftslage und Rationalisierungsmaßnahmen haben dazu geführt, dass bereits über 4000 Stellen abgebaut wurden. Er musste immer mehr Verantwortung übernehmen und teilweise grenzwertige Entscheidungen gegenüber seinen Mitarbeitern treffen, weil der Konzern dies von ihm verlangte. Seine Ehe war zerbrochen und näherte sich einem Rosenkrieg, das Verhältnis zur einzigen Tochter war völlig zerrüttet. Er selbst konnte diesem Druck nicht mehr länger standhalten und nahm Antidepressiva, um nicht noch mehr ins tiefe, schwarze Loch zu fallen. Erste körperliche Anzeichen kamen hinzu.

Günter entschloss sich, mit den Delila Essenzen zu arbeiten und kam danach alle sechs Wochen zur „Nachtestung“. Wir begleiten den Prozess und sehen natürlich anhand der Austestung, welche Veränderungen und Entwicklungsschritte gemacht wurden und was als nächstes ansteht. Die Arbeit mit den Essenzen ist eine wohltuende, kann aber selbstverständlich auch in die Tiefe des Unbewussten führen und Aspekte hoch holen, die angenommen und erkannt werden wollen. Das ist manchmal unangenehm, wenn alte Verletzungen und Wunden sich entblättern.

Zwei Monate später fühlte sich Günter bereits so gut, dass er die Antidepressiva absetzen wollte. Ich habe ihm davon abgeraten, erst wenn er sich wirklich bis in die letzte Zelle stabil fühlt, kann man diesen Schritt in Absprache mit dem Arzt überlegen. Nach fünf Monaten hatte er sein Leben um 180° verändert. Er selbst hat seinen Job gekündigt und einen neuen Arbeitsbereich gefunden. Seine Ehe wurde geschieden, er war frisch verliebt und erste Anbahnungen, um das Verhältnis zu seiner Tochter zu verbessern, waren ebenfalls gelungen.

Vor mir stand ein völlig neuer Mensch, der sich seiner Verantwortung, sein Leben selbst in die Hand zu nehmen und nach seinen Vorstellungen zu gestalten, bewusst wurde. Er konnte sich aus alten Gefühlsmustern und mentalen Konzepten, wie was wann zu laufen hätte, befreien. Er entdeckte sich und sein Leben neu, war wieder aufgeschlossen und voller Hoffnung, was seine weitere Zukunft betrifft.

Natürlich kommt es regelmäßig zu Herausforderungen, das gehört einfach zum Leben. Aber hat ein Klient dank der Impulsgeber und Folgeessenzen schon alle Veränderungen in seinem System durchlaufen, erlebt und gespürt, weiß er um die Prozesse der einzelnen Lebensthemen ganz genau Bescheid und kann deren Entwicklung in sich spüren und mit verfolgen.

Günters Veränderung ist unübersehbar, für ihn selbst und sein Umfeld auch deutlich spürbar. Seine Perspektive, der Zustand, aus dem er die Veränderungen beobachtet, ist anders und einzigartig. Sein Umgang mit den Dingen des Lebens ist viel gelassener geworden. Er liebt es, seine Wirklichkeit mental nachzuvollziehen, aber die leise Stimme der Intuition und sein Herz haben dabei immer ein Mitspracherecht. Alles in allem sind seine Potentiale inzwischen im Ausgleich und somit in einem stabilen, harmonischen Zustand. Günter hat eine tiefe Beziehung zu den Essenzen und Symbolen entwickelt. In seinem Innersten spürt und versteht er, dass er zu jedem Potential, sollte es sich wieder aktivieren, in Zukunft nur mehr einige Tropfen der Lebensessenz zu nehmen braucht und sich so jederzeit selbst wieder in einen Zustand der Ausgeglichenheit bringen kann.

Günter kommt immer noch gerne zum Austesten, obwohl er schon eigenständig analysieren und erkennen kann, welches Thema sich eventuell gerade einspielt. Ich bin quasi nur seine Bestätigung im Außen.

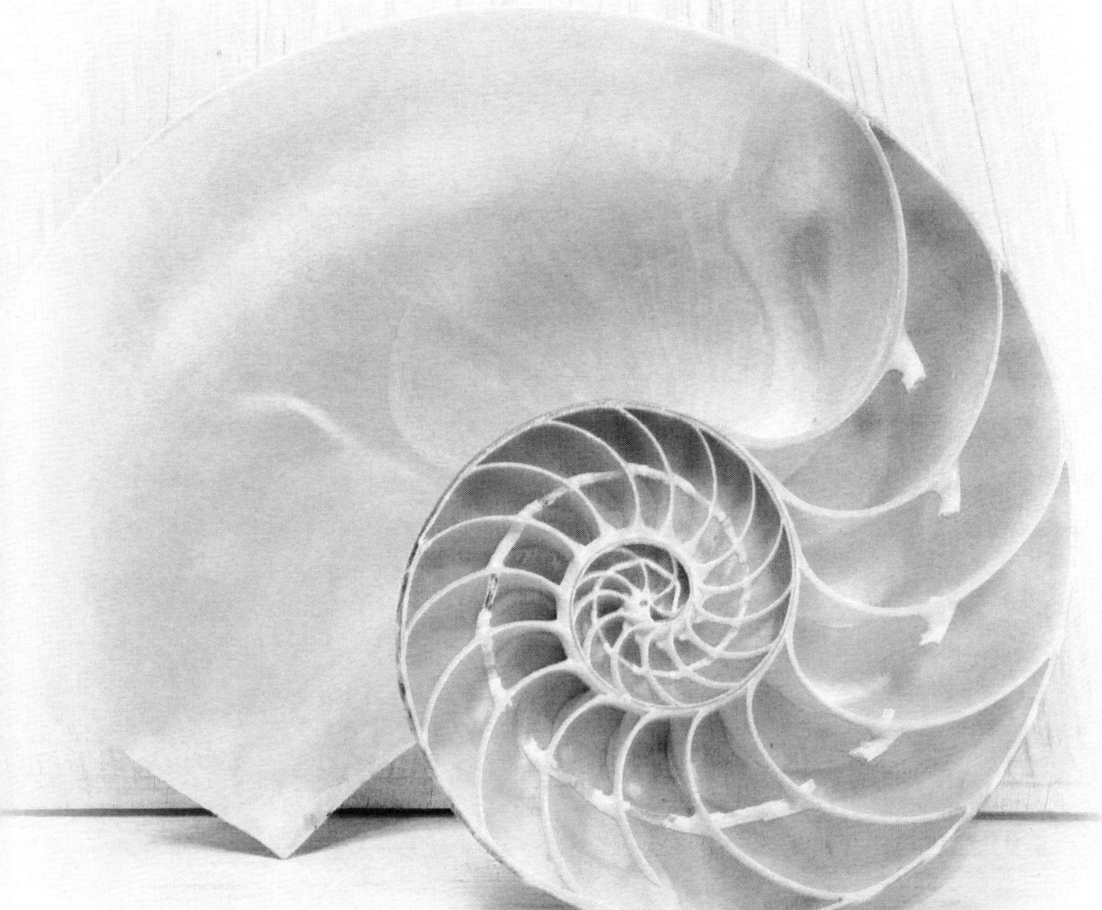

Schlussworte

Das neue Weltbild, das durch den Paradigmenwechsel eingeläutet wurde, erreicht uns in Form von Büchern, Vorträgen, Seminaren, Videos, die großartig und faszinierend sind. An jeder Ecke gibt es etwas Interessantes zu lernen, zu entdecken, zu beleuchten und zu erfahren. Die einen leben die freie Liebe oder fließen leicht und spielerisch mit dem Fluss des Lebens, andere wiederum geben sich der Askese, Stille und Meditation hin.

Spiritualität ist jedoch kein Wochenend-Kurs. Vielmehr ist es eine Lebensaufgabe mit jahrelangem Studium von Geisteswissenschaft, Natur, Religion, Kultur, alten Traditionen, Sprache, Kunst, geistiger Achtsamkeit der Gedanken und Pflege des Körpertempels. Spiritualität und Ganzwerdung sind ein spannendes „free-style"-Abenteuer, eine Lebensreise neben vielen anderen und jeder muss für sich selbst entscheiden, welchen Weg er wie gehen möchte. Jeder Mensch sollte selbst herausfinden, was er tun und welche Bereiche er erforschen möchte, was für ihn funktioniert oder nicht.

Die Delila Akademie bietet zum Beispiel unterschiedlichste Möglichkeiten und fundierte Lehrgänge, um ein tiefes Verständnis für Delila und seine Philosophie zu erlangen. Altes, ursprüngliches, traditionelles Wissen wurde neu entdeckt und für eine zeitgemäße Anwendung aufbereitet, sozusagen als Homöopathie für die Persönlichkeitsentwicklung. In den Ausbildungen wird sehr viel Wert auf Authentizität, Qualität, Achtsamkeit und die Entfaltung des persönlichen Wachstums auf allen Bewusstseinsebenen gelegt.

Mit Delila holen wir die Menschen da ab, wo sie in ihrer eigenen, individuellen Bewusstseinsentwicklung stehen. Delila gehört als Instrument zur sogenannten Schwingungsmedizin und in der Schwingungsmedizin gibt es keine Dogmata, kein bestehendes Paradigma, keine starren Behandlungsmethoden nach Schema F und auch keine unumstößlichen Lehrmeinungen – alles darf sein – ein sehr befreiender Gedanke!

Solange wir immer erst alles empirisch beweisen müssen, um es als wahr anzuerkennen, werden wir in unserer menschlichen Wahrnehmung stecken bleiben. Es gab viele tapfere Philosophen, Erfinder, Wissenschaftler, Schriftsteller, einzigartige, revolutionäre Querdenker, welche die Menschheit heute würdigt, ehrt und aus ihren Werken lernt.

Nikolaus Kopernikus, Galileo Galilei, Johann Wolfgang von Goethe bis hin zu Albert Einstein, Steve Jobs oder all die großen Forscherseelen aus den verschiedensten Disziplinen hinterfragten das vorherrschende Weltbild, wurden zu ihren Lebzeiten meist von ihren Mitmenschen diffamiert oder geächtet. Sie waren im Denken sowie im Handeln ihrer

Zeit weit voraus. Arthur Schopenhauer prägte zu seinen Lebzeiten einen Spruch, der leider heute immer noch viel zu oft zutrifft:

„Jede Wahrheit passiert drei Stadien, bevor sie anerkannt wird. Im ersten wird sie lächerlich gemacht, im zweiten wird sie verworfen und im dritten wird sie als selbstverständlich angesehen."

Heutigen Visionären geht es ähnlich. Wie immer die geistigen Größen heißen – ob Eckart Tolle, Elke C. Wolf, Ingrid Vallieres, Bruce Lipton, Fritz Popp, Richard Bartlett, Mike Booth – um nur einige zu nennen. Sie alle sind Forscher, Toröffner, Bahnbrecher, Wegbereiter und wirken als Vorreiter schon seit mehr als 20 Jahren.

Ich selbst bin seit mehr als zwei Jahrzehnte am Erforschen, Nachspüren, Horizont erweitern, neue Paradigmen durchleuchten und Begreifen, was für andere abgehoben, nicht existent oder „spooky" erscheint. Viele Menschen halten ihre oder auch meine Ausführungen für utopisch, wollen die etwas anderen Sichtweisen nicht verstehen und machen sie lächerlich.

Eine Auseinandersetzung mit Freidenkern ist immer gefährlich für die persönliche Bequemlichkeitszone. Man könnte plötzlich die Verantwortung fürs eigene Leben übernehmen oder unsanft aus dem System geworfen werden.

Es liegt in unserer Hand, unser Verständnis für das Wesen Mensch und seine Balance, für seine körperliche, geistige und seelische Gesundheit zu erweitern.

Die Zeit ist reif für weitsichtige Erkenntnisse. Die Welt verändert sich direkt vor deinen Augen, die Energien beschleunigen sich. Das Massenbewusstsein ist erreicht. Die Themen sind zukunftsweisend und außergewöhnlich: Zell Erneuerung, Selbstheilung, Ausstieg aus genetischen Programmierungen, die Entdeckung der 12 DNS Stränge, Lichtheilung, freie Energien. Unser gesamtes Körper-Geist-Seele-System muss sich darauf „eintunen" und reagiert manchmal etwas ungewohnt. Dabei dürfen wir das Wunderwerk physischen Körper nicht gesondert und ausschließlich behandeln, sondern müssen auch den seelisch-emotionalen, mentalen und spirituellen Aspekten genügend Raum geben.

Delila ist eines der Werkzeuge, das dich dabei unterstützen kann, dir diesen Raum zu schaffen, das dir helfen kann, das seelische, körperliche und geistige Gleichgewicht wieder herzustellen oder einfach zu verbessern. Es gibt hier kein richtig oder falsch, sondern einfach nur vielfältige Möglichkeiten und Wege und jeder soll den für sich stimmigen Weg finden und gehen.

Eine völlig neue Welt eröffnet sich dir, wenn du den Mut hast, JA zu sagen und dich darauf einlässt. Die Belohnung für deine Hingabe ist Glückseligkeit. Sie ist die Luft des Himmelreichs, das du in deinem Inneren findest. Wenn du einmal davon gekostet hast, verblassen alle vergleichbaren, weltlichen Erfahrungen. Manchmal erhaschen wir eine kleine, kurze Kostprobe vom Paradies, wenn wir uns rundum wohl fühlen, jeden einzelnen Moment als einzigartig begreifen und seine Kostbarkeit erkennen.

Lass dich von der Stimme der Intuition führen, vom großen Ganzen, deinem höheren Selbst, deinem freien Willen, der übrigens frei ist von Begehren, Druck, Zwang und Wunschdenken. Komm in einen Bewusstseinszustand, der Herz und Hirn gekoppelt hat.

Der Schlüssel dafür ist die Hingabe an den Moment, an das Hier und Jetzt, an die Gegenwart. Jeder Augenblick ist ein Geschenk. Und Liebe ist die heilende und verjüngende Kraft. Öffne dich für die Sprache deines Herzens, für die Sprache der Liebe und des Lichts. Sie ist das, was du in Wahrheit bist und wonach du dich sehnst. Geh den Dingen nach, die dir Spaß machen, die dich begeistern. Zu guter Letzt bewahre dir einen herrlichen Sinn für Humor, sei spielerisch und leicht auf deinem Weg.

Es war mir ein großes Vergnügen, dieses Buch zu schreiben, meine Gedanken, Ideen, Erfahrungen und Erkenntnisse mit dir zu teilen. Möge Delila dein Herz berühren und dich daran erinnern, wie wunderbar du bist! Vielleicht begegnen wir uns eines Tages und berichten uns gegenseitig von den großartigen Pioniergeschichten, die wir erlebt haben. Alle meine guten Wünsche begleiten dich!

Alles Liebe auf deinem Weg...

♥lichst, deine Marion

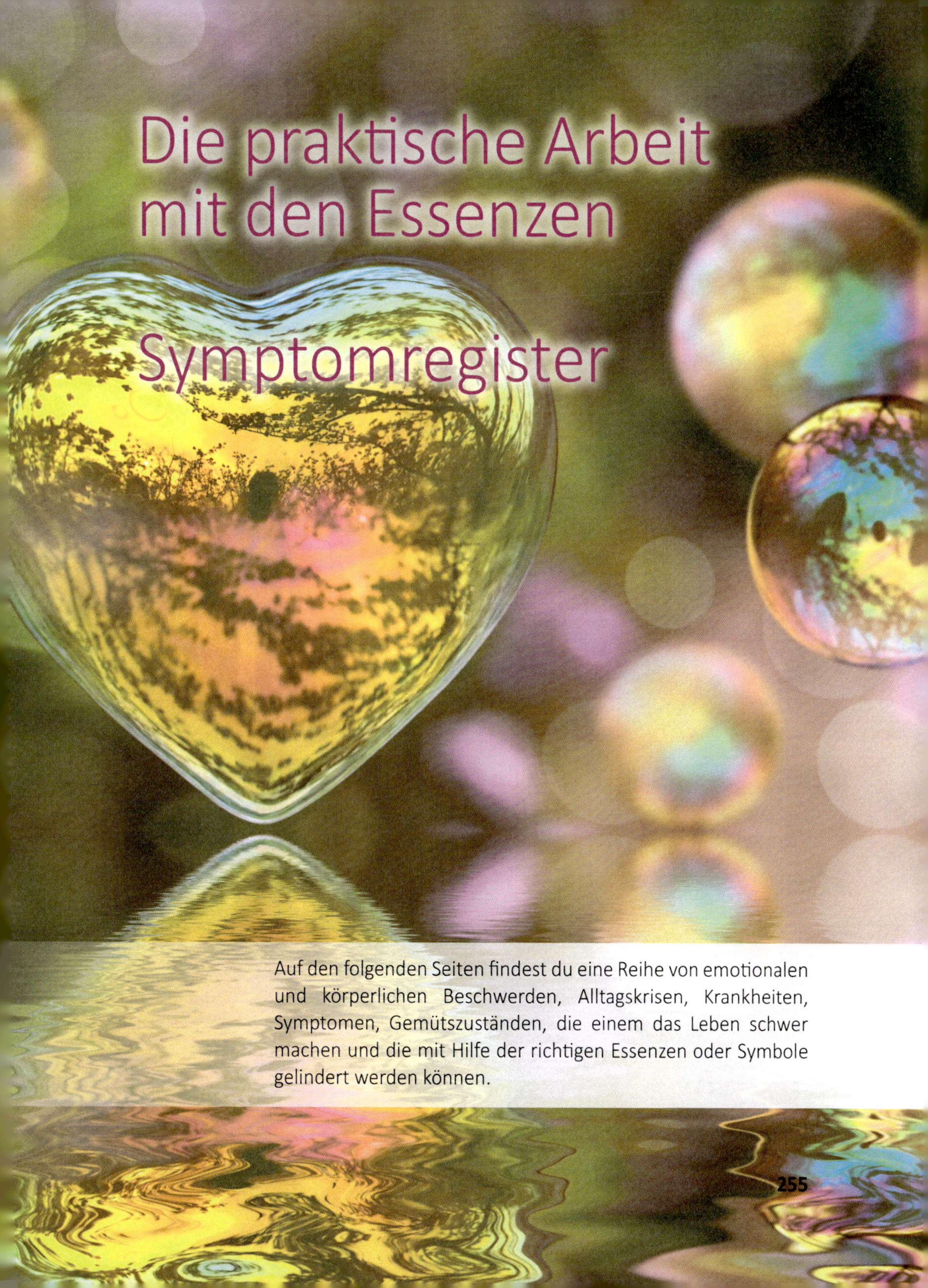

Die praktische Arbeit mit den Essenzen

Symptomregister

Auf den folgenden Seiten findest du eine Reihe von emotionalen und körperlichen Beschwerden, Alltagskrisen, Krankheiten, Symptomen, Gemütszuständen, die einem das Leben schwer machen und die mit Hilfe der richtigen Essenzen oder Symbole gelindert werden können.

Meine liebe Freundin, Wegbegleiterin und ebenfalls Delila Master Karin Erika Rieder und ich haben in vielen, vielen Tages-Sessions die jeweiligen Zuordnungen getroffen. Die angegebenen Nummern entsprechen jenen der Lebensthemen, 0 steht für Ganzheit, 1 für Vertrauen usw.

Oft sind Erkrankungen sehr komplex und vielschichtig, die Zuordnungen dienen als Anhaltspunkte zur Ursachenforschung. Es sind die häufigsten Ursachen des Problems angeführt. Du kannst dir die Themen gründlich durchlesen und dann entscheiden, welches davon deinem Problem am nächsten kommt. Bis zu drei Essenzen darfst du gleichzeitig einnehmen.

Wenn du das Gefühl hast, dass das, was im Register steht, einfach nicht auf dich oder die Person zutrifft, dass die Ursache ganz woanders liegt, lies dir einfach nochmals die Themenbeschreibungen durch und überlege, welches Thema bei dir in Frage kommen könnte. Jede Erkrankung ist immer ein individueller Prozess.

Du brauchst keine Angst haben, etwas falsch zu machen. Die Inhaltsstoffe der Essenzen haben garantiert keinerlei Nebenwirkungen. Das einzige, was passieren kann, sind emotionale Auswirkungen auf dein Feld. Aber das ist ja auch gewünscht! Hab Geduld und hüte dich vor übertriebenen Erwartungen.

So ausführlich und gründlich dieses Symptomregister auch sein mag – es kann einen geschulten Delila Berater nicht ersetzen! Die nachfolgenden Empfehlungen ersetzen auch keine im Fall einer Erkrankung notwendige medizinische oder therapeutische Maßnahme. Die Essenzen und Symbole wirken unterstützend auf den Heilungsvorgang und können ergänzend eingesetzt werden.

SYMPTOMREGISTER psychisch

H

I

J

K

L

M

N

O

P

R

S

T

U

V

SYMPTOMREGISTER physisch

A

B

C

D

E

F

G

H

I

O

P

Q

R

S

T

U

V

W

Z